AF344008

TRAITÉ COMPLET

DES GOURMES

CHEZ LES ENFANTS,

RÉUNISSANT

la description et le traitement des éruptions chroniques du premier âge (*Achores, Porrigo, Favus, Teignes*), etc. ; des affections désignées par *Scrofules, Strumes, Écrouelles, Mal froid*, etc. ; et des altérations syphilitiques originelles ;

OUVRAGE SUIVI D'UN FORMULAIRE SPÉCIAL

ET PRÉCÉDÉ, 1° D'UNE NOTICE BIOGRAPHIQUE SUR ALIBERT ; 2° DE CONSIDÉRATION

SUR L'EXISTENCE DES PRINCIPES VIRULENTS ET SUR LA NÉCESSITÉ D'UNE

NOUVELLE MÉTHODE DE TRAITEMENT ;

Par L. V. DUCHESNE-DUPARC, D. M. P.

DE MOULINS-LA-MARCHE (ORNE),

Ancien interne d'Alibert à l'hôpital Saint-Louis,

Membre correspondant de la Société de Médecine de Lyon
et de plusieurs autres Sociétés savantes.

PARIS,

FORTIN, MASSON ET C⁰, LIBRAIRES-ÉDITEURS,

PLACE DE L'ÉCOLE DE MÉDECINE, 1.

Décembre 1842.

PARIS. IMPRIMERIE DE TERZUOLO,
rue Madame, n° 30.

PRÉFACE.

L'homme est exposé, dès ses premières années,
à contracter les maladies les plus graves, et souvent
même il en apporte en naissant le funeste germe ;
cette vérité, proclamée par le naturaliste le plus
éloquent des temps modernes (Buffon), trouve sa
démonstration dans les faits et l'expérience de chaque
jour : mais il importe d'établir, entre ces différentes affections du premier âge qui se montrent
aussi variées que nombreuses, des divisions bien
tranchées : les unes, en effet, résultat évident d'influences toutes locales et purement accidentelles,
n'offrent que des phénomènes de congestion sanguine,
et rentrent dans la classe des phlogoses ou inflammations ordinaires; les autres, tout en déterminant,
par leurs progrès et leur longue durée, des altérations de tissu, des lésions organiques profondes,
ont toutefois avec les maladies précédentes une
même communauté d'origine et de point de départ :
leurs ravages s'exercent le plus ordinairement dans
une région limitée, et elles ne provoquent le trouble
général de l'économie que fort tard, et seulement
lorsqu'elles sont arrivées à leur dernière période ;

mais il en est d'autres qui se montrent évidemment,
dès le principe, liées à tout l'organisme ; dont
l'origine remonte, dans bien des cas, jusqu'aux
ascendants du malade, et qui ne sont alors que l'effet d'une transmission héréditaire : ce sont ces maladies, les seules, peut-être, qu'on puisse regarder
comme véritablement chroniques, dont la cause fréquente est l'introduction (originelle ou accidentelle)
dans l'économie, de principes virulents et contagieux ; dont les produits morbides, qu'il est possible
de rencontrer dans tous les points de l'organisme,
semblent toutefois se concentrer sur les principaux
systèmes des sécrétions : tels la peau, les membranes muqueuses, les vaisseaux et ganglions lymphatiques *sous-membraneux*, etc. ; auxquelles il
serait souvent impossible de refuser un caractère
critique ou un cachet dépuratoire ; dont l'invasion coïncide évidemment avec certaines époques
climatériques de l'existence, en dehors desquelles leur présence dans l'économie est toujours
un phénomène consécutif ou tout-à-fait exceptionnel ; qui présentent habituellement dans leur
marche des intermittences fort remarquables ; qu'il
est rare de voir guérir par les seuls efforts de la
nature ; dont la négligence ou l'abandon à elles-
mêmes peuvent entraîner les conséquences les plus
graves, non-seulement pour celui qui en est atteint,
mais encore par la funeste propriété qu'elles ont
de passer d'un individu à l'autre, soit par contagion

directe et immédiate, soit par transmission héréditaire : telles sont, disons-nous, les affections qui font le sujet de notre travail, et que nous avons réunies dans notre *Traité des Gourmes*.

Ces caractères établissent pour ce genre de maladies une ligne de démarcation infranchissable, et nous les retrouvons rassemblés ou épars dans ce cortége d'éruptions particulières au premier âge, qui constituent le groupe des dermatoses teigneuses d'Alibert ; dans les diverses altérations que le même auteur, d'accord avec les nomenclateurs modernes, désigne, avec raison, sous la dénomination commune et générique de *scrofule*; enfin, dans ces infections syphilitiques originelles dont l'imprévoyance ou la conduite peu reglée des parents et des nourrices est la source la plus ordinaire.

Mais ces différentes affections , bien que liées entre elles par des caractères fort importants et d'une commune analogie, présentent néanmoins un certain nombre de dissemblances toutes aussi tranchées, et qui permettent de les diviser en plusieurs groupes distincts et facilement reconnaissables.

C'est en nous fondant sur ces données fournies par notre sujet lui-même, qu'à l'instar de notre ancien maître, nous avons admis trois *groupes* ou divisions principales, dans chacun desquels se trouvent les affections qui appartiennent au même genre :

Ainsi, le premier, qui est celui des gourmes éruptives ou dartreuses, comprend l'achore, la porrigine, le favus, toutes affections généralement connues sous le nom de *teignes*, et que le vulgaire désigne par *chapeau, croûtes de lait, gourmes*, etc.

Le second, formé par le seul genre *scrofule*, est celui des gourmes scrofuleuses, et réunit ces lésions variées, ces formes morbides, souvent si hideuses, qu'on appelle dans le monde, *strumes, écrouelles, mal froid*, etc.

Enfin, le troisième est consacré à l'histoire des maladies dues à la funeste influence du vice syphilitique, mais seulement à celles de ces affections qu'on rencontre chez le nouveau-né ou peu de temps après la naissance, et qu'on doit dans tous les cas regarder comme le résultat d'une infection originelle ou héréditaire.

Notre travail comprend donc toutes les maladies véritablement chroniques du premier âge : toutes ces affections remarquables par leur fréquence, leur ténacité et leur influence incontestable sur le bonheur et jusque sur la durée de la vie humaine.

Nous nous sommes constamment efforcé de maintenir notre sujet au degré d'importance qu'il mérite; et, dans cette tâche entreprise bien moins par le sentiment de nos propres forces, que par le vif désir de placer sous leur véritable point de vue des lésions disséminées dans les traités de pathologie générale et que, malgré leur frappante analogie, personne n'avait encore songé à réunir en un faisceau commun, nous n'avons négligé aucune recherche capable d'aider à la lucidité de nos descriptions, et d'éclaircir quelque point encore obscur d'étiologie ou de diagnostic : nous nous sommes aidé des ouvrages les plus estimés, des découvertes les plus récentes : les belles recherches de M. Gruby, sur l'origine et la nature du favus, se trouvent consignées dans notre Traité des Gourmes, ainsi que les notions microscopiques de M. le docteur Donné, sur l'animalcule du pus blennorrhagique, etc.

Mais si la partie descriptive de notre ouvrage a été, de notre part, l'objet d'une attention toute spéciale, le point le plus important à nos yeux, celui que nous avons traité avec le plus de soin et de détails et pour lequel, s'il faut ainsi parler, tous les autres n'ont été que des recherches préparatoires, c'est, sans contredit, la partie consacrée au traitement.

Nous avons été amené, par la direction même imprimée à notre travail, à tirer parti, dans l'intérêt de la thérapeutique, de plusieurs questions incidentes, qui se rattachent tout naturellement à notre sujet, qu'on a plusieurs fois déjà reprises et abandonnées, tour à tour soutenues et repoussées avec la même persévérance, je dirai plus, avec le même acharnement et la même passion ; telle l'existence des virus et leur influence sur l'origine et le cours d'une foule d'affections chroniques : telle l'hérédité morbide et les différentes voies de transmission héréditaire.

Pouvons-nous conserver l'espoir d'avoir jeté un nouveau jour sur toutes ces questions et fait perdre à plusieurs d'entre elles le caractère de doute et d'incertitude qu'elles avaient conservé jusqu'ici?

Mais, nous le répétons, la partie consacrée au traitement des *gourmes* ou maladies chroniques chez les enfants, a été, pour nous, l'objet d'une constante préoccupation : nous avons cherché à imprimer à la thérapeutique de ces maladies une direction nouvelle et mieux en rapport avec leur origine et leur nature : quelle que soit, à cet égard, la manière dont on jugera nos opinions, nous n'hésitons pas à déclarer hautement qu'elles sont ici l'expression sincère de nos convictions et de notre expérience personnelle : notre intention a été de les dégager de toute pensée purement théorique, et sans nous montrer partisan exclusif d'aucun système, nous avons emprunté à plusieurs d'entre eux, celles de leurs opinions qui nous ont paru d'accord avec les faits. Livré depuis douze ans à l'étude et à la pratique spéciale des maladies chroniques, et particulièrement des maladies cutanées, nous devons nécessairement avoir acquis, dans ce genre d'affections, une expérience particulière et posséder des notions plus complètes qui nous ont été d'un secours précieux et indispensable pour l'élaboration de notre *Traité des Gourmes*.

Disons-le, toutefois, avec empressement, la majeure partie de nos connaissances ont été puisées dans l'étude sérieuse et approfondie des ouvrages laissés ou publiés par les maîtres de l'art.

Le traité de l'immortel Lorry a été pour nous une source aussi féconde que brillante, à laquelle nous avons puisé de nombreux éléments de conviction : mais c'est particulièrement aux cliniques d'Alibert, dans ses visites au lit des malades, dans ses conversations particulières, dans son empressement toujours si rempli de bienveillance à répondre à nos questions, à éclairer nos doutes, à nous initier aux mystères de la médecine philosophique, à nous encourager à l'étude des anciens, à nous faire admirer les brillantes conquêtes de la médecine moderne, tout en cherchant à nous prémunir contre les dangers de la crédulité parfois exagérée de l'une, et du scepticisme aussi souvent outré de l'autre, que nous devons la direction imprimée à nos études et notre sincère désir d'être utile à la science et l'humanité. Grâces soient donc rendues à la mémoire de cet homme célèbre, dont nous nous honorerons toujours d'avoir été l'élève; qu'on doit regarder comme le restaurateur de la dermatologie en France, qu'on s'est trop souvent hâté de juger sur de mensongères apparences, et qui a joui d'une réputation trop étendue et trop méritée pour que le lecteur ne nous autorise pas à payer ici un tribut à la reconnaissance en consignant sur Alibert quelques souvenirs biographiques inédits ou peu connus.

On sait qu'Alibert, né à Ville-Franche (Aveyron)

le 12 mai 1766, fit ses humanités avec Laromiguière et Sicard, sous la direction des pères de la doctrine chrétienne; qu'à l'époque de la fondation de l'école normale, il vint à Paris, accompagné du philosophe qui l'a précédé de si peu de jours dans la tombe, se ranger parmi les élèves appelés à faire partie de ce célèbre établissement, et que ce ne fut qu'à l'âge de vingt-six ans, qu'animé par l'exemple et l'amitié de Roussel et de Cabanis, il embrassa la carrière médicale.

On peut dire qu'Alibert, appelé pendant de longues années à exercer avec éclat la profession de médecin, fut heureux de ses premiers essais : sa thèse inaugurale sur les fièvres pernicieuses et ataxiques intermittentes fut pour lui un véritable triomphe, et commença cette brillante réputation qui lui mérita successivement les titres de médecin en chef de l'hôpital Saint-Louis, de membre de l'Académie Royale de Médecine, de professeur de thérapeutique et de matière médicale à Faculté de Médecine de Paris, de premier médecin ordinaire du roi, etc., etc.

Comme auteur, Alibert a donné maintes preuves de son esprit fécond et varié. Les sujets les plus divers ont été traités par lui, sinon avec le même succès, du moins avec un talent incontestable : ses principaux ouvrages ont tous eu plusieurs éditions, et sont, par conséquent, fort répandus : qui ne connaît sa belle Physiologie des Passions?

Mais son œuvre médicale la plus importante est, sans contredit, la Monographie des Dermatoses, et c'est comme fondateur de la dermatologie, en France, qu'Alibert vient se placer au premier rang des médecins modernes.

On a fait à Alibert le reproche d'avoir varié dans ses classifications et ses nomenclatures; mais cet abandon d'un premier travail en faveur d'un système nosologique plus complet, et qui répond admirablement aux progrès qu'il a fait faire à la science, est, selon nous, au contraire, le plus bel éloge qu'on puisse faire de son esprit fertile et créateur; et, quel que soit le sort que l'avenir réserve à la Monographie des Dermatoses, elle restera toujours, pour les esprits judicieux et sans prévention, une œuvre fort remarquable.

S'il nous était permis de juger le style d'un homme dont l'esprit s'est occupé de sujets si différents, nous dirions qu'en général celui d'Alibert est abondant et sonore, plein de chaleur et d'éclat; et ce qui prouve que ces qualités n'étaient pas un emprunt fait aux artistes et aux hommes de lettres au milieu desquels il a vécu long-temps, c'est qu'on les retrouve jusque dans ses premiers écrits. On lui a reproché, peut-être avec raison, de manquer de variété, d'être parfois en désaccord avec le sujet, d'offrir avec affectation la répétition de certaines expressions favorites; mais bien des lecteurs se plaisent à reconnaître, en parcourant les ouvrages d'Alibert, combien la phrase en est facile et coulante, avec quel talent et quel à-propos l'auteur a su répandre un riant pittoresque sur des sujets presque toujours arides. D'ailleurs ses digressions, peut-être trop fréquentes, sont toujours animées et pleines d'intérêt; et la preuve qu'elles n'ont jamais nui à la clarté de ses descriptions, c'est qu'on en retrouve des pages entières copiées mot pour mot dans des ouvrages plus récents, et dont personne ne songe à contester la sévère exactitude.

Alibert n'était pas seulement remarquable comme praticien, il a laissé, comme homme du monde, des souvenirs de bienveillance et d'amitié qui ne s'effaceront jamais de la mémoire de ceux qui l'ont connu particulièrement. Son esprit vif et enjoué, son amour des lettres et des arts, sa conversation piquante et anecdotique faisaient rechercher sa société du plus grand nombre; doux envers tout le monde, il avait l'habitude d'oublier le mal en faisant le bien: comment s'étonner après cela de l'affection que lui portaient la plupart de ceux qui étaient admis dans son intimité?

Une justice à rendre à Alibert, c'est que s'il fut le médecin des rois, il ne se montra jamais le servile adulateur du pouvoir. Étranger à la politique, il partageait son existence entre les obligations multipliées d'une grande position médicale et un petit nombre d'amis de son choix.

Alibert était bienfaisant: beaucoup de personnes se rappellent sans doute comment s'écoulait chaque année une partie de ses revenus. « Est-ce que vous « m'en voulez? disait un jour Alibert à une personne

« qu'il savait chargée de secourir le malheur : il y a
« plus de huit jours que vous ne m'avez rien de-
« mandé. »

Un fait qui prouve qu'Alibert a connu le prix de
l'amitié et compris tous les dévouements qu'elle impose parfois, s'est passé à l'époque de la révolution
de juillet. Parmi ces hommes qu'une conduite im-
politique avait exposés à la colère de la nation, se
trouvait un des amis d'Alibert. Lui offrir sa maison,
l'y garder trois semaines au péril de sa liberté et
peut-être même de sa vie, parut à notre ancien maître une chose toute naturelle, et il ne réfléchit à la
gravité de sa démarche qu'après avoir favorisé la
fuite et pourvu à la sûreté de son ami.

Tel fut Alibert, qu'on s'est plu bien souvent à taxer
de légèreté et d'inconséquence. Cependant manqua-
t-il de réflexion et de constance dans le typhus de
1814, et particulièrement pendant l'épidémie cholérique de 1832, pendant toute la durée de laquelle
nous avons vu ce vieillard visiter jusqu'à trois fois
par jour les nombreux malades qui encombraient ses
salles? Aussi obtint-il, pour prix de son dévouement,
un des chiffres les plus modérés en mortalité.

Reconnaissons donc qu'Alibert, s'il eut quelque
faiblesse (et quel est l'homme qui peut se vanter de
n'en regretter aucune?), sut les racheter par d'émi-
nentes qualités. Ne refusons pas l'imagination à celui qui a créé l'ingénieuse famille des dermatoses ;
et si ses rivaux, qui presque tous avaient été ses élè-

ves, ont relevé quelques erreurs qui lui étaient échappées, et fait faire d'incontestables progrès à la pathologie cutanée, principalement sous le point de vue thérapeutique, c'est toujours à lui seul qu'ils doivent d'avoir marché avec assurance dans une carrière qu'il leur avait ouverte, et dans laquelle ses travaux et ses conseils leur ont si souvent été utiles.

Il nous reste à adresser nos sincères remercîments à MM. les professeurs Andral et Gerdy, ainsi qu'à notre honoré confrère M. le docteur Evrard (de Saint-Denis), pour leurs excellents conseils sur les principaux points de pathologie générale qui se trouvent traités dans nos prolégomènes; l'attention qu'ils ont donnée à notre travail leur mérite toute notre reconnaissance, et nous les prions ici d'en agréer l'expression.

Puisse le *Traité des Gourmes* recevoir du monde médical le même accueil favorable que notre *Nouveau Manuel des Dermatoses*! C'est principalement de nos confrères que nous attendons le jugement qui doit décider de son utilité; nous espérons toutefois que l'esprit qui a présidé à sa rédaction permettra aux pères de famille éclairés et instruits, de le consulter avec avantage; nous ne croirons avoir assez fait que si nous acquérons la certitude d'avoir été utile.

Duchesne-Duparc, D. M. P.,
Rue de Louvois, n° 10.

TRAITÉ COMPLET
DES GOURMES
CHEZ LES ENFANTS.

CONSIDÉRATIONS GÉNÉRALES.

Avant de faire l'histoire générale des gourmes, et d'exposer les considérations qui se rattachent à l'existence de ces singulières affections, nous croyons devoir dire quelques mots de cette première période de la vie humaine qui seule paraît compatible avec leur développement, et pendant la durée de laquelle l'organisme se montre, en santé comme dans l'état de maladie, entouré de conditions toutes spéciales, dont l'ensemble constitue un de ces cachets qui ne peuvent être méconnus par l'observateur, même le moins attentif, et qui ne doivent jamais *être négligés* par le médecin thérapeutiste.

DE L'ENFANCE.

L'ENFANCE, pour l'homme, s'étend depuis le moment de sa naissance jusqu'à la puberté ; à cette dernière époque de son existence, tous les principaux organes ont atteint leur entier développement, toutes les fonctions sont en plein exercice, tous les phénomènes qui suivent ne sont plus que la conséquence ou la continuation de ceux qui existent alors ; l'homme, en un mot, est arrivé au grand complet.

Mais, jusque là, la vie n'a été qu'une suite d'efforts de *développements* ou d'*évolutions* nouvelles.

DIVISIONS PÉRIODIQUES DE L'ENFANCE.

La première et la seconde dentition constituent, pour beaucoup d'auteurs, deux périodes si importantes, qu'ils n'ont pas hésité à les prendre pour base de leurs subdivisions : aussi, la plupart ont-ils admis une première et une seconde enfance ; mais à ce compte, pourquoi n'en pas assigner une troisième : l'une s'étendant depuis la naissance jusqu'à la première dentition ; l'autre, de la première dentition à la seconde ; la troisième, enfin, de la seconde dentition à la puberté.

On ne peut disconvenir, toutefois, que chacune de ces périodes ne porte avec elle un cachet particulier et facilement reconnaissable : ainsi, l'absence de toute réaction fébrile, lors même qu'il existe des lésions graves chez les nouveaux nés, la promptitude avec laquelle la fièvre s'allume par la moindre cause chez les enfants qui ont dépassé l'âge de la dentition, impriment aux maladies de ces deux époques un caractère différentiel fort remarquable, et qui ne pouvait échapper à la sagacité de Billard, à qui nous devons un des meilleurs traités sur la pathologie du premier âge.

Ces divisions, fort importantes sans doute pour le physiologiste, mais qui ne nous offrent pas à nous le même intérêt, n'en servent pas moins à fixer notre attention sur cette première époque de la vie de l'homme où tout se montre *travail* et *progrès*.

On concevra facilement combien cet état de lutte incessante doit entretenir l'*organisme* dans des conditions d'excitation habituelle, et, pour ainsi dire, demi-fébrile, dont les symptômes doivent nécessairement varier selon le caractère et l'importance des organes que la nature s'efforce de développer.

PHYSIOLOGIE DE L'ENFANCE.

Dans le premier âge, la *mollesse* et la *perméabilité* des tissus, la fluidité des humeurs, dont la plupart sont loin de se montrer avec les caractères tranchés qui les distingueront dans la suite, et, par-dessus tout, la puissance de l'innervation, rendent les fonctions existantes faciles, et leur impriment un cachet de rapidité et de mobilité qui n'a échappé à l'œil d'aucun observateur.

Mais à côté de ces avantages, souvent plus apparents que réels, se trouvent les inconvénients qui résultent d'une faiblesse constitutive qui fait que l'enfant résiste mal aux influences délétères ; que, chez lui, le moindre obstacle enraye ses mouvements fonctionnels, si prompts et si faciles, et que les engorgements les plus légers deviennent souvent, faute de résistance vitale, la cause de graves accidents, et dans quelques cas, heureusement exceptionnels, le point de départ d'une complète désorganisation.

Nous pouvons donc résumer par ces mots : *faiblesse native, activité fonctionnelle, prédominance nerveuse*, toutes les conditions qui constituent le *cachet organique* dans l'enfance.

PATHOLOGIE DE L'ENFANCE.

C'est principalement dans l'état de maladie que ces caractères e mettent surtout en évidence : *un début gé-*

néralement brusque et inattendu ne dénote-t-il pas le peu
d'énergie et de résistance qu'oppose le *principe vital* à
l'action des causes morbides? Des périodes rapides et de
courte durée ne signalent-elles pas la plupart des affections aiguës et même un assez grand nombre de maladies
ordinairement chroniques? L'exaltation du système nerveux ne se manifeste-t-elle pas dans la fréquence des
métastases et la facilité des *répercussions*, dans la violence
pour ainsi dire habituelle et la multiplicité des symptômes, même lorsqu'il ne s'agit que d'altérations peu profondes ; enfin, dans la vivacité des *contre-coups* sympathiques?

Nous reconnaissons volontiers que ces conditions, bien
capables de porter le trouble et la confusion dans les
symptômes, et d'augmenter les difficultés du *diagnostic*
des maladies de l'enfance, doivent nécessairement varier
à mesure qu'on avance dans la vie ; mais ces modifications ne sont jamais poussées au point de faire perdre à
la pathologie du premier âge le cachet qui lui est propre.

Aussi, depuis long-temps déjà, la plupart des auteurs
qui ont écrit sur cette matière se sont-ils soumis à la nécessité de réunir ces affections dans un même cadre et de
laisser à chacune de leurs descriptions sa physionomie
particulière. Les preuves de cette assertion se trouvent à
la table des auteurs, dans la partie bibliographique de
notre Traité. Dans cette liste, nous divisons en deux catégories, purement chronologiques, les médecins qui ont
écrit sur les maladies des enfants, et nous rangeons dans
la première ceux à qui nous devons des traités *ex professo*, ou des nosographies complètes sur la matière, et

dans la seconde, les auteurs qui se sont bornés à traiter telle ou telle partie de l'hygiène ou de la pathologie de de l'enfance.

Ces nombreux travaux nous démontrent d'abord que, long-temps avant notre siècle, les maladies multipliées auxquelles l'enfance est sujette, ont été l'objet des études de plusieurs écrivains célèbres et d'un grand nombre de praticiens éclairés;

Que par suite de cette sollicitude, la science possède sur cette matière des ouvrages fort remarquables;

Que, de tout temps, les auteurs ont reconnu la nécessité d'établir des distinctions plus ou moins tranchées entre les différents genres d'affections particulières au premier âge, distinctions que les progrès de la science n'ont fait que confirmer.

INFLUENCE DE L'ANATOMIE PATHOLOGIQUE.

L'anatomie pathologique, cette science de notre époque, dont on a bien souvent, il est vrai, exagéré les avantages, a eu cependant pour résultat d'apporter dans le *diagnostic* des maladies une lucidité et une précision inconnues avant elle.

Aujourd'hui, les symptômes sont mieux appréciés, leurs points de départ plus faciles à indiquer, le nombre des affections prétendues générales beaucoup plus restreint, et, dans la plupart des cas, on peut nommer avec certitude *l'organe* qui est le siége unique, ou du moins principal de la maladie.

Mais pour connaître toute l'utilité pratique qu'on peut retirer de ces nouveaux progrès de la science appliqués à la pathologie du premier âge, il me paraît indispensable de mettre en peu de mots sous les yeux du lecteur le tableau des maladies qui peuvent affecter l'enfance.

MALADIES DE L'ENFANCE.

Si l'on veut bien se rappeler toute la fragilité de l'organisation pendant les premières années de la vie humaine, on concevra facilement avec quelle promptitude et quelle facilité doivent agir sur l'enfance tous les agents qui l'environnent, et à l'influence desquels elle ne peut échapper que très-difficilement. Ainsi, conditions de climat, variations de température, erreurs de régime, abus provenant soit de l'ignorance ou des préjugés, soit de la faiblesse des parents ; tout, en un mot, semble agir de concert pour briser une créature faible et le plus souvent incapable de résistance. Aussi, assure-t-on que sur mille enfants qui naissent, la première année en voir mourir deux cents soixante, la seconde quatre-vingt, la troisième quarante, la suivante vingt-quatre, en sorte que d'après ce calcul effrayant, il en resterait à peine la moitié au bout de huit ans.

Presque tous ces malheureux enfants succombent à des inflammations le plus souvent aiguës et quelquefois chroniques des voies digestives, ou des organes de la respiration. Dans ce cas, il est presque toujours possible de remonter à *l'étiologie* et de reconnaître, malgré les difficultés si fréquentes du *diagnostic*, que la mort est le résultat d'une cause externe accidentelle dont la violence a dépassé les forces de résistance du principe conservateur : c'est alors surtout que *l'anatomie pathologique* est appelée à confirmer, et parfois, il faut le dire, à rectifier *le diagnostic*.

PHÉNOMÈNES D'ACCROISSEMENT.

Mais, comme nous l'avons déjà dit, l'enfant ne se borne pas seulement à vivre ; il croît et se développe. À sa naissance, tous les organes sont loin d'avoir leur entier accroissement, plusieurs même manquent totalement : il lui faut subir la première et la seconde dentition, et ces deux périodes de son existence deviennent pour lui une nouvelle source de maladies : ce n'est pas que je veuille attribuer au travail de la dentition toutes les maladies de l'enfance.

DENTITION.

La *dentition* est une *fonction*, et on l'accuse souvent à tort d'être la cause de la mort d'enfants dont la nature du mal n'avait point été reconnue pendant la vie. Toutefois, on ne peut disconvenir que la première dentition, surtout, ne soit la cause prochaine d'un grand nombre de maladies, ou ne les complique souvent d'une manière plus ou moins fâcheuse.

CONSÉQUENCES MORBIDES DE LA DENTITION.

Pendant les deux ou trois premières années, le travail de la dentition est considérable ; les *os maxillaires* fournissent vingt premières dents, *dites de lait* ou *temporaires*, et nourrissent, en outre, les trente-deux germes des dents permanentes qui doivent remplacer les premières, ce qui fait pour *l'organisme* cinquante-deux germes à alimenter à la fois. Cette rapidité d'ossification vers les os de la mâchoire, pendant le premier âge, détermine nécessairement un afflux plus considérable de sang.

et un surcroît d'activité vers la tête, et en particulier
vers le cerveau, d'où partent tous les nerfs qui se distribuent aux mâchoires. Si l'on joint à cette première cause,
déjà si active, toutes les conditions qui peuvent troubler
dans sa marche un travail si important, telle que l'*étroi-
tesse* ou même l'*occlusion* des orifices alvéolaires, l'*inégalité* du développement entre les os de la mâchoire et
les dents elles-mêmes, l'irrégularité de la dentition, on se
rendra facilement compte de toutes les maladies qu'elle
peut entraîner, depuis les simples accidents locaux produits par la congestion sanguine, jusqu'aux désordres
sympathiques les plus graves, dont le siége et la nature
doivent varier selon les prédispositions du sujet.

Ce sont, dans beaucoup de cas, des catarrhes suffo-
cants, des vomissements répétés, des diarrhées qui épui-
sent rapidement, mais surtout des convulsions.

L'irritabilité du système nerveux est si grande dans le
premier âge, qu'il est pour ainsi dire exceptionnel de voir
l'organisation subir une altération un peu sérieuse sans
qu'il survienne quelques mouvements convulsifs : aussi,
ne saurait-on prendre trop de précautions pour éviter
tout ce qui peut exalter cette sensibilité déjà trop prononcée.

INTERPRÉTATIONS THÉORIQUES DES ANCIENS AUTEURS.

Dans tous ces cas, du reste, le *diagnostic* est souvent
facile et *l'étiologie* presque certaine : on peut encore,
dans de fréquentes circonstances, recourir à l'*anatomie
pathologique* pour rectifier une erreur ou confirmer une
assertion. Les anciens étaient privés, dans leur marche,
de ce flambeau lumineux ; aussi, se trouvent-ils le plus

souvent réduits à expliquer par hypothèses plus ou moins spécieuses, ou des *entités* arbitraires, les phénomènes dont ils étaient les témoins : c'est ainsi que nous retrouvons Stahl avec ses idées sur l'existence du principe conservateur dans l'organisme ; Hoffmann, avec sa théorie du solidisme et l'interprétation de tous les phénomènes morbides par le *spasme* (strictum), ou *l'atonie* (laxum) ; Boerrhaave, enfin, nous apparaissant comme le plus grand des *mécaniciens*, et, pour qui l'a mieux étudié et par conséquent mieux connu, comme le premier des *éclectiques*. Dans tous les ouvrages de ces hommes célèbres, toutes les affections se trouvent réunies et pour ainsi dire confondues, et chaque auteur, tout en faisant la part de certains caractères particuliers qui ne pouvaient échapper à l'observation, classe et juge les maladies d'après les méthodes reçues de son temps et les systèmes dominants de chaque époque.

Leurs descriptions n'en restent pas moins, la plupart du temps, comme des modèles de fidélité et de sévère observation : et plusieurs d'entre eux ont su découvrir, à force de génie, une foule de vérités aujourd'hui devenues pour ainsi dire triviales, grâce à de nouveaux et ingénieux moyens d'investigation.

La longue série d'affections graves et si souvent funestes que nous venons de parcourir, suffirait à elle seule pour justifier l'effrayant tableau de mortalité que nous avons exposé plus haut, comme l'expression de statistiques répétées et fidèles : mais là ne se bornent pas les causes de destruction contre l'influence desquelles l'homme est condamné à lutter dès son entrée dans la vie.

Il se trouve encore en butte à l'action d'une foule d'autres agents morbides dont la présence dans l'économie reste souvent long-temps occulte, et dont les effets sont d'autant plus redoutables qu'ils se produisent toujours avec une lenteur insidieuse, et n'éveillent parfois l'attention des parents ou du médecin que lorsqu'ils ont exercé des ravages d'une gravité désespérante.

CARACTÈRES DES MALADIES AIGUËS.

Dans les maladies aiguës, une *invasion soudaine*, des *symptômes tranchés*, des *désordres sympathiques* plus ou moins saillants, un état d'*oppression brusque* et généralement prononcé de l'organisme, captivent à l'instant la sollicitude de la famille et déterminent à réclamer promptement les secours de l'art.

De son côté, le praticien, pour ainsi dire en présence de la cause du mal, et frappé, malgré lui, par cet appareil de symptômes que l'influence de ce mal a développés, parviendra, dans la plupart des cas, avec un peu d'habitude et d'attention, à démêler *les cris* de l'organe véritablement souffrant, des secousses purement sympathiques.

Le caractère du mal une fois reconnu, et son siége fixé, le remède se présente de lui-même et son application donne le plus souvent d'heureux résultats.

MODIFICATIONS RÉSULTANT DU PASSAGE A L'ÉTAT CHRONIQUE.

Mais les conditions sont déjà bien moins favorables, lors même qu'il ne s'agit encore que de *simples engorgements sanguins inflammatoires* passés à l'état chronique; souvent alors, la cause du mal se trouve oubliée ou méconnue; ces symptômes, si saillants qu'ils ne pouvaient échapper à la personne la plus distraite ou la moins clairvoyante, se sont calmés; les désordres sympathiques ont disparu, et l'organe malade, familiarisé en quelque sorte avec son nouvel état, peut avoir en partie recommencé ses fonctions.

Il est vrai que, le plus souvent, ces dernières ont perdu de leur énergie et de leur régularité; que des malaises fréquents et principalement caractérisés par les accès d'une fièvre erratique, dénotent que l'organisme n'est pas rentré dans l'état normal; que des troubles passagers et résultant d'une sympathie plus ou moins étroite peuvent éveiller l'attention; que de soins et d'adresse, cependant, ne faudra-t-il pas mettre dans ses questions et ses recherches pour rappeler tous les signes commémoratifs! Quelle attention sévère dans l'examen du malade, pour reconnaître l'organe affecté! Quelle connaissance approfondie des lois de l'organisme pour distinguer au milieu d'un petit nombre de symptômes peu prononcés, les signes qui appartiennent en propre à la maladie! Et quel est le praticien qui, même après l'examen le plus consciencieux, pourra toujours répondre d'avoir surmonté toutes les difficultés d'une *étiologie* obscure, d'un *diagnostic* incertain, et d'être arrivé à une médication rationnelle et appropriée, la seule cependant qui puisse procurer une guérison complète et durable?

CARACTÈRES COMMUNS DES MALADIES CHRONIQUES
DU PREMIER AGE.

Mais les affections, sans contredit, les plus difficiles à reconnaître, et surtout à bien traiter, sont celles qui prennent dès leur début *un caractère et une marche chroniques.*

Ces maladies sont très-communes chez les enfants, et se présentent aux yeux de l'observateur entourées d'un certain nombre de conditions propres, qu'il est de la plus haute importance de ne pas méconnaître :

« D'abord, on ne les rencontre, en général, que dans un petit nombre d'organes, et dans la plupart des cas, elles paraissent concentrer principalement leur action sur les *systèmes cutané et lymphatique* ;

» En second lieu, elles reconnaissent le plus souvent *pour cause* l'introduction, dans l'économie, *de principes étrangers et virulents*, et leurs *productions morbides* les plus ordinaires sont : des *éruptions* et *des ulcérations cutanées*, des *suintements cutanés et muqueux*, des *engorgements des vaisseaux et des glandes lymphatiques*, enfin des *végétations* des systèmes muqueux et dermoïde et diverses altérations du système osseux.

» Troisièmement, elles se montrent souvent irrégulières dans leur développement et leur marche ; elles se signalent par de fréquentes intermittences, et paraissent, dans certains cas, étroitement liées à *des époques climatériques* de l'existence, sous l'influence desquelles il est assez ordinaire de les voir spontanément disparaître et guérir, ou bien, se reproduire à une époque plus ou moins éloignée et qui coïncide presque toujours avec une secousse violente ou une modification profonde de l'organisme.

» Nous assignons à ces maladies, pour *quatrième caractère*, d'être constamment de longue durée ; de n'être susceptibles d'une *guérison spontanée* que dans quelques cas exceptionnels ; d'exercer la plus fâcheuse influence sur la constitution et l'avenir des malades, quand on les abandonne à elles-mêmes. »

Si nous ajoutons à ce tableau, déjà trop affligeant, mais fidèle, que ces affections négligées peuvent faire des progrès effrayants ou dégénérer d'une manière fâcheuse, et qu'enfin elles exigent, pour leur guérison, l'expulsion complète de l'économie du *principe virulent* à l'action duquel elles doivent leur développement, nous n'aurons en aucune manière exagéré leur importance ni leur gravité, comme nous n'aurons omis, je pense, aucun des *caractères essentiels* qui les distinguent.

Comment se fait-il que ces affections, encore si communes de nos jours, et qui, grâce aux progrès de la civilisation et d'une hygiène plus générale et mieux entendue, ont dû nécessairement perdre une grande partie de leur violence, semblent toutefois oubliées ou négligées par la plupart des auteurs qui ont écrit dans les siècles précédents sur les maladies du premier âge ?

Parmi les nombreux traités que le lecteur nous reprochera, peut-être, d'avoir énumérés avec trop de complaisance, c'est à peine si nous en trouvons quelques-uns qui s'occupent de ces affections toutes spéciales :

Wolff se borne aux maladies qui reconnaissent pour causes, soit une irritabilité factice, résultant de soins trop multipliés et trop délicats ; soit une pléthore artificielle, effet d'une alimentation trop succulente et en disproportion avec les facultés digestives.

Baumes, dans ses mémoires sur le carreau, après avoir adopté de bizarres dénominations, comme le mot *physconie*, qui signifie tout simplement *gros ventre*, et ceux de *parectamie physconique*, et de *emphraxie mésentérique*, dont les deux premiers constituent un véritable *pléonasme*, et les autres désignent un état d'obstruction

dans les organes hypertrophiés, *sépare le rachitisme de
la scrofule*, et décrit fort bien, du reste, tous les caractères du *carreau*, cette affection si commune et si redoutable, mais à laquelle on ne peut laisser, comme *caractères distinctifs*, les *limites étroites* dans lesquelles une
foule de praticiens se plaisent encore de nos jours à renfermer son siége, et dont les *purgatifs toniques* constituent toujours, d'après Baumes, le remède par excel-
lence.

Nous nous trouvons forcé de reconnaître que Leblanc,
dans son mémoire *sur les maladies vénériennes des enfants nouveaux nés*, est beaucoup plus explicite que ses
devanciers, et même la plupart de ceux qui ont écrit de
son temps : aussi, quand nous en serons à la *gourme
syphilitique*, ses travaux nous fourniront-ils de précieuses
données et des faits importants sur *le cachet héréditaire*
d'une foule d'affections du premier âge, et sur la nécessité souvent rigoureuse de remonter bien avant la naissance pour trouver l'explication des causes d'un grand
nombre de maladies.

FRÉQUENCE DES ALTÉRATIONS CONGÉNIALES.

On ne peut nier, en effet, que beaucoup d'enfants n'apportent en venant au monde les *germes* ou les *traces*
d'altérations plus ou moins profondes, pris ou développés
pendant la gestation.

« Ce n'est donc pas seulement, comme le dit Buffon,
à partir de la naissance que l'homme voit commencer la
série des maux qui affligent son espèce. »

La source en remonte encore plus loin ; elle commence
avec l'organisation, dont elle est, d'après Billard, la con-

séquence, sinon nécessaire, du moins possible : la science possède aujourd'hui un grand nombre de faits qui attestent que l'enfant, pendant *la vie intrà-utérine*, a éprouvé des affections dont il n'apporte que trop souvent en naissant les funestes résultats ; qu'il peut, en conséquence, naître sain ou malade, convalescent ou entièrement guéri d'une ancienne maladie.

On concevra facilement de quelle utilité pratique doit être cette vérité : car, si les enfants peuvent naître avec des affections dont la marche, loin de s'interrompre à l'époque de la naissance, continue de parcourir ses périodes ; ou bien encore, convalescents d'une maladie dont les périodes se sont accomplies pendant la vie *intrà-utérine*, combien n'importe-t-il pas au médecin de pouvoir, dans le premier cas, saisir les signes extérieurs de ces maladies congéniales, afin, s'il se peut, d'en arrêter les progrès, et, dans la seconde supposition, d'entourer des soins les plus délicats ces êtres débiles dont la santé est si chancelante !

L'ouvrage de Pierre Gaspard Forestier vient étayer d'une nouvelle démonstration, et appuyer de nouveaux faits, la plupart des assertions que nous venons d'émettre : et, d'ailleurs, qu'est-il besoin de tant invoquer l'opinion des auteurs ? les faits parlent assez haut ! et l'expérience de chaque jour ne démontre-t-elle pas que *des parents scrofuleux, dartreux*, ou *syphilitiques* mettent le plus souvent au monde des enfants entachés de ces mêmes vices ! Ces derniers en apportent parfois, dès en naissant, les signes caractéristiques ; mais, le plus ordinairement, surtout lorsqu'il s'agit de la *scrofule* ou des *dartres*, ce n'est que quelque temps après la naissance, quand l'organisme se trouve sous l'influence d'une forte excitation, soit morbide, soit fonctionnelle, comme celle qui résulte de la dentition, que le principe virulent, inhérent à la constitution, mais jusque là caché dans nos tissus, commence à donner des signes de vie et à exercer ses ravages.

Cette condition d'hérédité, si commune dans les affections chroniques du premier âge, est aujourd'hui si bien établie pour tout observateur judicieux, et *désintéressé dans la question*, que chaque auteur la met en tête de son *étiologie*. Elle n'a pu échapper au vulgaire lui-même, et l'on ne peut mettre au nombre des préjugés condamnables cette réprobation qui s'attache, dans certains cas d'alliance, à ceux que l'on sait avoir subi pendant leur jeunesse l'influence d'un vice dartreux ou scroful ux, surtout si ces maladies peuvent être regardées comme *le produit* d'un funeste héritage.

Le reproche d'indifférence ou d'oubli, à l'égard des maladies chroniques du premier âge, ne peut être adressé aux auteurs de notre époque ; depuis un certain nombre d'années, la science médicale a fait d'immenses progrès, et les parties les plus obscures et les moins avancées paraissent avoir été choisies de préférence, par une foule d'auteurs ardents et éclairés, pour être l'objet de leurs recherches et de leur attention.

Une circonstance qui a dû singulièrement favoriser l'étude des affections chroniques qui font le sujet de ce travail, c'est que leurs principaux phénomènes se passent à la peau ou dans son voisinage, et partant, sous nos yeux. Aussi, pouvons-nous affirmer qu'il ne nous reste peut-être plus rien à faire pour tout ce qui concerne la description des caractères extérieurs de ces affections ;

que leurs *produits morbides* soumis depuis long-temps déjà à de fréquentes analyses, nous sont parfaitement connus et peuvent être facilement ramenés à un petit nombre de corps simples ayant leurs analogues dans nos tissus; que, grâce aux progrès de l'anatomie pathologique, nous pouvons nous prononcer avec certitude : *sur le siége de ces maladies; sur la nature des désordres* qu'elles exercent sur nos organes; sur *l'espèce et la forme des traces* qu'elles doivent laisser à leur suite; qu'enfin, leur traitement a cessé d'être la part exclusive d'un aveugle empyrisme, et doit actuellement, comme celui de toute autre affection, suivre les lois de la raison et de l'expérience.

Pourquoi toutes les parties de cette branche si importante de l'art de guérir ne se montrent-elles pas à nous dans des conditions de progrès également satisfaisantes? pourquoi cette obscurité si fréquente dans son *étiologie*, ce cachet *d'incurabilité* que lui impriment encore de nos jours la plupart des praticiens, et qui paraît, jusqu'à un certain point, justifié par les difficultés qu'ils éprouvent à pallier et plus encore à guérir ces sortes de maladies, et surtout par les *fréquentes récidives* dont ils sont chaque jour les témoins? Rien de plus facile, ce nous semble, que de répondre à ces différentes objections.

Il suffit, pour cela, de nous reporter à l'époque des premiers travaux des auteurs modernes; après avoir rassemblé avec ordre tout ce que les ouvrages des anciens renfermaient d'épars sur les maladies chroniques, et une fois maîtres de ces matériaux nombreux mais confus, ils en ont formé un *tout scientifique*, que leur persévérance et leur habileté n'ont pas tardé à faire marcher de front

avec les autres connaissances naturelles : mais on est
forcé d'admettre que toutes les parties de ce brillant édi-
fice n'ont pas été travaillées avec le même zèle ni le même
bonheur, que quelques points paraissent avoir été pour
eux l'objet d'une attention pour ainsi dire exclusive, tandis que d'autres sont évidemment négligés.

Il est vrai que presque tout était à refaire ; que la plupart des anciens auteurs n'ont laissé que des notions
vagues, des descriptions tronquées ou confuses, une nomenclature arbitraire ; mais ces reproches s'arrêtent à
l'immortel Lorry, dont il suffit d'étudier avec un peu
d'attention le traité sur les maladies cutanées pour se
convaincre qu'il a su éviter une grande partie de ces
écueils. On pourrait tout au plus l'accuser d'être resté
fidèle à la théorie *des virus*, que plusieurs praticiens célèbres soutiennent plus que jamais aujourd'hui, et de se
montrer peut-être un peu trop imbu des principes *des
humoristes*.

Un fait constant, c'est que rien n'a été négligé par les
écrivains de notre siècle pour mettre sous les yeux de
l'observateur un tableau *aussi complet qu'exact* de tous
les caractères extérieurs propres à chaque affection, et
pouvant servir à son diagnostic. *Images correctes, descriptions fidèles, signes différentiels*, tout, jusqu'à l'élément morbide, a été mis en œuvre pour concourir au
même but. Aussi, *la symptomatologie* de ces affections
nombreuses et variées est-elle de nos jours le fait le plus
clairement établi et le moins sujet à équivoque. Qui
ne connaît, du moins de réputation, les belles planches
d'Alibert, et ses riches et brillantes descriptions, imitées et
souvent même copiées par beaucoup de ses successeurs.

ACCORD DES AUTEURS DANS LA DESCRIPTION DES MALADIES CHRONIQUES.

On se rend facilement compte de l'accord qui a dû régner entre les auteurs quand il s'est agi de décrire les maladies chroniques : il ne fallait, pour éviter toute divergence, qu'observer attentivement ce qui se passait sous les yeux, que suivre avec persévérance des phases peu rapides, et que signale presque toujours une succession régulière de symptômes ; cette tâche se trouvait d'ailleurs singulièrement favorisée par *la constance et l'identité* des produits morbides dans les affections de même genre : l'erreur devenait donc impossible.

MÉTHODE D'ALIBERT.

Mais lorsqu'après avoir décrit ces maladies, il a fallu les classer et donner à chacune son nom, le bon accord dont nous nous félicitions il n'y a qu'un instant, ne tarda pas à faire place à des opinions divergentes. Bientôt, deux systèmes se trouvèrent en présence : Alibert, fidèle aux traditions des anciens, en ce qu'elles avaient d'applicable aux progrès de la science, prit pour base de sa classification *l'ensemble des rapports et les affinités des maladies*, voulant, en cela, suivre l'exemple des naturalistes, et ne craignit pas d'appeler naturelle *la méthode* qu'il avait adoptée.

SYSTÈME DE WILLAN.

Willan, de son côté, donna la préférence aux principes de Joseph Plenck, et rangea les maladies dans un ordre basé sur *le caractère anatomique de leur produit morbide et ses formes particulières.*

Tels sont, en réalité, les deux systèmes qui séparent encore aujourd'hui la science : *la méthode* d'Alibert est-elle plus brillante que philosophique? *Le système* de Willan, très-séduisant au premier aspect, à cause de son apparente simplicité, est-il d'une application plus rigoureuse et plus logique? Qu'il nous suffise de savoir que *tous les deux* ont été, de la part de leurs auteurs, l'objet d'un culte constant et trop exclusif; qu'une grande partie de leur carrière médicale a été consacrée à des efforts destinés à les faire prévaloir, et que l'humanité et la science ont dû souffrir d'une lutte dont le temps et l'expérience, mais non la passion, devaient rester juges.

La nomenclature a subi naturellement les conséquences de ce désaccord au sujet des classifications. Alibert s'est borné à rappeler la plupart des anciennes dénominations : celles qu'il a créées représentent toujours un des caractères les plus constants et les plus importants de la maladie qu'elles désignent.

Willan, et ceux qui l'ont suivi, d'accord, en cela, avec plusieurs nomenclateurs modernes, n'attribuent aux noms qu'une importance secondaire, et semblent prendre au hasard, soit le nom vulgaire, soit une dénomination des anciens, sans rechercher si son étymologie se trouve étroitement liée avec la nature ou quelqu'un des caractères principaux de la maladie.

Quoi qu'il en soit, d'ailleurs, de ces opinions divergentes, si l'on doit juger du mérite d'une méthode par le nombre de ses partisans et le succès qu'elle obtient, nous devons reconnaître que Willan est aujourd'hui plus suivi qu'Alibert, et qu'il en sera sans doute ainsi tant que l'anatomie pathologique, sur laquelle s'appuye l'auteur anglais, conservera la haute prépondérance acquise à ses immenses et rapides progrès.

CAUSES PROBABLES DES DIVERGENCES DES AUTEURS.

Une nouvelle cause d'inégalité de progrès dans les différentes parties de la science qui nous occupe, vient de la nécessité où se trouve chaque auteur d'exposer la nature du mal qu'il a décrit.

Ici, encore, on s'est bien rarement contenté d'étudier les faits, de les suivre pas à pas, de chercher à surprendre le secret de l'organisme : cette marche, sans contredit la plus facile et la plus sûre, est aussi la plus longue et la plus ennuyeuse ; c'était, en général, celle des anciens : mais beaucoup d'auteurs modernes ont trouvé plus commode et plus prompt d'adopter le système dominant de l'époque, et de plier, bon gré, malgré, à ses exigences tous les faits dont ils étaient les témoins : qu'en est-il résulté? C'est que *toutes les éruptions cutanées et muqueuses* sont restées, suivant leur marche et pour un grand nombre de médecins, des inflammations aiguës ou chroniques des systèmes cutané et muqueux ; *les ravages de la scrofule*, des inflammations des glandes et des vaisseaux blancs ou lymphatiques ; *les stigmates de la syphilis*, toujours le résultat de l'inflammation des parties qu'elles dégradent.

Il est certain que pour Alibert et Biett, l'inflammation ne jouait pas le rôle le plus important dans les *maladies dartreuses;* que M. Lugol a une opinion plus complexe des *engorgements et ulcérations scrofuleux;* que des auteurs estimés admettent qu'il existe autre chose que de l'irritation dans *les croûtes* et les végétations vénériennes ; mais on ne peut nier que telle ait été et soit encore l'opinion d'un grand nombre de médecins disciples des doctrines du physiologisme.

Qu'on ne me suppose pas toutefois la pensée de jeter le blâme à son immortel fondateur. Les belles théories de Broussais ne sont, le plus souvent, que l'expression rigoureuse de faits savamment interprétés : mais son système, quelque logique qu'on le suppose, ne peut embrasser tous les phénomènes pathologiques : et ce n'est qu'en forçant son application qu'on l'expose à l'erreur et qu'on le met en opposition avec les limites posées par son auteur lui-même, ainsi qu'avec l'expérience et les lois d'une saine philosophie.

INFLUENCE DES THÉORIES SUR LE TRAITEMENT DES MALADIES CHRONIQUES.

Le traitement des maladies chroniques du premier âge a dû nécessairement subir les conséquences de la mauvaise voie dans laquelle on s'était engagé ; séduits par l'importance attachée à la représentation ou à la description des produits extérieurs de la maladie, beaucoup de praticiens se sont habitués à ne l'admettre que dans les régions où sa présence est rendue manifeste par des désordres visibles à tous les yeux. Aussi, leur thérapeutique n'a-t-elle le plus souvent *d'autre but et d'autre résultat que de modifier ou éteindre (mais pour quelque temps seulement)* des effets morbides qui ne sont, en réalité, dans beaucoup de cas, que *la manifestation externe d'un mal intérieur et général* dont la nature s'efforce de se débarrasser en le poussant au dehors.

De là, cette foule de topiques variés à l'infini et le petit nombre d'expériences suivies pour arriver à une médication *complète et appropriée*.

Comment s'étonner à présent de la fréquence des récidives qui doit suivre inévitablement cette thérapeutique toute superficielle : les praticiens qui s'en contentent peuvent tout au plus espérer d'adoucir le mal ou d'obtenir son déplacement. Mais en quittant les tissus extérieurs et visibles, la maladie ne se porte que trop souvent sur un organe intérieur plus ou moins important à la vie; dans ce cas, la joie de la famille et l'illusion du médecin n'ont qu'une bien courte durée : une nouvelle série d'accidents, dont la nature et la gravité varient en raison des fonctions et de l'importance de l'organe affecté, ne tarde pas à réveiller la sollicitude des parents; la tâche de l'homme de l'art devient alors des plus difficiles : s'il n'a été prévenu ou témoin de la première affection, ou s'il se refuse à reconnaître les rapports étroits qui lient sa répercussion à la nouvelle lésion organique, il aura souvent la douleur de voir cette dernière résister à tous les efforts de la médecine, à moins que quelque circonstance heureuse et souvent fortuite ne rappelle le principe virulent à son premier siége.

Ce retour, spontané ou provoqué par l'art, a pour *résultat constant* la cessation rapide des accidents les plus graves et pouvant mettre promptement en péril l'existence du malade.

Les anciens tenaient une conduite bien différente de la nôtre, lorsqu'il s'agissait du traitement des affections chroniques du premier âge.

Convaincus comme ils l'étaient qu'elles dépendent presque toujours de la présence, dans l'économie, d'un principe étranger et virulent, tous leurs efforts tendaient à fortifier l'organisme contre la funeste influence de cet agent morbide, et à favoriser plutôt qu'à combattre le travail de dépuration établi par la nature, et qui, maintenu dans des limites convenables, est bien plus souvent *une source de purification et de santé*, qu'une cause d'épuisement et de danger.

N'attachant qu'une importance toute secondaire aux différentes éruptions ou engorgements superficiels, ils ne nous ont laissé qu'un petit nombre de formules pour les médicaments extérieurs : leur attention se porte principalement sur les moyens les plus capables d'assurer le libre et entier exercice des fonctions et d'imprimer à chaque organe *la rapidité d'exécution et l'énergie qui lui manquent.*

Ce seul exposé, tout incomplet qu'il se trouve, des principales difficultés qui rendent si ardue l'étude des maladies chroniques, expliquera suffisamment le fâcheux abandon dont elles sont généralement l'objet. Il est, en effet, plus facile de proclamer, même injustement, l'incurabilité d'un mal que de travailler à lui trouver un remède, que, jusqu'ici, mille circonstances concouraient à rendre incertain.

Il ne suffit pas, d'ailleurs, pour apprécier d'une manière satisfaisante la nature et le caractère de ces affections, d'avoir lu tout ce qu'en ont écrit les auteurs anciens et même les modernes; il faut encore pouvoir en réunir un grand nombre sous les yeux, se donner le temps d'en suivre toutes les phases et tenir un compte exact des effets divers qui résultent des médications qu'on leur oppose.

L'hôpital Saint-Louis nous offrait, sous ce rapport, un champ vaste et fertile où les faits abondent, se présentent toujours à l'observateur dans un ordre régulier, et où rien n'a été négligé pour réunir tous les moyens de traitement et donner à la thérapeutique une puissance égale à la ténacité du mal.

C'est, sans contredit, à d'aussi précieux avantages qu'il faut attribuer les rapides progrès de la *dermatologie*, science que Lorry, malgré son immense talent, a laissée bien au-dessous de ce qu'elle est aujourd'hui, et que les travaux d'Alibert et de Willan ont mise, sous les rapports *nosographique* et *symptomatologique*, au niveau des sciences exactes et positives.

Mais Alibert, malgré sa longue carrière médicale, et Willan, avec ses travaux remarquables, n'ont pu faire marcher de front toutes les branches de la science qu'ils cultivaient l'un et l'autre avec tant d'ardeur et de sincérité : la *route différente* qu'ils ont suivie d'une manière exclusive n'a-t-elle pas dû avoir pour résultat, en divisant leurs efforts, de compromettre un succès qui peut-être eût été complet, s'ils avaient su s'affranchir des conséquences fâcheuses d'une pensée trop fortement préconisée.

Dominés par le désir d'assigner à chaque maladie une place et un nom, les *classifications* et les *nomenclatures* ont été pour eux l'objet d'une préoccupation incessante, et, pour le traitement, ils se sont le plus souvent bornés à commenter les prescriptions et les formules des anciens.

D'autres médecins, autrefois leurs élèves, et aujourd'hui leurs émules, trouvant la science enrichie de méthodes variées il est vrai, mais généralement satisfaisantes, et dont ils se sont bornés à modifier quelques points sans importance, se sont attachés à imprimer à la thérapeutique une direction nouvelle et plus philosophique.

Qui ne connaît, sous ce rapport, les nombreuses tentatives de Biett, presque toutes consignées dans les écrits de MM. Cazenave et Gibert? Quelle conclusion cependant peut-on tirer du souvenir des cliniques si suivies du premier, et de la lecture attentive des ouvrages des seconds, si ce n'est qu'il reste de toutes parts doute et incertitude sur la possibilité de guérir radicalement la plupart des maladies chroniques, et surtout celles qui affectent les tissus *osseux* et *dermoïde*.

Les mémoires de M. Lugol nous rassurent au sujet du traitement des maladies scrofuleuses ; mais beaucoup de praticiens se refusent à croire que l'*iode* et ses préparations, quoiqu'aussi nombreuses que variées, puissent suffire à tous les cas de *scrofule* ; et nous-même avons vu maintes fois ces médicaments réfractaires à une foule d'*idiosyncrasies*, malgré le *cachet scrofuleux* le plus prononcé.

Si l'on réfléchit que, même à l'égard des maladies syphilitiques, les uns, parmi les praticiens, préconisent encore de nos jours le *mercure* comme une panacée, tandis que d'autres le repoussent comme une substance le plus souvent délétère, et, refusant à l'*inflammation vénérienne son caractère spécifique*, affirment qu'elle doit toujours céder à l'action des antiphlogistiques, devons-nous être surpris de trouver encore plus de divergence quand il s'agit d'affections qui paraissent déjouer tous les calculs du thérapeutiste, et renaissent brusquement quand on les croyait disparues pour toujours.

Ces considérations, intimement liées à l'état actuel de la science, devaient agir puissamment sur notre esprit; l'incertitude des faits et des opinions, cette dernière puisée dans les auteurs eux-mêmes ; l'autre, dans des exemples sans cesse répétés de malades rentrés à l'hôpital sous le poids de rechutes plus graves que l'affection primitive, et après une médication jugée rationnelle et suffisante, constituait un obstacle qui pouvait long-temps nous arrêter.

Toutefois, ces insuccès multipliés, qui auraient dû me déterminer à partager l'incrédulité générale, furent, au contraire, ce qui me sauva de l'erreur commune ; et il me fut impossible de ne pas regarder comme le résultat d'un malentendu et d'une fausse direction, une ténacité si souvent réfractaire à tous les moyens connus, et qui ne pouvait s'expliquer, *puisqu'elle était générale*, par certaines prédispositions de l'organisme qu'on ne rencontre que chez un petit nombre d'individus, et qu'on regarde avec raison comme de véritables faits exceptionnels.

Chargé, pendant plusieurs années, de surveiller comme interne le service d'Alibert au pavillon Gabrielle de l'hôpital Saint-Louis, je n'ai pas trouvé, je l'avoue, que ses salles fissent exception, et il m'a été facile d'y recueillir un grand nombre d'observations de malades venant se soumettre pour la troisième ou quatrième fois, et souvent plus, à un traitement destiné plutôt à *lessiver* la peau, qu'à *purifier l'organisme*, puisque le mal était revenu, malgré son apparente destruction, et devait, sans aucun doute, récidiver encore, puisque les mêmes moyens, ou à peu près, étaient de nouveau employés, sans songer que, dans la plupart des cas, on ne faisait qu'obtenir un déplacement, et reporter sur des organes intérieurs dont le silence était d'autant plus profond et plus prolongé, qu'ils jouissaient de sympathies plus restreintes et d'une importance moins élevée, un *principe délétère*, dont les progrès et les ravages peuvent être le plus souvent *calculés* et *bornés* tant qu'ils se passent sous nos yeux, tandis que nous cessons d'en être les maîtres et les régulateurs, une fois qu'ils s'exercent dans les profondeurs de notre organisation.

Rechercher maintenant les causes de ces déceptions si communes, trouver les moyens de parer au danger de ces déplacements ou répercussions, tracer les voies de dépuration que le virus morbide doit parcourir, et en dehors desquelles se trouve sa *séparation de l'organisme* et *l'impossibilité de son retour*, telle est la tâche immense que nous avons entreprise, et pour l'accomplissement de laquelle nous avons moins consulté nos forces que notre désir ardent d'être utile à nos semblables, et de laisser moins de vague et d'incertitude à l'histoire si importante des maladies chroniques.

NATURE ET LIMITES DU TRAITÉ DES GOURMES.

Avant de passer outre, nous nous trouvons forcé par les considérations générales que nous avons été amené à présenter au lecteur, de fixer de nouveau son attention sur la nature de cet ouvrage, et de poser d'une manière rigoureuse les limites que ne doit point dépasser notre sujet.

On sait déjà, par ce qui précède, que nous retranchons de notre cadre nosologique toutes les maladies aiguës et franchement inflammatoires, qui ne reconnaissent le plus souvent qu'une cause accidentelle et passagère, quel que soit l'âge auquel elles arrivent : restent donc les maladies chroniques.

Mais ces affections elle-mêmes doivent être classées dans deux catégories différentes, suivant qu'elles se présentent à l'observation, avec tous les caractères d'un état chronique primitif, n'ayant subi que les effets du temps ou du traitement, ou bien sous l'apparence d'un état secondaire, et mieux, comme la transformation naturelle ou provoquée d'une inflammation aiguë plus ou moins vive.

Cette distinction a frappé les auteurs au point que la plupart d'entre eux l'ont consacrée dans leurs définitions.

Les uns, en effet, confondent sous le titre de *maladies chroniques* toutes celles dont la marche est lente, qui ne provoquent que des sympathies rares et peu prononcées, quelle qu'ait été, d'ailleurs, la nature de leur début;

Tandis que d'autres ne regardent, *avec Chaussier*, comme *véritablement chroniques*, que les maladies qui affectent dès leur premier développement *cette lenteur de marche et de progrès* qui constitue leur véritable caractère distinctif, par conséquent toutes ces affections dont le début provoque, dans beaucoup de cas, un trouble si léger, qu'il reste souvent inaperçu, et dont la marche insidieuse peut laisser dans une fausse et funeste sécurité les parents ou le malade lui-même, jusqu'à ce que le *principe délétère* ait poussé dans l'économie des racines assez profondes pour que l'art ait beaucoup de peine, et quelquefois même ne réussisse plus à les extirper.

Telles sont pour nous les véritables maladies chroniques : et cependant, même parmi ces dernières, nous devons encore retrancher, comme ne pouvant pas faire partie de notre sujet : 1° toutes les affections bornées à un ou plusieurs organes, ou bien, étendues à l'économie tout entière, mais dont *le germe et la cause première* n'ont pénétré l'organisme qu'après l'époque de la puberté ;

2° Celles qui, quoique développées pendant la première ou la seconde enfance, se montrent avec des caractères *de fixité et d'isolement* qui attestent que, simple résultat d'une surexcitation organique, elles doivent nécessairement parcourir toutes leurs phases dans la région où elles ont pris naissance, et ne présenter que les altérations propres à tout état véritablement inflammatoire.

Mais il reste une dernière série de maladies chroniques qu'il importe d'autant plus d'étudier avec soin, qu'elles n'ont été que trop souvent négligées ou mal interprétées jusqu'à ce jour ; que de leur guérison dépend l'existence et la santé, peut-être des neuf dixièmes de la population.

On voudra bien se rappeler que nous avons déjà assigné plus haut les caractères distinctifs de ces redoutables affections, dont on voudrait vainement nier la funeste influence sur la santé et l'avenir d'une foule d'individus.

Chacun de ces caractères nombreux et variés appartient en commun aux maladies chroniques qui composent notre dernière catégorie : la plupart d'entre eux, comme *la ténacité du mal, ses intermittences et ses fréquentes irrégularités, ses répercussions si faciles et si dangereuses, ses progrès indéfinis* dans les cas de négligence ou de fausse direction, peuvent être vérifiés chaque jour.

même par les personnes les plus étrangères à l'art de guérir, et n'ont, par conséquent, nul besoin de démonstration; tandis que quelques autres sont encore aujourd'hui l'objet d'une vive controverse, et nécessitent une digression plus ou moins longue.

Nous voulons parler *des principes virulents* de la maladie, et, comme conséquence, de la nécessité d'en débarrasser l'organisme pour arriver à une guérison complète et durable; enfin, du mode de leur expulsion.

Une autre question devait aussi nous arrêter, celle qui a trait à l'hérédité : et, bien qu'elle ne soit déjà plus, pour toutes les personnes instruites, un problème à résoudre, et que nous aurons maintes fois occasion d'y revenir dans le cours de cet ouvrage, nous avons pensé qu'il était utile d'en faire l'objet d'un chapitre distinct.

CARACTÈRES PARTICULIERS DES MALADIES CHRONIQUES
DU PREMIER AGE.

Mais en outre des caractères communs que nous venons d'énumérer, et qui établissent entre toutes ces maladies des rapports si nombreux et si intimes, il en est d'autres particuliers à chacune d'elles que nous prendrons pour base d'importantes subdivisions et pour l'établissement de groupes rationnels.

Ces derniers caractères se tirent principalement :

1° Du siège habituel de la maladie ;

2° De l'espèce, et surtout de la forme des produits morbides ;

3° De la présence ou de l'absence du caractère contagieux ;

Bien que, dans notre opinion, les *causes virulentes*

qui produisent les maladies dont nous nous occupons, puissent facilement passer d'un organe à l'autre et même séjourner long-temps dans l'économie sans y déceler leur présence par aucun signe extérieur appréciable à nos sens, nous ne regarderons néanmoins comme *siége du mal*, que les points où des altérations matérielles viendront prouver au plus incrédule que là, du moins, l'état normal a disparu, et qu'à sa place il existe un trouble fonctionnel plus ou moins prononcé, mais toujours évident.

Les tissus le plus ordinairement affectés sont : *la peau* et le *système lymphatique*. Les *membranes muqueuses* offrent aussi de nombreux cas d'altération ; mais on peut affirmer que ce n'est qu'accidentellement, et, pour ainsi dire d'une manière exceptionnelle, qu'on rencontre dans les autres organes les caractères essentiels des affections chroniques du premier âge.

La nature des fonctions départies aux systèmes cutané et lymphatique nous expliquera facilement, quand il en sera question, l'extrême fréquence des efflux morbides qu'on y observe ; chargés l'un et l'autre d'un travail important d'élimination, ne se présentent-ils pas comme la voie la plus courte et l'émonctoire le plus naturel par où doivent être expulsés la plus grande partie des principes réfractaires à l'organisation ?

On conçoit encore facilement qu'un organe autre que ceux qui viennent d'être indiqués, puisse, par l'effet d'une perturbation violente et brusque, ou sous l'influence d'une affaissement prolongé qui a perverti son innervation, contracter un état morbide étranger à cette organisation et à la nature de ses fonctions ; mais le plus souvent il n'en est pas ainsi, et ces anomalies s'offrent rarement à l'observation.

Il est plus commun de voir ces sortes d'affections occuper alternativement les deux ou trois principaux systèmes organiques que nous venons d'indiquer, sans que leur présence détermine d'autres accidents que ceux qui leur sont habituels et par lesquels, du reste, l'existence est loin d'être toujours immédiatement compromise, à moins cependant que le déplacement n'ait eu lieu d'une manière violente et brusque.

Ces échanges de siége sont surtout fréquents entre la peau et le système lymphatique. C'est ainsi qu'on voit souvent des éruptions de la tête et de la face disparaître tout-à-coup, et faire place à des chapelets glanduleux, à des tumeurs lymphatiques, et réciproquement.

Quand l'échange se fait entre la peau ou les vaisseaux blancs et le système muqueux, les désordres deviennent plus graves en raison de l'importance plus immédiate des fonctions de ce dernier système; et si l'on excepte toutefois les cas où une constitution débile et incapable de réaction vient favoriser et étendre les ravages, on sera souvent surpris de la facilité et de la promptitude avec lesquelles nos tissus se familiarisent avec la présence et le contact de l'agent morbide; et sans l'extrême ténacité du mal et sa fréquente résistance à tous les moyens employés pour le combattre dans les cas où sa nature et son origine ont été méconnues, on serait même alors souvent porté à le juger d'une nature bénigne et ne méritant qu'une attention superficielle.

La fréquente ténacité qui constitue le principal caractère de ces engorgements secondaires, contraste d'une manière surprenante avec la rapidité de leur disparition, quand des conditions favorables et un traitement habilement dirigé rappellent le mal à son siége primitif, et prouvent que, dans ce cas du moins, l'affection s'écarte des conditions ordinaires et revêt un caractère *sui generis*.

La nature du traitement qui réussit le mieux à opérer ce retour favorable, vient lui-même à l'appui de cette opinion ; car les médicaments employés alors avec le plus de succès, sont presque tous tirés de la classe des toniques et des excitants. Nous nous trouvons donc forcé, dès à présent, de reconnaître que, malgré tout le prestige dont se voit encore entouré le physiologisme aux yeux de beaucoup de praticiens, il existe une foule de maladies réputées inflammatoires qui ne se choquent nullement du contact des irritants. Combien d'*angines*, de *gastralgies* et d'autres affections du même genre, survenues après la disparition d'un exanthème ou de la brusque résolution d'engorgements lymphatiques, ne cèdent-elles pas à l'emploi des préparations sulfureuses ou ferrugineuses ; tandis que les antiphlogistiques et les soins hygiéniques les mieux entendus avaient échoué contre elles ! La guérison coïncide presque toujours alors avec la reproduction de l'exanthème ou des glandes, et elle se fait d'autant moins attendre que l'action des médicaments trouve dans un changement de climat, ou le retour de la belle saison, des conditions plus favorables à l'activité des fonctions cutanées.

Cette fréquence des déplacements que nous venons de signaler, n'empêche pas qu'on doive les regarder comme de simples accidents morbides, et autant d'exceptions à la marche régulière de la maladie. S'il ne survient aucune cause capable de les déterminer, les ravages du mal, ou, dans les cas heureux, le travail de dépuration, continuent de s'exercer dans le système organique envahi par le principe délétère en raison de la nature et des prédispositions de l'organisme.

Mais les différences les plus tranchées doivent nécessairement être prises dans l'*espèce*, et surtout la *forme* des produits morbides.

Ces derniers fournissent à l'observation les données les plus précieuses pour l'établissement du diagnostic. Ils éclairent, par suite, la médication elle-même, puisque chacun sait que, le mal une fois reconnu, son espèce et sa nature bien précisées, on est certain de ne plus lui opposer que des moyens rationnels, et alors souvent efficaces.

Nous savons déjà, par tout ce qui précède, que nous n'en sommes pas réduits à étudier, pêle-mêle et sans suite, les nombreuses affections dont nous avons à faire l'histoire; et quelques mots suffiront pour nous prouver que non-seulement on peut établir entre elles des distinctions et un ordre régulier, mais encore en former des groupes reconnaissant pour base les principes admis par les plus célèbres naturalistes, et qui ne sont autres qu'une application logique et rigoureuse de cette belle *théorie des rapports.*

CARACTÈRES DES GOURMES ÉRUPTIVES.

Ainsi, parmi ces affections, les unes s'offrent à nos yeux avec tous les attributs des éruptions cutanées; leur siége le plus ordinaire est *la face* ou *le cuir chevelu;* souvent ces deux régions se trouvent envahies, soit simultanément, soit successivement ; dans les cas les plus défavorables, le mal peut s'étendre à la plus grande partie, et même à la totalité du système dermoïde.

Les produits pathologiques de ces maladies éruptives doivent être divisés en *primitifs* et *secondaires*; les premiers, appelés encore avec raison *lésions élémentaires* et *anatomiques*, se présentent avec une forme arrêtée, mais différente dans chaque affection, et subsistent évidemment sous la dépendance des lois de l'organisme.

Ce sont, tantôt des productions nouvelles quant à la forme et à la disposition intérieure, et sans analogue dans l'état normal ; comme des pustules blanches ou jaunâtres, généralement petites et agglomérées, avec ou sans cercle inflammatoire à leur base, soit arrondies, soit acuminées, soit déprimées à leur sommet, renfermant toutes un liquide visqueux, et plus ou moins profondément enchâssées dans l'épaisseur du derme.

Tantôt, ce n'est qu'un état véritablement congestionnel et inflammatoire, d'où résulte pour les parties qui en sont le siége un surcroît d'énergie fonctionnelle et une exagération morbide dans la quantité des produits exhalés ou sécrétés, comme cela se voit dans les *furfurations* et les *desquamations épidermatiques*, dans les écoulements qui se font à la surface du derme, dans les engorgements des *follicules sébacés*, etc.

Les *produits pathologiques secondaires* se forment de tous les débris des *productions élémentaires* ou *primitives*, dont les fluides, échappés de leurs réservoirs et desséchés par le contact de l'air, donnent, en se combinant avec l'épiderme soulevé ou détaché, et les parcelles de leurs enveloppes rompues, naissance à une foule d'incrustations variables pour la forme, la couleur, le volume, la consistance et la ténacité.

Mais, outre les caractères tirés de l'espèce ou de la forme des produits morbides, caractères qu'on retrouve, du reste, plus ou moins modifiés dans la plupart des maladies de la peau, il en existe quelques autres particuliers aux éruptions dont il s'agit ici, et qu'il est important de signaler.

D'abord, ces éruptions, qui coïncident souvent avec l'époque de l'une ou l'autre évolution dentaire, se montrent compatibles avec l'exercice régulier des principales fonctions, et souvent même avec la santé en apparence la plus florissante. Nous pouvons ajouter, à cet égard, sans craindre d'être démenti par l'expérience, qu'en général, dans le commencement de la maladie, et tant qu'elle n'est pas arrivée à son déclin, la vie du malade, et conséquemment la sécurité des parents, sont d'autant mieux assurées, que le mal semble avoir plus de violence, et occupe à l'extérieur un espace plus considérable. Peut-on exiger une meilleure preuve de sa nature dépuratoire?

Un autre caractère, précieux surtout en ce qu'il est facile à saisir, est fourni par l'odeur d'*acide* ou de *rance*, qui s'exhale constamment des parties affectées.

Enfin, l'examen des régions les plus voisines de l'éruption, et l'étude des différentes sensations dont elle est presque toujours accompagnée, viennent compléter la physionomie du *premier groupe*, que nous nous trouvons naturellement amené à former, et dans lequel nous réunissons toutes les éruptions chroniques du premier âge.

CARACTÈRES DES GOURMES SCROFULEUSES.

D'AUTRES affections se présentent avec des caractères différents de ceux que nous venons d'énumérer. La peau en est bien encore quelquefois le siége ; mais c'est principalement dans les vaisseaux et les glandes lymphatiques qu'il faut en chercher les symptômes, et en étudier les premiers ravages. Le plus ordinairement, la peau ne s'affecte que secondairement et par contiguité ; ces altérations *par extension* ne peuvent étonner, si l'on réfléchit qu'outre le grand nombre des vaisseaux et des glandes lymphatiques qui se trouvent sous la peau et dans son voisinage, beaucoup d'entre eux traversent encore l'épaisseur du derme, et viennent s'épanouir à sa surface.

Mais ici disparaît toute forme symétrique et régulière dans la production des éléments pathologiques. *A la peau*, ce ne sont plus que des *boursoufflements de tissu*, des engorgements irréguliers, et surtout fréquents, aux oreilles, aux ailes du nez, à la lèvre supérieure ; ou bien des ulcérations, tantôt profondes, tantôt serpigineuses avec lividité des surfaces, et exhalation d'une humeur séreuse mêlée de *grumeaux crétacés*.

Sous la peau, et particulièrement dans les régions où abondent les réseaux et glandes lymphatiques, on trouve ici des cordes tendues, dures et pleines de nodosités ; là des masses plus ou moins considérables à surface inégale et raboteuse, généralement peu sensibles au toucher, et ne paraissant causer au malade d'autre gêne que celle qui résulte de la pression mécanique exercée par la masse d'engorgement sur les organes environnants.

Je me tairai, quant à présent, sur les altérations qui

échappent, par leur profondeur, à notre investigation, et dont l'existence ne peut être souvent affirmée que par la nature des troubles fonctionnels causés par leur présence. Qu'il suffise au lecteur de savoir que le mal, partout où on l'observe, offre les mêmes caractères et exerce le même genre de destruction.

Nous n'avons plus seulement à distinguer ici des produits pathologiques primitifs et des produits secondaires, les premiers, résultat évident des efforts souvent heureux d'*une puissance d'élimination*, et les seconds, *véritable couche amalgamique* rentrée sous la dépendance des lois physiques, et devenue tout-à-fait étrangère à notre organisation.

Dans notre premier groupe, la peau est, pour ainsi dire, le siége exclusif de tous les phénomènes morbides; tout semble nous prouver que, dans ce cas, la nature l'a choisie pour émonctoire.

Dans celui-ci, au contraire, le mal envahit, en général, plusieurs systèmes à la fois; son influence sur l'organisme paraît plus profonde, et le *principe vital opprimé*, ne pouvant le pousser au dehors, semble se borner à le concentrer dans les organes les moins essentiels à la vie.

Il existe entre les affections du groupe précédent et les maladies dont nous nous occupons en ce moment, des différences bien plus tranchées et d'une importance plus élevée que celles fournies par le siége habituel, la forme et la disposition extérieure des productions morbides.

Nous voulons parler de l'influence du mal sur l'économie, de la constance et de l'uniformité de sa marche, et principalement de l'espèce de dégénérescence que son séjour prolongé fait subir aux tissus qu'il envahit.

Nous avons dit, en parlant des maladies chroniques éruptives du premier âge, que leur présence était généralement compatible avec la santé, et que fort souvent, même, l'exercice des principales fonctions était d'autant plus actif et plus régulier, que les sécrétions morbides se montraient plus abondantes, et que l'éruption occupait à la peau des points plus nombreux et plus vastes.

Ici, au contraire, la présence des symptômes caractéristiques de la maladie coïncide presque toujours avec une apparence de santé frêle et délicate, avec une habitude extérieure toute particulière, qui est d'un grand secours pour l'établissement du diagnostic.

Quand le mal sévit depuis quelque temps déjà et qu'on rencontre dans plusieurs régions des altérations dues à son influence, ou des traces de son passage, presque toujours alors les organes profonds sont eux-mêmes attaqués, et un trouble fonctionnel plus ou moins prononcé vient démontrer la lutte établie entre l'agent morbide et le principe conservateur, lutte souvent inégale, et dans laquelle le malade succombe si l'on tarde à le secourir.

Quant à la marche des affections, qu'il nous suffise maintenant d'énoncer qu'elles parcourent leurs périodes avec lenteur et uniformité, que chacune de leurs phases coïncide avec un genre particulier d'altération, qu'elles peuvent rester long-temps stationnaires, qu'elles ne sont susceptibles de résolution que jusqu'à un certain degré seulement; qu'enfin, elles n'arrivent jamais à leur plus haut degré de gravité sans avoir parcouru tous les degrés intermédiaires.

Le dernier caractère distinctif sur lequel nous nous arrêterons, se tire de la présence constante, dans les tissus affectés, d'une substance crayeuse, d'apparence inorganique, jouissant néanmoins de la faculté de se ramollir, et d'entraîner souvent dans sa déliquescence les tissus qui la recèlent.

Tels sont les principaux caractères présentés par les affections qui forment notre second groupe ; nous pourrions en ajouter d'autres tirés des cicatrices hideuses et difformes qu'elles laissent si souvent à leur suite ; mais nous avons pensé que les premiers suffiraient pour dissiper toute incertitude, et ne permettre aucune confusion. Notre désir est que le lecteur partage, à cet égard, notre manière de voir.

CARACTÈRES DES GOURMES SYPHILITIQUES.

Enfin, l'enfance de l'homme est encore sujette à certaines affections que l'on pourrait facilement confondre, sous beaucoup de rapports, avec celles qui constituent les deux groupes précédents, mais qui s'en éloignent cependant par plusieurs caractères, au point que le lecteur nous pardonnerait difficilement de n'en pas faire un groupe distinct.

Leur siége primitif le plus ordinaire est à la peau ou sur les membranes muqueuses. Ce n'est qu'avec le temps, lorsque le mal est méconnu ou négligé, qu'on le voit paraître sur d'autres organes, et il n'est, du reste, aucun tissu que l'on puisse dire à l'abri de son influence.

Résultat évident de la contagion, c'est principalement sur les points qui se sont trouvés en contact avec une surface infectée, qu'on devrait constamment en observer les premiers ravages. C'est même, sans aucun doute, ce qui arrive ordinairement ; mais souvent aussi, la lésion élémentaire peut être si fugace ou si légère, qu'elle reste complétement inaperçue, et que, plus tard, on s'efforce d'expliquer d'une autre manière les phénomènes morbides produits par une véritable inoculation.

Nous verrons, dans ce groupe, les productions pathologiques revêtir toutes les formes qu'il nous a fallu indiquer en exposant les caractères des affections réunies dans les groupes précédents. Ainsi, ce sont tantôt des éruptions variées, tantôt des végétations ou des boursoufflements ; d'autres fois, enfin, de véritables ulcérations.

Mais, heureusement pour le *diagnostic*, qui sans cela pourrait être souvent compromis d'une manière grave, ces produits à formes variées portent avec eux un *double cachet de reconnaissance* qui permettra toujours à l'observateur attentif et au praticien éclairé d'apprécier la nature du mal et de remonter à son origine.

Une teinte cuivrée et violacée s'imprime sur chaque produit morbide et lui forme une auréole que son *animation habituelle* distingue de la couleur analogue souvent offerte par les maladies de notre *second groupe*.

Toute importante néanmoins que soit cette distinction, c'est principalement au caractère contagieux du mal qu'il faut s'attacher pour établir son *diagnostic*. Ainsi, plus de doute sur sa nature, toutes les fois qu'une parcelle du produit pathologique appliquée sur une surface saine, mais dénudée, déterminera sur cette dernière des effets semblables ou analogues.

Observons encore que ces conditions resteraient les mêmes, dans le cas où la reproduction des produits morbides s'effectuerait dans d'autres points que ceux où l'application du *virus contagieux* aurait été faite ; car ce dernier peut, après avoir été absorbé, se trouver transporté, à travers les organes circulatoires, dans un point fort éloigné du siége de cette application.

Il suffit, pour attribuer à son action le caractère conta-gieux qui le distingue, qu'elle s'exerce plus ou moins de temps après un contact impur ; qu'elle présente dans ses effets des conditions de forme et de disposition semblables ou analogues à l'affection qui a fourni le principe viru-lent, surtout si l'on ne peut s'en rendre compte par au-cune autre explication.

De précieux indices peuvent encore être fournis par l'aspect tout particulier des ulcérations, toujours plus ou moins profondes, à bords durs, calleux, taillés à pic, à surface grisâtre et sordide ;

Par les formes bizarres des cicatrices.

Enfin, il est une dernière source d'indications qu'il ne faut pas négliger dans les cas où tous les éléments de dia-gnostic que nous venons d'exposer ne suffiraient pas pour dissiper toute incertitude.

Je veux parler du genre de sensibilité dont chacune de ces nombreuses affections est accompagnée. La *dou-leur pathologique*, variable dans la plupart d'entre elles pour son invasion, sa durée, son intensité, présente dans les maladies qui forment notre dernier groupe des condi-tions toutes particulières et distinctives : c'est principa-lement la nuit que son influence est démontrée par l'in-somnie et l'agitation des jeunes malades : elle provoque généralement chez eux plus d'accablement que de plaintes, et on la voit souvent persister long-temps après que toute trace de maladie a disparu.

Tels sont les trois groupes dans lesquels nous avons réuni toutes les affections chroniques spéciales du premier âge.

C'est par la description exacte des maladies rattachées à chacun d'eux que nous acquerrons la preuve qu'ils sont fondés sur des *rapports naturels et invariables*, les seuls qui puissent servir de base en pareille matière.

Nous pourrions à la rigueur passer de suite à la description des formes nombreuses et variées par lesquelles chaque genre de maladie se manifeste à nos yeux, et terminer par l'historique de leur traitement, nous bornant à exposer au lecteur l'état actuel de la science : mais en agissant ainsi, nous laisserions en arrière et comme en litige de graves questions que nous n'avons fait qu'indiquer, et dont la solution nous importe d'autant plus qu'elles se présentent comme la pensée inspiratrice et dominante de notre ouvrage.

Des *principes virulents*, avons-nous dit, produisent ou entretiennent les maladies dont nous avons à faire l'histoire : on ne peut obtenir la guérison de ces affections que par l'explusion complète de l'économie de ces agents morbides.

Si cette double proposition, dont l'une se présente à nous comme la conséquence logique de l'autre, ne devait pas rencontrer de nombreuses contradictions, nous nous serions contenté de l'exprimer, laissant aux esprits sceptiques le soin de puiser leur conviction dans l'observation des faits et leur expérience personnelle :

Mais la question *des virus* est encore toute palpitante de lutte et d'intérêts divers : à côté de partisans outrés, se trouvent des adversaires aveugles ou de mauvaise foi : et ce n'est, nous l'avouons, ni aux uns ni aux autres que nous sommes disposé à nous adresser.

Comme si cette question n'était non plus qu'un sujet d'érudition ou de simple curiosité, nous l'abandonnerions volontiers au loisir des encyclopédistes; mais, dans notre opinion, elle est du plus grand intérêt pour tout praticien *qui veut guérir*, et pour tout père de famille désireux d'éteindre un germe funeste qu'il a souvent transmis, et qui pourrait encore se perpétuer pendant une longue suite de générations.

DES VIRUS.

La question des virus paraît avoir été, dans tous les temps, l'objet des préoccupations du monde médical ; étudiée et traitée par une multitude d'auteurs, résolue généralement d'après les idées théoriques dominantes de chaque époque, comment se fait-il qu'elle ait conservé jusqu'à nos jours ce caractère incertain et paradoxal qui permet de la soutenir et de la combattre par des considérations et des faits d'une importance à peu près égale, et sans qu'on ait pu jusqu'ici trouver en sa faveur ni contre elle aucun argument sans réplique et, partant, aucun élément de conviction ?

Les virus ne seraient-ils donc que des produits fantastiques de l'imagination, dont l'existence ne peut être démontrée par aucun fait ni résolue par aucune explication? ou bien, cette existence, quoique possible et même facile à démontrer, ne reste-t-elle pour nous un sujet d'incertitude et de discussion que par la manière d'envisager la question, ou par la mauvaise direction imprimée à nos recherches?

Si nous voulons remonter jusqu'à l'origine *des virus*, il nous faudra passer en revue presque toutes les époques du genre humain, car il n'est aucun auteur renommé, chez les anciens, historien, législateur, poète ou médecin, qui ne nous parle de maladies dues à leur influence. L'idée première *d'un principe virulent* a dû naître le jour où il s'est présenté une maladie douée, en apparence, d'un génie particulier, et qui ne put être expliquée; nous devons donc nous attendre à trouver *les virus* d'autant plus nombreux que nous nous reporterons davantage à des époques d'une ignorance plus profonde et, par suite, plus fertile en préjugés. C'est, en effet, ce que nous démontre l'histoire de la médecine.

Beaucoup de livres sont remplis de faits qui attestent la puissance *des virus*, et les auteurs font souvent jouer à ces êtres mystérieux les rôles les plus variés; mais, pour avoir exagéré parfois jusqu'au ridicule l'attention et l'importance que l'esprit le plus judicieux et le plus sévère ne peut pas toujours leur refuser, s'ensuit-il qu'il faille regarder comme non avenues toutes les considérations sur lesquelles s'appuye leur existence, et qu'on se croye, dans tous les cas, autorisé à les présenter commes des entités purement imaginaires?

Examinons ces mêmes considérations, et cherchons quelle conclusion il nous sera possible d'en tirer.

Les maladies épidémiques et les *maladies contagieuses*

se trouvent être sans contredit, de toutes les affections auxquelles l'homme est sujet, celles qui favorisent le plus la théorie *des virus*.

Comment, en effet, expliquer sans eux ces *invasions épidémiques* qu'a rendues moins fréquentes, mais n'a pas détruites la civilisation moderne, et qui viennent à des époques, jusqu'à un certain point périodiques, effrayer et décimer les nations, tantôt suivant dans leur marche envahissante la direction de certains vents ou le cours de certains fleuves; d'autres fois, frappant simultanément mille endroits différents par *le site*, *l'exposition*, *la nature et les produits du sol?*

Parmi les anciens, beaucoup d'auteurs ne craignaient pas de voir *le doigt de Dieu* dans ces fléaux destructeurs, qui semblent principalement destinés à prouver à l'homme toute son impuissance et à déjouer les calculs de ses prévisions.

D'autres accusaient l'influence des astres, et cette opinion est encore celle de quelques auteurs modernes.

Mais, avouons-le, l'une et l'autre opinion ne sont qu'un aveu complet de notre ignorance et ne peuvent satisfaire l'homme convaincu qu'il n'est point d'effet matériel sans cause matérielle, et qui se croit autorisé à admettre que ces commotions violentes dont nous sommes les victimes prennent leur origine au milieu des éléments qui nous environnent.

Avant de faire connaître les différentes opinions émises à ce sujet, nous devons rappeler que la plupart des auteurs ont établi deux classes bien distinctes de maladies épidémiques. Ils rangent dans la première toutes les affections dont la multiplicité est due à l'action générale de leurs causes ; et, dans la seconde, les maladies qui se propagent par la transmission d'un germe morbifique d'un individu à un autre, ou autrement par contagion.

La difficulté d'établir cette division d'une manière précise, dans tous les cas soumis à l'observation, a fait admettre un troisième ordre dans lequel on range les maladies dites *épidémico-contagieuses* ; mais cette dernière classe n'est pas réellement admissible, car de deux choses l'une, ou la maladie est contagieuse ou elle ne l'est pas : un caractère mixte nous paraît impossible. Donc, l'introduction, dans la science, de l'ordre des maladies dites *épidémico-contagieuses*, loin d'éclairer la question, ne peut que l'embarrasser encore davantage, et il doit, en conséquence, être rejeté par tout esprit philosophique.

MALADIES ÉPIDÉMIQUES.

Nous prévenons encore que nous ne regardons pas non plus comme de *véritables épidémies* ces cas multipliés d'une affection quelconque ayant une coïncidence habituelle avec certaines époques de l'année et des conditions atmosphériques connues et appréciées depuis long-temps, lorsque, d'ailleurs, chaque cas morbide conserve la physionomie qui lui est propre et cède aux traitements consacrés par l'expérience ; mais bien ces maladies qui surgissent en masses d'une localité, ou même de tout un pays, offrant toutes, quel que soit l'organe affecté, quelle que soit l'idyosyncrasie du malade, certains traits communs qui prouvent qu'elles appartiennent à la même influence et qui constituent ce qu'on appelle le *cachet épidémique.*

Une nouvelle preuve de ce lien commun et de la *nature*

spéciale de ce que nous venons d'appeler *cachet épidémique*, c'est qu'alors on voit échouer le plus souvent les médications qu'on employait, pour ainsi dire, à coup sûr, dans des cas semblables, mais isolés ; tandis que des moyens souvent dus au hasard, et qui, au premier aperçu, paraissent devoir être peu favorables ou même en désaccord avec l'état morbide auquel on les oppose, réussiront comme par enchantement ; sous leur influence, la maladie marchera rapidement vers la guérison, et le succès sera le même, malgré la diversité des cas morbides et des tempéraments ; la raison de ces singulières contradictions, c'est que *le remède employé* détruit la cause la plus active de la maladie, *l'agent épidémique* ; et *la nature, une fois relevée de son oppression*, se suffit à elle-même pour dissiper les troubles causés par sa présence.

Ce résultat ne prouve-t-il pas l'identité des principes morbides ? On conçoit facilement que les symptômes doivent varier selon l'organe affecté, et d'après la constitution du malade ; mais la cause restant la même, partout où elle frappe, elle produit le même genre d'altération ; partout aussi où le remède approprié, qui devient alors *son véritable antidote*, peut l'atteindre, il la combat et la détruit.

Disons-le, cependant, c'est à peine si l'histoire des épidémies nous présente quelques-unes de ces médications salutaires qui en arrêtent les ravages et leur arrachent beaucoup de victimes !

Le plus souvent, l'homme pris au dépourvu, n'ayant d'autre appui que la science qu'il cultive et l'expérience qui résulte de ses propres observations, est bientôt mis en défaut par le caractère étranger des principaux phénomènes qui se passent sous ses yeux ; il veut secourir son semblable : son esprit et son cœur lui suggèrent mille moyens, il les voit échouer pour la plupart, et s'il obtient quelques succès, il doute souvent qu'il puisse s'en attribuer la gloire.

Mais heureusement pour l'espèce humaine, *le virus épidémique* ne conserve pas long-temps sa première virulence ; le mal perd chaque jour quelques-uns des traits qui le caractérisent, les cas de mort se montrent de plus en plus rares , et la maladie , qu'il devient alors possible de localiser , rentrant dans les conditions pathologiques ordinaires, cède, comme avant l'épidémie, à des moyens de traitement que la science fait connaître et que l'expérience a souvent consacrés.

Si nos lecteurs se reportent pour quelques instants seulement à une époque encore récente, à l'épidémie cholérique de 1832 , ils pourront juger de l'exactitude du tableau que nous venons d'esquisser.

Quelles causes a-t-on données à cette épidémie qui a sévi sur une partie de l'Europe, et dont aucune précaution sanitaire n'a pu prévenir l'invasion? La direction à peu près constante, pendant les mois de mars et d'avril, des vents *d'est* ou d'Asie, patrie ordinaire des affections pestilentielles et épidémiques? On a cru devoir ajouter, pour Paris, les mouvements de terrains exécutés pour l'établissement de ces conduits souterrains destinés à la propreté et à l'assainissement de cette ville immense. Quoi qu'il en soit, du reste, de l'importance attribuée à cette double cause, les auteurs, en admettant l'une et l'autre, ne pouvaient les considérer que comme ayant favorisé, *la première*, le transport dans nos contrées des miasmes délétères qui semblent liés aux conditions atmosphériques des climats brûlants de l'Asie ; *la seconde*, le dégagement du sein de la terre d'émanations également pestilentielles. Ce qu'il y a de remarquable dans cette interprétation des invasions épidémiques au dix-neuvième siècle, c'est qu'on la retrouve dans la plus haute antiquité, au sujet de phénomènes analogues : Hippocrate, en effet, dans la peste qui désola le Pirée, fit allumer de grands feux sur les principales places d'Athènes pour raréfier l'air atmosphérique et éloigner les miasmes délétères.

La plupart des médecins, dans les siècles qui nous ont précédés, pensaient, comme le père de la médecine, que la cause des maladies épidémiques était constamment renfermée dans l'air atmosphérique, soit qu'elle s'y fût formée par quelque action inconnue des astres, soit que ce fluide lui servît seulement de véhicule, de moyen de transport. Telle était l'opinion de Fernel, d'Hoffmann, de Sennert, de Ramazzini.

Pringle, Hoffmann et la plupart des modernes signalent comme une des causes les plus actives des maladies épidémiques, la chaleur excessive de l'atmosphère ; et d'une autre part, Rivière et Diemerbroeck citent des exemples où ces maladies paraissent avoir été dues à un froid rigoureux.

Ne peut-on pas expliquer cette apparente contradiction en observant qu'une forte chaleur atmosphérique a pour effet inévitable de raréfier les corps et de favoriser les émanations terrestres, tandis que le résultat d'un froid excessif est la condensation de ces mêmes corps, et, par suite, leur chute à la surface de la terre. Dans le premier cas, c'est en s'élevant que les particules épidémiques viennent se mêler à l'air que nous respirons et pénétrer

notre organisme; tandis que dans le second, c'est en
abandonnant les régions élevées de notre atmosphère, par
suite de leur condensation, que ces mêmes principes descendent jusqu'à nous et nous forcent à subir leur funeste
influence.

Des médecins ont accusé la trop grande sécheresse de
l'air; d'autres, son trop d'humidité; quelques-uns, les
vents de l'ouest et du sud, témoin, dit Ramazzini, l'épidémie de Modène, en 1692; mais à cet exemple on peut
en opposer d'autres contraires.

Quelques auteurs modernes ont également attaché
beaucoup d'importance à l'état électrique de l'air; c'est
toutefois dans les pays peu élevés au-dessus du niveau de
la mer, dont le sol est plat, ou la quantité du fluide électrique est à peine appréciable, même avec les instruments
les plus exacts, que ces maladies sont les plus communes.

On accuse encore les effluves marécageuses, les émanations provenant d'animaux ou de végétaux en putré-
faction.

Enfin, on cite comme pouvant produire des maladies
épidémiques, peu durables à la vérité, une altération accidentelle des aliments et des boissons, quelques prati-
ques vicieuses momentanément introduites dans les habi-
tudes physiques ou morales du peuple. C'est ainsi qu'on
a cité *l'ergot*, *la carie*, *la nielle* ou *charbon du blé* et des
autres céréales employées comme aliment; l'usage de la
chair d'animaux malades, de boissons et de liqueurs fal-
sifiées.

On cite quelques épidémies d'affections purement nerveuses: telle que la *raphania*, ou danse de Saint-Weith,
en 1374, en Allemagne, et 1596, en Suède; mais ces

maladies n'attaquaient que les familles les plus miséra-
bles, celles que le besoin forçait de se nourrir de mauvaises farines, et Linné les attribue à l'usage de mauvais
grains mêlés avec des semences du *raphanistrum*.

Quoi qu'il en soit, en réalité, de l'influence de ces
causes nombreuses que nous venons d'énumérer, elles
attestent toujours dans l'esprit de ceux qui les admettent
la pensée que c'est en dehors de notre organisation qu'il
faut les chercher, et que les épidémies sont le résultat du
rapport funeste qui s'établit entre nos tissus et certains
principes morbides.

Nous n'ignorons pas qu'il n'est aucune de ces causes
qui ne puisse à la rigueur être contestée ; mais quand on
dira que rien ne prouve l'intervention de la divinité, qui
n'a été admise que dans des siècles d'ignorance et de su-
perstition ; que les progrès des sciences physiques ont
renversé les spéculations élevées sur l'influence des astres ; que les altérations de l'air n'ont pas toujours pu
expliquer le développement des maladies épidémiques ;
que tout ce qui a été écrit à ce sujet sur la sécheresse et
l'humidité de l'atmosphère, sur le froid et la chaleur de
l'air, sur son état électrique, sur les vents qui l'agitent et
les émanations putrides ou vénéneuses qui le corrompent,
n'est exempt de contestation ;

Qu'il en est de même pour ce qui concerne les influences plus restreintes dues à la qualité des aliments et des
boissons, à l'oubli général et plus ou moins prolongé des
préceptes de l'hygiène ; comme les contradicteurs ne
donnent aucune autre explication à la place de ces interprétations qui réunissent en leur faveur un certain ordre
de faits, et l'opinion d'un grand nombre d'observateurs

justement renommés, il suit de là qu'ils n'ont fait que jeter le doute dans les esprits et reculer la difficulté sans la résoudre.

Pour nous, ce que nous avons à constater, c'est que, dans l'état actuel de la science, on est forcé d'admettre que *les maladies épidémiques ne peuvent être expliquées sans reconnaître, comme leurs causes principales, la présence de molécules morbides ou de principes virulents, primitivement étrangers à notre organisation, et ayant, selon toute apparence, leur origine dans les éléments qui nous environnent.* Tout nous porte à croire, d'ailleurs, que la funeste influence de ces *éléments épidémiques* ne peut s'exercer sans qu'il s'établisse un contact immédiat entre eux et nos tissus, et que leur action se trouve dans beaucoup de cas favorisée par un concours de circonstances qu'il ne nous appartient pas encore de pouvoir préciser.

M. le professeur Gerdy pense que ce qui empêche ordinairement de découvrir le principe du mal, c'est que ce même principe est d'une *nature complexe,* et qu'il tient souvent à des influences qui échappent à nos instruments de physique, comme les souffrances qu'éprouvent les gens nerveux ou rhumatisés par des changements de temps, bien qu'ils soient chaudement dans leur lit et semblent à l'abri de ces influences ; mais, ajoute M. Gerdy, ces influences ne peuvent s'appeler des virus.

Nous reconnaissons avec M. Gerdy qu'il existe un certain ordre de faits qui semblent démontrer que des corps possèdent une sphère d'action bien autrement étendue que leur volume réel, puisque leur approche se fait sentir à des distances souvent fort éloignées, tel un nuage

chargé d'électricité, sur le système nerveux d'un grand
nombre de malades : mais, comment s'exerce cette influence ? c'est, je crois, ce que tout le monde ignore ; ce
fait, tout constaté qu'il est, n'en est pas moins jusqu'ici
sans explication.

Nous ne pensons pas qu'on puisse s'en servir pour combattre la théorie des virus. Disons d'abord, à propos des
virus, que M. Gerdy, sans en nier l'existence d'une manière absolue, ne serait disposé à en admettre qu'un petit
nombre et encore avec la plus grande réserve, tels que
ceux de la rage, de la syphilis, de la variole, du vaccin,
parce que là un fluide palpable se trouve évidemment im-
preigné d'une *influence* toute spéciale, qui lui permet de
développer sur d'autres tissus vivants des phénomènes
morbides semblables à ceux qu'on observe sur la partie
qui l'a fourni. Pour tous les autres, M. Gerdy préfère
rester dans le doute et attendre de nouveaux faits ; mais
c'est principalement dans l'explication que nous donnons
sur la manière d'agir des virus, que les idées de M. Gerdy
s'éloignent le plus de notre opinion.

M. Gerdy n'admet pas que la contagion, même lorsqu'elle est caractérisée par des symptômes généraux et con-
stitutionnels, soit le résultat du mélange du principe virulent avec nos tissus ; mais, appliquant à ces éléments morbides les faits bien constatés d'influence excentrique appartenant à certains corps, et dont nous avons parlé au
commencement de cette note, ce sévère observateur aime
mieux expliquer par l'irradiation morbide, résultat d'un
contact pour ainsi dire moléculaire, les principaux phénomènes de la contagion, que de les considérer comme
dus à la présence du virus dans le torrent circulatoire.

et, par suite, dans chaque point de notre organisme.

Notre prétention n'est pas certainement d'entrer ici en lutte d'opinion avec M. le professeur Gerdy, qui a été notre maître, et chez lequel nous avons toujours respecté l'éloignement profond pour toutes les interprétations simplement hypothétiques ; mais on ne peut nier qu'il soit un certain ordre de phénomènes qui, bien que fréquemment observés et toujours similaires, ne reposent cependant sur aucune cause appréciable à nos sens : la plupart des phénomènes de contagion présentent ce caractère de doute et d'incertitude ; ce n'est donc que par hypothèse que l'on peut remonter à leur étiologie. M. Gerdy sait bien que son irradiation morbide, ou influence à distance, n'est elle-même qu'une interprétation théorique, mais il peut s'appuyer sur l'observation bien constatée de certains faits analogues ; d'ailleurs, M. Gerdy n'admet pas que la faible quantité de fluide vicié qui suffit le plus souvent pour contagionner, puisse se diviser au point de se trouver simultanément en contact avec les principaux points de notre économie. Nous ne pouvons, dans l'état actuel de la science, que faire à ces différentes objections les réponses suivantes :

1°. L'influence par irradiation, ou à distance, dont nous ne contestons pas, du reste, la possibilité, n'est pas plus facile à interpréter ni à comprendre, que le contact immédiat du principe morbide avec tous les points sur chacun desquels il existe des traces évidentes de son action, par suite de l'extrême division de la particule virulente qui le contenait. On sait que la divisibilité de la matière s'exerce pour ainsi dire à l'infini, et nos instruments d'optique les plus forts ont le plus souvent pour dernière limite des êtres complets et dont les détails d'organisation nous échappent.

2°. D'un autre côté, ne peut-on pas, sans recourir à cette division à l'infini de la particule virulente, supposer que les altérations offertes par un plus ou moins grand nombre de régions, sont l'effet d'un contact successif avec la même particule qui, une fois entrée dans le torrent circulatoire, peut transmettre de sa funeste influence aux parties prédisposées à la subir?

3°. Je me demande enfin s'il existe une parité réelle, par exemple, entre l'action toute fugitive d'un nuage électrisé sur les nerfs des gens irritables ou rhumatisés, et les effets si souvent durables de l'influence sur nos tissus de la plupart des principes virulents?

De nouveaux faits sont encore nécessaires pour éclaircir ces différentes questions : qui pourrait d'ailleurs affirmer que quelques-unes d'entre elles ne resteront pas toujours sans solution?

MALADIES CONTAGIEUSES.

Les maladies contagieuses, qu'elles revêtent ou non la forme épidémique, vont nous fournir sur l'existence *des virus* des considérations beaucoup moins problématiques, et d'une application plus facile et plus ordinaire que celles tirées des affections précédentes.

Chaque invasion épidémique se trouve généralement séparée de celles qui la précèdent ou la suivent par un assez grand nombre d'années et quelquefois même par un siècle tout entier; tandis que parmi les maladies contagieuses, si quelques-unes d'entre elles n'ont été observées et décrites qu'à de longs intervalles, cela tient à ce qu'au

caractère contagieux elles joignaient la forme épidémique ; car un grand nombre de ces maladies se montrent régulièrement chaque année, et d'autres se présentent, pour ainsi dire, chaque jour à notre observation.

Quelle que soit la manière dont les anciens ont envi-
sagé et compris la contagion, il n'en paraît pas moins
constant qu'ils en redoutaient les effets, puisque nous les
voyons, dès le temps de Moïse, pratiquer la séquestration et l'isolement des personnes atteintes de maladies réputées contagieuses. Ces mesures de précaution ont été
constamment suivies chez les Hébreux, et paraissent avoir
été communes à d'autres peuples de l'Asie ; car les *livres
saints* nous parlent encore de l'horreur qu'inspirait à tous
ceux qui l'entouraient, le général de Nabuchodonosor, atteint, nous dit-on, d'une affection lépreuse, et que guérirent les conseils du prophète.

Nous reconnaissons toutefois que les notions laissées par
les anciens sur les maladies contagieuses, sont des plus
vagues : Hippocrate, Celse et Gallien parlent cependant
fort clairement des maladies transmises d'un individu à
l'autre par le moyen de vapeurs et de miasmes délétères ;
mais il nous faut descendre jusqu'à l'époque du démem-
brement de l'empire romain, lors de l'importation de *la
variole* en Europe par les Sarrazins, pour trouver les esprits tournés vers ce point si important de la pathologie,
et rencontrer les premiers *lazarets* établis dans la pensée de concentrer le mal dans un foyer unique et de mettre
le reste de la population à l'abri de la contagion.

Ces établissements, fondés par la terreur, admis encore
de nos jours chez tous les peuples civilisés et commer-

çants, malgré qu'il se soit élevé déjà des doutes sur leur utilité réelle, se multiplièrent avec rapidité.

Qui ne sait qu'au moyen-âge, l'Europe et notre pays lui-même étaient remplis de maisons appelées *ladreries*, *maladreries*, *léproseries*, dans lesquelles on entassait, souvent sans distinction de sexe ni d'âge, tous les individus suspects d'un mal contagieux.

L'effroi des populations, et la cruauté avec laquelle les gouvernements exécutaient souvent ces lois d'isolement et de séquestration, se trouvaient jusqu'à un certain point justifiés par la fréquence des *maladies pestilentielles*, par la multiplicité des *affections lépreuses*, par les ravages *de la variole, de la syphilis*, par la rapidité avec laquelle on les voyait se transmettre d'un individu à l'autre, enfin, par l'insuffisance, et dans beaucoup de cas *l'inutilité absolue*, de tous les moyens employés pour les combattre.

Comment se refuser de croire à la contagion, quand il suffisait de passer quelques instants dans la chambre d'un malade, ou même de le toucher, lui ou ses vêtements, ou quelque objet qui avait servi à son usage, pour contracter le même mal et souvent en être la victime.

C'est surtout après les guerres de la Palestine, après les invasions des Barbares lors de la chute de l'empire; après toutes ces guerres civiles du moyen-âge, toutes causes de désolation et de ruine, et par conséquent de disette et de privation, qu'on vit la contagion exercer ses ravages sous les formes les plus hideuses et avec une rapidité souvent effrayante.

Nous sommes loin de connaître toutes les affections auxquelles les anciens attribuaient le caractère contagieux, et certaines descriptions qu'ils nous ont laissées nous portent à croire qu'ils confondaient dans la même réprobation bien des affections qui sont loin d'avoir le caractère ni la gravité qu'on leur attribuait alors, et que nous rencontrons tous les jours dans la pratique sans leur reconnaître d'autre importance que celle qui résulte de leur fréquente ténacité et d'un mode de transmission qui leur est propre.

Il n'en résulte pas moins des considérations que nous venons d'exposer au lecteur, que, *dès la plus haute antiquité, on croyait à l'existence des maladies contagieuses, que cette opinion a été adoptée par les célébrités médicales les plus illustres, puisque nous la retrouvons dans les œuvres d'Hippocrate, de Celse et de Gallien, et que depuis Moïse jusqu'à nos jours, elle a constamment servi de base aux mesures sanitaires prescrites par les législateurs.*

C'est surtout lorsqu'il s'agit des causes génératrices des maladies contagieuses, que l'on rencontre dans les écrits des anciens cette conformité d'opinions vraiment remarquable; presque tous les auteurs les attribuaient *à l'introduction dans l'économie et à l'action sur nos organes d'agents matériels,* qu'ils appelaient *principes contagieux* ou *virus.*

Nous n'ignorons pas que, malgré cet accord unanime sur le fait de l'existence *des virus,* il nous reste à constater une foule d'opinions divergentes dès qu'il s'agit *de leur première origine, de leur nature, de leur mode d'action;* mais ce désaccord est plus apparent que réel. Il suffit, pour s'en rendre compte, de bien s'entendre sur la valeur des mots qu'on employe : Le *virus* proprement dit n'a jamais existé, jusqu'à nous du moins, comme *corps matériel indépendant*, doué de caractères particuliers, accessible à nos sens et pouvant être soumis à nos moyens d'investigation : tous les attributs que certains partisans exagérés se plaisent à lui accorder, appartiennent plus évidemment encore aux tissus qui le recèlent, ou plutôt ils sont communs à tous deux.

On a prétendu, et cette opinion a été principalement soutenue à l'époque des triomphes du physiologisme, qu'il n'existait pas de *virus*, mais que nos tissus pouvaient, dans certaines conditions, posséder des propriétés virulentes ; on a parlé également d'inflammations spécifiques ; mais cette substitution de mots ne change rien à l'idée fondamentale : ainsi, *virus*, *propriétés virulentes*, *inflammation spécifique*, ne seront toujours pour nous qu'une *expression propre à personnifier, comme élément morbide, la cause d'un certain nombre de faits pathologiques qui doivent nécessairement être envisagés sous un point de vue tout-à-fait particulier par leur identité de nature*.

Pour nous, dont la prétention est d'exposer les faits tels qu'ils se présentent à l'observation, et avec la seule intention d'en déduire les conséquences favorables à l'établissement d'une médication rationnelle, nous nous conformerons au langage ordinaire, et nous conserverons l'expression de *virus* généralement adoptée et très-propre, selon nous, à personnifier un certain nombre de faits à part qu'on doit nécessairement envisager sous un point de vue tout-à-fait particulier.

L'existence des maladies contagieuses ne peut être révoquée en doute : *les affections typhoïdes et pestilentielles, la rage, la syphilis, la variole, la rougeole, la scarlatine,*

nous en offrent chaque jour des preuves trop évidentes
pour conserver, à cet égard, la plus légère incertitude.
Chacune de ces affections, en outre de symptômes parti-
. culiers et caractéristiques, possède la faculté de se communiquer par contagion, c'est-à-dire à l'aide d'un contact
médiat ou immédiat; la manière dont s'opère la contagion
nous est inconnue : il est néanmoins de toute probabilité
qu'elle a lieu au moyen d'un *agent* qui possède quelques-
unes des principales propriétés de la matière, puisqu'il
peut se mettre en rapport avec nos tissus, passer d'un
individu à l'autre, et même, à ce qu'il paraît, s'attacher à
des corps inanimés qui ont avec lui une certaine affinité.

Si nous ne nous étions pas interdit le champ des hypothèses, ne pourrions-nous pas , *à propos des virus*, rappeler quelques faits susceptibles de donner , *sur leur
nature et leur mode d'action*, des explications , sinon
tout-à-fait satisfaisantes, du moins entourées d'un certain
caractère de probabilité. Chacun sait, depuis la découverte de Renucci et les nombreuses recherches confirma-
tives faites par plusieurs médecins de l'hôpital Saint-Louis,
que la *gale*, rangée avec raison par tous les auteurs parmi
les maladies qui se communiquent avec le plus de facilité,
doit cette propriété contagieuse à la présence d'un animalcule (*l'acarus*) introduit sous l'épiderme. On assure
également avoir trouvé des insectes analogues dans les
productions pathologiques du virus vénérien ; on a parlé
encore des animalcules du choléra. On rencontre tous les
jours dans le corps de l'homme une foule d'animaux parasites, tels que des entozoaires, des hydatides, etc., dont
le séjour peut déterminer des accidents fort graves, comme
paraître jusqu'à un certain point compatible avec la santé,

puisque, dans beaucoup de cas, on les avait méconnus pendant la vie; nous devons à l'anatomie comparée, de savoir que chez certaines classes d'animaux, ces êtres parasites, non-seulement dans l'étendue du tube digestif, ou dans d'autres cavités, mais aussi dans l'épaisseur même des tissus, constituent un fait, sinon constant, du moins très-ordinaire : ne pourrait-on pas admettre, pour expliquer la contagion, la présence *d'animalcules semblables*; si cette supposition que je soumets au lecteur comme une pure hypothèse, pouvait se trouver un jour vérifiée par l'expérience, n'expliquerait-elle pas, de la manière la plus heureuse, presque tous les faits qui se rattachent à la question des maladies épidémiques et contagieuses? L'invasion subite des premières, la facilité de transmission des secondes, la constance et l'identité de leurs caractères pathologiques, enfin, dans beaucoup de cas, la nécessité d'un traitement spécifique pour leur guérison ; mais jusqu'ici la science n'appuye d'aucune preuve la plupart de ces conjectures, et si, dans le cours de ces considérations, nous nous trouvons quelquefois forcé de renoncer à présenter la preuve matérielle de nos assertions, nous tenons à taire toutes celles que n'accompagne pas ce cachet de probabilité qui équivaut, pour tout esprit juste et sans prévention, à une certitude morale.

Nous reconnaissons que la théorie des animalcules ne rendra jamais raison de toutes les maladies contagieuses. Les recherches toutes récentes de M. le docteur Gruby sur la teigne faveuse tendent à démontrer que certains parasites végétaux peuvent s'implanter dans nos tissus vivants, y croître et s'y développer. Cette affection singulière de la chenille connue sous le nom de *muscardine*, est encore un résultat de cette identification accidentelle.

Le principe virulent, dans quelques maladies essentiellement contagieuses, semble plutôt se comporter à l'instar de certains poisons, etc., etc. ; aussi sommes-nous le premier à n'accorder à la théorie des animalcules qu'une importance relative et toute provisoire, et ne l'avons-nous exprimée que pour interpréter un certain ordre de faits avec lesquels elle s'allie très-bien, et qui, livrés à eux-mêmes, n'offriraient que vague et incertitude.

Maintenant, admettrons-nous l'opinion de Fracastor, qui veut que toutes les maladies contagieuses ne reconnaissent pour cause qu'un *virus spécifique et unique?* Le seul moyen de la justifier serait d'ajouter que l'action de ce virus sur notre organisme varie en raison des conditions de tempérament et d'idiosyncrasie propres à chacun, et qu'il en est de même pour les symptômes extérieurs et apparents par lesquels il manifeste sa présence.

Mais alors comment se rendre compte d'un des principaux caractères de *tout agent contagieux*, qui consiste à *reproduire chez un autre une maladie semblable à celle qui l'a fourni?*

Il nous paraît plus rationnel de partager la manière de voir des auteurs qui affirment qu'il existe pour chaque maladie véritablement contagieuse, *un virus particulier, ayant une origine et une nature séparée, ne pouvant exercer sur notre organisme qu'un certain nombre d'effets, qui varient pour chaque agent morbide et dont les produits pathologiques doivent s'offrir à notre observation avec des caractères particuliers et distinctifs.* N'est-ce pas, en effet, ce qui arrive? car, à quoi s'expose-t-on en approchant ou touchant une personne malade du typhus

ou de la peste, si ce n'est à contracter l'une ou l'autre
de ces redoutables affections; gagna-t-on jamais *la variole*
en soignant *une fièvre rubéolique*, ou la *scarlatine*, en
pansant *des ulcérations vénériennes?* Non, certainement.
Mais nous voyons chaque jour des enfants et de grandes
personnes pris de la *rougeole* ou de la *scarlatine* pour
avoir touché ou même séjourné quelques instants seulement dans la chambre d'un malade atteint de l'une ou
l'autre efflorescence fébrile. Du reste, aucun fait ne prouve
que jamais la rougeole ait donné la scarlatine ni la variole,
et réciproquement. Il en est de même des autres maladies
contagieuses; chacune d'elles en se reproduisant par contagion, le fait en répétant les symptômes qui lui sont
propres, et jamais en reproduisant ceux d'une autre affection, bien qu'ayant comme elle le caractère contagieux.

Si j'ai préféré les exemples tirés de la rougeole, de la
scarlatine et de la variole, c'est que ces affections, étant
les plus communes, permettent plus facilement au lecteur de vérifier notre assertion.

Donc, après avoir reconnu que les maladies contagieuses sont toujours *identiques à elles-mêmes*, on se
trouve forcé de conclure que *l'existence d'un virus unique*, comme le veut Fracastor, *est en dehors de toute
probabilité*; nous pensons, au contraire, pouvoir admettre
que : *le nombre des principes virulents, sans être aussi
considérable que certains auteurs le prétendent, peut se
mesurer sur celui des maladies auxquelles on ne peut
refuser le caractère contagieux, et qui se distinguent
par des symptômes bien tranchés.*

On a beaucoup discuté sur l'origine primitive des virus,
sans pouvoir avancer aucun fait positif en faveur de cette

origine. Nous savons que la *variole* a été apportée de
l'Asie, où, depuis un grand nombre de siècles, elle exer-
çait ses ravages ; la *syphilis* nous vient, dit-on, de l'A-
mérique ; c'est en Égypte et en Arabie qu'on rencontre
principalement les affections lépreuses et les maladies
cutanées les plus graves : mais là se bornent nos connaissances, et rien ne peut nous éclairer sur la cause première de ces différents genres de contagion.

Quelques auteurs ont prétendu qu'ils pouvaient être
le résultat d'une *génération spontanée*, et Hoffmann a été
jusqu'à décrire une épidémie de *gale*, survenue, assure-t-il,
sans contagion préalable. La violence de l'inflammation
peut-elle, comme le veulent certains auteurs, donner
raison satisfaisante de cette spontanéité d'origine ? Vit-on
jamais une péritonite sur-aiguë, ou une de ces inflammations qui envahissent quelquefois les plèvres ou les
poumons, ou les tissus membraneux, et dont l'extrême
violence entraîne rapidement la gangrène et la mort, se
transmettre sous la même forme, et conséquemment par
contagion, aux personnes qui entourent ou soignent le
malade ? C'est pourtant alors que l'inflammation exerce
tout son empire, et que son influence devrait se répandre
si elle produisait réellement des miasmes transmissibles :
reconnaissons donc qu'il n'existe, en faveur du développement spontané des virus, aucun fait positif. L'admettre
serait pour nous une source d'erreur et d'embarras de
plus : il nous paraît plus sage de le rejeter, et d'avouer
notre complète ignorance relativement à la première origine des virus.

La nature des virus est pour nous, encore aujourd'hui,
un fait aussi problématique que celui de leur origine.

Tout ce qu'on a dit sur l'*acidité* des uns, la *propriété alcaline* des autres, sur leur *âcreté*, ne repose sur aucun fait avéré et peut être regardé comme non avenu.

Il est cependant très-probable que la nature de ces principes virulents varie dans chaque genre de maladies contagieuses : car toutes sont loin de se transmettre avec la même facilité. L'action exercée par eux sur nos organes paraît tantôt légère et superficielle, comme dans les *efflorescences cutanées*, d'autres fois profonde et rapidement funeste; tantôt, enfin, les forces de la nature suffisent à leur élimination, tandis que, dans d'autres cas, une fois en contact avec nos tissus, ce n'est qu'après beaucoup de temps, et avec les plus grands efforts, qu'on peut en délivrer ces derniers; il est donc très-probable que *les virus, outre leur caractère multiple, possèdent, de plus, une nature propre et distincte : rejeter cette proposition, qui a pour elle le raisonnement et des faits bien constatés, serait vouloir laisser sans explication une foule de phénomènes dont nous sommes chaque jour les témoins, et qui concordent parfaitement avec la pensée qu'elle exprime.*

Sous le rapport de la transmission des virus, les uns exigent le *contact immédiat* entre l'individu sain et la personne malade; d'autres se transmettent à distance et sans ce contact.

La contagion est dite *immédiate* lorsque le principe virulent est transmis directement de l'individu malade à une personne saine, soit par le séjour dans une atmosphère chargée des émanations du malade, soit *de la main à la main*, soit enfin par un contact plus intime encore, comme cela a lieu dans la transmission du virus de la *rage* et de la *syphilis*, qui est sans action sur la peau intacte, et qui ne peut être communiquée que par les membranes muqueuses ou par les plaies.

Elle est dite *médiate*, lorsqu'elle s'opère au moyen des substances qui ont touché le corps du malade, comme les vêtements et tous les objets dont il fait usage. Les tissus de laine, de soie, de coton, de chanvre, sont de toutes les matières celles qui reçoivent et transmettent le plus facilement les principes contagieux.

Ces faits s'accordent avec l'opinion émise depuis long-temps que les virus peuvent rester attachés à des substances végétales ou inertes, et même, dit-on, séjourner dans l'économie sans donner aucun signe de leur présence.

Comment se fait-il que M. Nacquart, dans son travail remarquable sur la contagion, ne reconnaisse *à aucun virus la faculté de se volatiliser et de se mêler à l'air ambiant*, lui qui, plus loin, admet le caractère contagieux de la *variole* et de la *rougeole*. On sait avec quel soin on évite de toucher les personnes atteintes de ces affections, quand on ne les a pas déjà soi-même éprouvées, ou qu'on ne se trouve pas à l'abri de la contagion par une inoculation antérieure et préservatrice ; et cependant, il arrive souvent que, malgré les plus grandes précautions, il suffit de respirer l'air de la chambre du malade ou d'habiter le même appartement, pour contracter rapidement l'une ou l'autre de ces fièvres éruptives.

Il existe une autre voie de transmission plus intime encore que toutes celles dont nous venons de parler, c'est la *génération* ; cette voie, qui constitue principalement le *cachet héréditaire*, est peut-être la plus fréquente et la moins contestable ; c'est par elle que se transmettent cette foule d'affections chroniques que nous avons réunies dans nos deux premiers groupes ; et si nous sommes forcé de reconnaître que la présence d'un *virus quelconque* dans le fluide séminal, suppose nécessairement, de la part de cet agent morbide, un séjour prolongé dans l'économie et un mélange intime avec nos tissus, ne pourrons-nous pas admettre également et comme conséquence que, dans ce cas, le *virus*, long-temps soumis à l'action des lois organiques, peut très-bien subir quelques modifications dans sa nature et se manifester par des symptômes, sinon opposés, du moins différents de ceux qui lui sont habituels.

N'est-ce pas ce qui arrive dans tous ces cas de scrofule, qui ne semblent dus, la plupart du temps, qu'à l'influence d'un virus syphilitique modifié ou dégénéré ?

Telles sont les principales considérations sur lesquelles s'appuye l'existence des virus. Le lecteur jugera quelle confiance il doit leur accorder ; pour nous, qui avons été à même de vérifier bien des fois la plupart des faits sur lesquels elle s'appuye, nous ne pouvons émettre aucun doute sur leur importance et leur vérité ; nous disons donc avec conviction *qu'il existe des virus*, c'est-à-dire *des principes primitivement étrangers à notre économie, et qui, mis en contact avec nos tissus, sont susceptibles de provoquer un certain ordre d'accidents morbides plus ou moins graves, et qu'il nous est presque toujours possible de préciser d'avance lorsque nous connaissons la source d'où ils émanent.*

Nous pensons, en outre, que ces germes, si souvent funestes, sont d'une nature différente dans chaque genre d'affections contagieuses ; qu'ils possèdent des caractères communs à tous les virus, et d'autres particuliers à chacun d'eux ; que ces deux dernières conditions se reproduisent presque constamment dans les maladies dues à leur influence, et que le médecin ne doit jamais les perdre de vue, s'il tient à obtenir une guérison complète et durable.

Rappelons, avant de terminer, que les caractères communs des virus sont :

1° L'*identité*, c'est-à-dire la faculté de se reproduire par des symptômes semblables ou analogues ; *il ne s'agit ici que d'une identité individuelle.*

2° La *propriété contagieuse*, ou le pouvoir de se transmettre sans altération d'un individu à l'autre, soit médiatement, soit immédiatement ;

3° La *possibilité de séjourner long-temps dans l'économie*, sans donner aucun signe extérieur de leur présence, ou de rester attachés à des substances végétales ou inertes, ou peut-être, comme le pense M. le professeur Gerdy, d'exercer une influence sur toute l'économie, par contact immédiat ou médiat et à distance, comme l'électricité, la gravité, etc.

Les *virus* ont pour caractères distinctifs :

1° De manifester chacun leur présence par des symptômes particuliers et facilement reconnaissables ;

2° De différer d'énergie et de ténacité, d'être, par conséquent, tantôt peu actifs, peu durables, peu dangereux ; tantôt violents, d'une opiniâtreté désespérante, et faisant courir au malade les plus grands dangers ;

3° Enfin, d'exiger pour leur traitement un ensemble de moyens qui varient pour chaque genre d'affections, il est vrai, mais qui demandent à être appropriés plutôt au

caractère de la maladie qu'à la constitution du malade;
c'est pour cela que beaucoup d'auteurs donnent à cette
médication le nom de spécifique.

Il ne nous reste plus maintenant qu'à rechercher si ces
caractères peuvent s'appliquer aux affections réunies dans
nos différents groupes. Cet examen fera l'objet de trois
articles séparés, que nous mettrons en tête du groupe auquel il a rapport. Nous commencerons, pour rester fidèle
à l'ordre que nous avons adopté, par celui *des gourmes
herpétiques* ou dartreuses.

PREMIER GROUPE.

GOURMES HERPÉTIQUES OU DARTREUSES.

Nous pensons qu'il est inutile de revenir sur l'interprétation que nous avons donnée au mot *gourme;* nous
l'employons comme *terme générique*, reçu depuis long-
temps dans le langage ordinaire et généralement bien
compris; il a pour nous la même signification que les
mots : *vice, virus, état particulier, inflammation spécifique*, etc., et ne peut s'appliquer qu'à des maladies analogues à celles que désignent ces différentes expressions;
il est principalement réservé pour indiquer les affections
chroniques et virulentes du premier âge; nous ne faisons
donc, en le conservant dans notre ouvrage, que nous
conformer à un usage ancien et général; cette manière
de procéder ne peut que faciliter au lecteur l'intelligence
des faits que nous avons à lui exposer.

Les affections réunies dans ce groupe sont, avons-nous
dit, connues sous les noms d'*achores* (*chapeau, croûte*

de lait, *oreilles suppurantes*), de *méticéris*, de *cire*, de *mélitagre*, *de lactumen*, de *porrigine* (*porrigo*), de *tei-gne* ou *favus*, etc. ; ce sont des maladies que caractérise principalement une activité surabondante des sécrétions cutanées ; la peau est, pour ainsi dire, le siége unique de tous leurs phénomènes : ce sont, en un mot, *les dartres du premier âge*.

Examinons maintenant si ces maladies, aussi nom-breuses que variées, se présentent à l'observation avec les caractères d'une simple inflammation aiguë ou chronique du système dermoïde ; et demandons-nous, d'abord, quels sont *les signes distinctifs* de tout état véritablement in-flammatoire ; quelle est la marche la plus ordinaire d'une inflammation ?

Nous trouvons pour toute phlegmasie aiguë : *douleur, chaleur, gonflement, rougeur des parties affectées, un changement particulier dans la nature des fluides qu'elles sécrètent.*

Pour les inflammations chroniques, ou autrement, *les sub-inflammations :* quelques-uns seulement des carac-tères que nous venons de signaler, ou bien tous ces ca-ractères réunis, mais alors beaucoup moins prononcés.

Cette définition de l'inflammation, laissée par Chaus-sier, est, sans contredit, la plus sage et la plus explicite de toutes celles qui existent dans les auteurs : nous l'adop-tons de préférence, parce que, s'il nous est rigoureuse-ment impossible de l'appliquer à aucune des affections dont nous avons à faire l'histoire, il restera prouvé qu'en isolant ces maladies des affections purement inflamma-toires, et en les réunissant dans un cadre particulier, nous n'avons fait que reconnaître une ligne de démarcation établie par la nature elle-même, et suivre, pour l'étude de ces maladies toutes spéciales, la marche la plus appropriée à leur *nature spécifique*, et la seule qui puisse nous conduire à une médication rationnelle.

Si nous poursuivons les caractères des phlegmasies, nous trouvons pour l'état aigu : *cause souvent directe et accidentelle* ; pour siège primitif et constant, *la région ou l'organe sur lequel la cause a exercé son action*, et qu'on ne peut, du reste, ni prévoir, ni déterminer qu'après coup ; *extension par continuité de tissu seulement* ; marche généralement rapide ; *douleur toujours prononcée*, mais variant néanmoins d'intensité en raison de la sensibilité de l'organe affecté ; troubles et provocations sympathiques fréquents, *principalement du côté du système circulatoire* ; terminaison par *résolution, suppuration, gangrène, induration*, quelquefois par *délitescence* ou *métastase*.

Pour l'état chronique : *cause souvent obscure*, il est vrai, *mais n'exerçant pareillement son action que sur un point fixe et déterminé de l'organisme* ; *même mode* d'extension et de progrès que pour l'état aigu ; marche lente et période d'invasion souvent méconnue ; *douleur souvent obtuse*, parfois tout-à-fait nulle ; *sympathies nulles ou éloignées et peu sensibles* ; modes de terminaison, *épaississement, induration, dégénérescence, parfois suppuration* ; la résolution est rare ; elle ne s'opère jamais qu'avec une extrême lenteur.

L'état phlegmasique aigu met souvent en danger la vie du malade, et ne peut jamais coïncider avec la santé ni l'exercice régulier des principales fonctions.

L'état chronique, bien que d'une gravité moins immédiate, finit toujours par déterminer un trouble plus ou moins prononcé de l'économie, et entraîne, dans beaucoup de cas, un résultat plus lent et plus tardif, mais souvent aussi funeste que l'état aigu.

Dans ces deux conditions morbides, le *diagnostic* et le *pronostic* n'ont rien de fixe ni de déterminé : l'un et l'autre varient en raison des causes accidentelles ou spontanées de la maladie, selon l'importance de l'organe affecté et la nature des fonctions qui lui sont départies, en raison du nombre et de la gravité des troubles sympathiques qui se développent ; enfin, d'après les conditions de l'organisme, qui varient dans chaque individu.

Nous comprenons, dans cet exposé, non-seulement les inflammations qu'il est toujours possible de localiser, mais encore toutes celles qui, en raison des phénomènes généraux qui les accompagnent, se trouvent désignées par les noms de *fièvre inflammatoire*, *bilieuse*, *muqueuse*, *adynamique*, *ataxique*, et qu'on résume presque toutes aujourd'hui dans le mot *typhoïde*.

Toutes ces affections ont une marche continue : la plupart *naissent*, *croissent et s'éteignent* dans le même organe ou dans le même système organique. Si la marche de beaucoup d'entre elles peut se trouver suspendue par l'invasion subite d'une inflammation plus vive qu'une cause fortuite fait naître dans un point différent de l'organisme, cette dernière, une fois éteinte, on voit souvent la maladie primitive reprendre son cours et parcourir ses périodes avec la même régularité qu'avant l'interruption.

Enfin, quel que soit l'organe affecté et la gravité de la maladie, qu'elle reste simple et isolée, ou qu'elle se complique de phénomènes généraux plus ou moins dangereux, elle ne donne que très-rarement naissance *à un germe représentatif de ses principaux caractères et susceptible de se communiquer par contagion.*

Mettons en regard du tableau que nous venons d'esquisser, celui des affections qui constituent notre groupe des *gourmes herpétiques.*

D'abord, parmi les causes auxquelles on les attribue, nous n'en trouvons aucune d'une influence fortuite et pour ainsi dire instantanée. Toutes semblent préparées de longue main et agir pendant long-temps avant de déterminer aucun accident morbide extérieur. *Des excès contraires dans l'alimentation, la superfluité ou l'insuffisance; la mauvaise qualité des aliments, l'oubli des soins de propreté, des habitations humides et malsaines,* dans beaucoup de cas, *la contagion,* et, par-dessus tout, *l'hérédité :* telles sont les principales causes reconnues par tous les auteurs qui ont fait de ces sortes d'affections l'objet d'une étude particulière.

Toutes ces causes, si on en excepte la contagion directe, que des faits irrécusables nous forcent à admettre aujourd'hui, ne peuvent exercer sur l'organisme qu'une action lente et générale : c'est par suite de l'altération survenue graduellement dans les fluides et les solides, que l'économie revêt ce cachet de mollesse et de débilité propre aux tempéraments lymphatiques, et qu'on a toujours regardé comme favorable au développement de ces sortes d'affections.

La *constance du siège* (*dans les gourmes dartreuses*) établit en leur faveur un caractère distinctif qui mérite de fixer notre attention : dans ce cas-ci, du reste, comme dans beaucoup d'autres analogues, la maladie subit l'influence et la direction des forces vitales, et se porte principalement dans les régions où celles-ci prédominent. Les lois qui président au développement du corps humain favorisent évidemment, dans le premier âge, les régions supérieures ; et de même qu'elles y font affluer le sang avec la vie, elles y poussent également tous les principes superflus ou nuisibles dont l'économie cherche à se débarrasser. Si donc la surexcitation habituelle de ces parties explique la fréquence des inflammations violentes et rapides qui s'y développent, on ne doit pas être surpris de les trouver souvent aussi le siége d'éruptions variées et chroniques.

Une *marche lente et graduée* est, en effet, un autre caractère distinctif des *gourmes herpétiques* : elles mettent constamment plusieurs mois, souvent même plusieurs années, à parcourir leurs périodes, et la persistance est un de leurs principaux attributs.

Ces maladies ont plusieurs manières d'étendre leurs ravages : c'est, le plus ordinairement, en occupant à la fois un certain nombre de points différents qu'elles s'emparent en peu de temps de toute un région.

La *douleur*, dans les gourmes herpétiques, a un caractère tout particulier, qu'il importe de bien connaître, et qui lui est commun, du reste, avec toutes les affections *véritablement dartreuses* : c'est *le prurit* ou la démangeaison. Ici, en effet, peu d'élancements, peu de cuissons, le petit malade ne crie et ne se plaint que lorsqu'on l'empêche de se gratter ; et ses mains une fois libres, c'est avec empressement et les signes de la jouissance la plus indicible, qu'on le voit labourer avec ses ongles sa tête et son visage, et ne paraître calme et résigné que quand toutes ces parties se trouvent couvertes de sanglantes excoriations : ce symptôme appartient à toutes les gourmes dartreuses, et paraît, dans chacune d'elles, ne varier que d'intensité.

La chaleur, le gonflement, l'injection des parties malades, qui se trouvent les symptômes prédominants des inflammations ordinaires, sont ici souvent tout-à-fait nuls; et quand ils existent, c'est bien plutôt comme effets d'excitations artificielles que comme *symptômes concomitants* de l'affection éruptive.

Par suite, les sympathies sont ici fort rares et toujours peu développées ; que *d'enfants teigneux, porrigineux* ou *couverts d'achores* remplissent avec régularité leurs principales fonctions et semblent même, dans beaucoup de cas, jouir de la plus belle santé; tant que le mal est borné et placé de manière à pouvoir être facilement dissimulé, il peut rester des années entières caché à tous les yeux, si ce n'est à ceux des père et mère ou des personnes chargées de lui donner leurs soins. Ce n'est ordinairement que dans le cas où la maladie, mal traitée ou négligée, a fait de grands progrès et a exercé des ravages étendus, qu'on la voit se compliquer d'accidents généraux, et imprimer à l'habitude extérieure un air de souffrance qui ne peut échapper à l'attention. Cette rare et faible influence des *gourmes* sur la santé générale dépend, dit Lorry, de ce que *ces éruptions sont bien moins souvent une maladie véritable qu'une sécrétion dépuratoire établie par la nature, et de ce que le jeu de l'organisme, loin d'être enrayé par leur développement, doit, au contraire, se montrer d'autant plus libre et plus facile, que cette dépuration est elle-même plus active et plus avancée.* Cette proposition ne trouve-t-elle pas sa preuve dans le danger qui accompagne constamment la métastase ou la répercussion des éruptions?

Ces considérations suffisent, ce nous semble, pour constater dans l'inflammation des *gourmes herpétiques* un *cachet particulier*, sinon un *caractère spécifique*.

Ces affections ont encore pour caractères communs d'être sujettes à des retours périodiques et intermittents; de coïncider, dans beaucoup de cas, avec le retour de certaines saisons; mais les deux caractères les plus importants, et sur lesquels nous devons appeler de nouveau l'attention du lecteur, sont : 1° la *propriété virulente* et *contagieuse*; 2° la faculté de se transmettre par la voie de la génération, ou autrement, d'être *héréditaires*.

Le *caractère contagieux* se retrouve dans beaucoup d'affections dartreuses, admis dès la plus haute antiquité; parmi les passages de Moïse cités en faveur du virus syphilitique, on en trouve qui désignent fort clairement des affections d'une autre origine, et ses lois sur la séquestration et l'isolement s'appliqueraient aussi bien à une foule d'affections cutanées qu'aux symptômes primitifs de la maladie vénérienne.

Les *léproseries* du moyen-âge, comme leur nom lui-même l'indique, étaient principalement destinées à recevoir les personnes atteintes de la *lèpre* et de l'*éléphantiase*; et l'on sait aujourd'hui que les anciens confondaient sous le nom de *lèpre* la plupart des affections chroniques graves du système cutané. La crainte que ces maladies inspiraient aux populations ne pouvait être fondée que sur leur propriété reconnue de se communiquer par contagion.

Tous les auteurs célèbres qui ont eu l'occasion de parler des maladies cutanées, et particulièrement les praticiens qui en ont fait l'objet d'une étude spéciale, s'accordent à reconnaître à la plupart d'entre elles *une origine et des caractères différents* de ceux qui signalent l'invasion des autres maladies ; il n'en est aucun qui ne commence par établir entre elles une distinction fort importante, classant dans une première catégorie les affections de cause externe, purement locales et ne paraissant liées à aucune condition particulière de l'économie ; et dans une autre, celles qui se montrent sous la dépendance d'états particuliers de la constitution, qu'on indique généralement par la dénomination collective de *prédisposition dartreuse, diathèse herpétique.*

Cette distinction peut, de prime-abord, se trouver justifiée par le raisonnement, car pourquoi la peau, placée à l'extérieur, en rapport continuel et forcé avec une foule d'agents étrangers, ne subirait-elle pas fréquemment des influences capables de causer et d'entretenir à sa surface des inflammations aiguës et chroniques. De semblables lésions sont, en effet, fort communes dans un grand nombre de professions, comme celles, par exemple, qui obligent à toucher fréquemment des substances âcres et irritantes. On sait que toutes les causes capables d'arrêter ou d'entraver les fonctions exhalantes de la peau, comme le défaut d'air, la malpropreté, l'application de corps gras qui bouchent les pores et retiennent la matière de la perspiration, etc., peuvent donner lieu à une multitude d'éruptions variées ; mais dans tous ces cas, il suffit d'enlever l'obstacle ou d'éloigner la cause, pour que la guérison s'opère avec promptitude et facilité.

Quelle différence avec ces affections herpétiques qu'on

voit souvent attachées à toute une famille, qui se répètent pendant une longue suite de générations, se développent et disparaissent spontanément, et se font remarquer par la lenteur de leur marche, la fréquence des récidives, l'extrême difficulté de la guérison !

Ce sont ces dernières maladies qu'Hippocrate regardait comme le *dépôt d'un état morbide particulier*; que Galien et ceux qui l'ont suivi attribuaient aux vices des humeurs; pour la production desquelles Lorry faisait jouer un grand rôle aux affections vives de l'âme; que cet auteur célèbre pensait pouvoir être souvent le résultat d'un contact impur; que, parmi les modernes, Alibert regarde comme n'étant le plus souvent que la manifestation extérieure et apparente du *vice dartreux*; que d'autres, enfin, croient expliquer en admettant une *prédisposition particulière et cachée de l'organisme*.

Le *caractère contagieux immédiat* des maladies dartreuses, ou la faculté de se transmettre par le contact, se trouve admis, dès la plus haute antiquité, pour *les lèpres et les éléphantiases*. Si cette propriété peut être aujourd'hui raisonnablement contestée, cela ne peut-il pas dépendre de ce que le mal ayant perdu avec le temps et les progrès de la civilisation une grande partie de sa virulence, il exige à présent pour se transmettre des rapports plus répétés et plus intimes? J'ai donné, il y a deux ans, mes soins à un vieillard atteint d'une affection lépreuse contractée à la Nouvelle-Orléans, et qui ne se termina qu'après avoir flétri tous les organes et épuisé toutes les sources de la sensibilité; la domestique qui l'avait soigné fut atteinte, peu de temps après sa mort, d'une éruption furonculeuse du genre atonique d'Alibert, et qui persista fort long-temps. Cette femme avait toujours vécu jusque là exempte de toute éruption.

Du reste, on retrouve encore de nos jours ce caractère contagieux dans un grand nombre de maladies cutanées ; d'abord, tous les exanthèmes aigus , comme la *rougeole*, la *scarlatine*, la *variole* , nous en fournissent chaque jour des exemples ; des tentatives d'inoculation des deux premiers exanthèmes ont été , dans plusieurs circonstances, suivies d'un succès complet. Les faits cités par Home, pour deux cas de rougeole inoculée, nous paraissent concluants.

Stoll n'affirme-t-il pas avoir réussi à inoculer la *scarlatine* ? J. Frank va jusqu'à affirmer qu'elle peut se transmettre de l'homme au chien. Les tentatives infructueuses de Petit-Radel ne prouvent rien, si les faits attribués à Stoll sont exacts.

L'existence du *virus variolique* est devenue un axiome en médecine , et aucun de mes lecteurs n'ignore , sans doute, que jusqu'à l'immortelle découverte de Jenner , c'était en inoculant volontairement la *variole* qu'on pensait préserver les sujets des dangers d'un développement spontané.

Le vaccin n'est-il pas lui-même la meilleure preuve de l'action des principes virulents sur l'économie ? L'heureuse propriété qu'il possède de neutraliser les effets du *virus variolique* exige nécessairement une nature différente et antidotique ; d'ailleurs, nous avons déjà exposé les considérations qui nous portent à admettre, pour chaque maladie contagieuse, *un principe virulent particulier*, ayant une nature et un mode d'action différents.

Ne retrouve-t-on pas ce même caractère contagieux ,

bien qu'à un degré beaucoup plus faible, dans la *dartre squameuse humide* (l'eczéma des Anglais), qu'Alibert reconnaît pouvoir être, dans certains cas, le résultat d'un contact répété entre une surface saine et une surface malade, surtout quand la dartre existe à l'origine des membranes muqueuses, comme cela a lieu pour celle des parties génitales? M. Rayer reconnaît lui-même que l'humeur qui découle des surfaces malades peut déterminer sur les parties saines une éruption analogue, et cite à l'appui de cette assertion (tome 1ᵉʳ, pag. 400) l'observation recueillie par mon ancien collègue et ami M. le docteur Levain, d'un *eczema aigu* de la vulve chez une femme dont le mari avait une semblable éruption très-ancienne au scrotum. La première, dit M. Rayer, disparut promptement; mais nous remarquerons qu'ici le mal était récent, borné aux surfaces extérieures; et rien, d'ailleurs, n'annonçait que le virus dartreux ait eu le temps de pénétrer l'organisme.

Quelques auteurs pensent que la *dartre furfuracée* (psoriasis) peut, dans certains cas, être transmise par contagion (V. *Gaz. Méd.*, 1832, p. 110) (*Bulletin des Sc. Méd.* de Férussac, t. 17, p. 44).

Pline assure que la *mentagre* (sycosis menti des Anglais) se répandit en Italie par contagion sous le règne de Claude; ce fut, dit-il, un chevalier romain qui l'apporta d'Asie, où régnait cette affection. Il affirme qu'elle se propageait rapidement, par le baiser dont les Romains se saluaient habituellement. M. Foville a vu plusieurs aliénés, dans l'hôpital de Rouen, qui ont été successivement atteints de *mentagre* pour avoir fait usage du même rasoir; combien de gens nés de parents sains, n'ayant jamais eu d'autres maladies cutanées, n'attribuent qu'à des causes semblables le développement de leur *mentagre*.

Le caractère contagieux se retrouve moins incertain dans les affections du groupe qui nous occupe, et qui ne sont autres que les dermatoses teigneuses d'Alibert.

Alibert admet l'existence du *virus dartreux*, et semble toutefois se complaire, dans son grand et magnifique ouvrage sur les maladies de la peau, à combattre tous les faits qui militent en sa faveur. Cette contradiction choquante tient-elle au défaut de persévérance dans les recherches, à un examen superficiel résultant de la légèreté de caractère qui lui a été si souvent reprochée, ou bien à la pensée de tranquilliser les familles et de rassurer les personnes chargées de donner leurs soins à des maladies d'un aspect souvent repoussant? Quoi qu'il en soit, la manière de voir de ce médecin célèbre est tout-à-fait en opposition avec celle de Mercurialis pour ce qui est de la *porrigine*. Chiarugi dit également que l'infection se communique aux parties chevelues des personnes saines après qu'elles ont couché pendant un certain temps dans le lit d'*un sujet porrigineux*. Par ce moyen, dit-il, des familles entières qui ont la fatale habitude de se reposer pêle-mêle sur un même grabat s'en trouvent successivement atteintes. M. Fautrel affirme encore que la *porrigine furfuracée* se communique fréquemment par cette poussière écailleuse qui se forme sur les têtes attaquées de cette maladie; Alibert cite, à propos des *achores*, l'observation d'une jeune fille sur l'avant-bras de laquelle *une croûte ou espèce d'éruption mélitagreuse* s'était assez promptement développée, et qui tenait habituellement sur cette partie la tête d'un *enfant achoreux*.

Le *caractère contagieux* de la *teigne faveuse* semble tout-à-fait hors de doute, malgré les assertions et les expériences contradictoires d'Alibert. Presque tous les pathologistes le reconnaissent, et Bateman n'hésite pas à attribuer la propagation de la maladie dans beaucoup de familles aisées à la fréquentation des colléges dans lesquels les enfants bien portants sont souvent en contact avec les enfants malades, et font usage, dans bien des cas, des mêmes linges, des mêmes peignes, des mêmes coiffes et des mêmes chapeaux. Nous avons souvent vu, aux consultations de l'hôpital Saint-Louis, des individus (dit M. Gibert), enfants pour la plupart, affectés de la *teigne faveuse*, que les parents n'attribuaient qu'à l'usage d'un bonnet, d'un peigne, d'une coiffe qui avaient servi à des sujets atteints du même mal.

Nous nous rappelons également avoir vu à la clinique de Biett un sujet adulte qui portait à la région externe de l'épaule gauche une large plaque *faveuse*, survenue après avoir couché avec un *teigneux*. Ce praticien distingué nous montra également plusieurs fois, dans ses salles, le *favus* au menton, et aux environs de la bouche, chez des jeunes gens qui s'étaient embrassés. M. Gibert cite même un malade qui avait porté une perruque provenant d'un individu atteint de *favus*, et chez lequel des plaques du même mal se montrèrent aux bras et aux jambes; parce que cet homme, en se retournant la nuit dans son lit, déplaçait habituellement sa perruque, et la retrouvait presque toujours le matin, en contact avec ses bras ou ses jambes.

M. Guersent a vu dans un pensionnat le *favus* se manifester pour la première fois, et attaquer successivement une douzaine d'enfants, dans l'espace de quelques mois, parce qu'un sujet affecté de ce mal s'était introduit dans l'établissement à l'insu du maître de pension.

Nous pouvons conclure de ce qui précède qu'on retrouve la contagion directe dans un grand nombre de maladies cutanées; et nous avons cité des faits qui ne nous permettent pas de douter que ce mode de transmission, qui est loin, toutefois, d'être reconnu et admis par tous les auteurs, a cependant eu lieu dans certains cas.

Mais un mode de contagion que personne ne conteste est celui qui s'effectue par la voie de la génération; c'est en un mot la *transmission héréditaire*. Comment la nier, en effet, lorsqu'on reconnaît, en interrogeant les malades, que la plupart ne peuvent trouver d'autre origine à leur mal que la présence d'autres affections semblables chez leur père ou leur mère? Parfois, il faut remonter plus haut que les père et mère, et même consulter les branches collatérales des familles pour retrouver le point de départ de la maladie, le vrai *péché originel* : car le *vice dartreux*, à l'instar du *virus syphilitique*, paraît susceptible de se perpétuer pendant une longue suite de générations; de s'attacher de préférence à certaines constitutions : ce qui expliquerait son apparente extinction chez certains individus, dans les enfants desquels on le retrouve cependant, et l'abandon qu'il fait assez fréquemment de la ligne directe de descendance pour se jeter sur une ligne collatérale.

Ne sait-on pas aussi que l'heureux privilége de ne subir l'influence d'aucun principe contagieux est l'apanage incontestable de certains individus? Des hommes voient impunément les courtisanes les plus infectées, tandis que d'autres contracteront des symptômes d'une affection syphilitique grave, pour quelques instants passés avec une femme chez laquelle on retrouve à peine quelque signe de la maladie vénérienne.

On voit tous les jours à l'hôpital Saint-Louis, des gens de service des deux sexes, vivre, sans aucune précaution, au milieu des conditions les plus favorables au développement de la *gale*, sans jamais la contracter.

Certaines constitutions paraissent inaptes à contracter la *variole*, la *vaccine*, ni aucun autre exanthème réputé contagieux.

Que conclure alors des expériences négatives d'inoculation tentées par beaucoup d'auteurs, sinon qu'elles ne sont la plupart ni assez multipliées ni assez positives pour détruire les faits auxquels on les oppose.

L'état actuel de la science nous permet donc encore d'admettre qu'il existe « un virus dartreux, par fois, il est » vrai, susceptible d'un développement spontané, mais » qui est le plus ordinairement dû à son introduction » dans l'économie, soit par contagion directe et immé- » diate, soit par la voie de la génération : que la conta- » gion héréditaire est, sans contredit, la plus fréquente ; » que cependant des faits bien constatés ne permettent » pas de douter que la communication directe n'ait égale- » ment lieu ; qu'il faut toutefois reconnaître que ce der- » nier mode de transmission exige, en général, pour sa » réussite, certaines conditions d'âge, de tempérament, » de vitalité particulières des téguments, de communica- » tions spéciales comme le prouvent des expériences de » M. Gallot et des faits rapportés par Alibert. Qu'enfin,

» si la raison et l'expérience s'accordent pour éloigner
» des craintes exagérées, des précautions trop minutieuses,
» la prudence invite cependant à ne pas laisser des com-
» munications intimes et répétées s'établir entre des per-
» sonnes saines et des sujets affectés. Cette recomman-
» dation concerne particulièrement les enfants, dont la
» peau tendre et délicate jouit d'une activité fonction-
» nelle très-prononcée : chez lesquels par conséquent les
» facultés absorbantes prédominent, et dont presque tou-
» tes les éruptions sont plus ou moins fluentes. »

L'existence du *virus dartreux* maintenant démontrée,
ses modes de transmission établis, nous pourrions nous
attacher à suivre ses ravages dans l'organisme, à prouver
que ses produits pathologiques, ou, ce qui est la même
chose, les altérations cutanées par lesquelles il manifeste
sa présence, se trouvent modifiées en raison de l'âge, de
la constitution, des tissus qu'il affecte ; que l'*enfance* est
l'âge des *teignes* et des *écoulements muqueux* ; la *jeunesse*
et l'*âge mûr*, celui des *dartres farineuses*, *squameuses*
et *tuberculeuses* ; que la vieillesse se rapproche de l'enfance par la similitude de ses productions pathologiques ;
et qu'enfin, la différence des symptômes, dans les maladies de la peau, dépend plutôt des constitutions et des
âges que des modifications dans la nature intime du *principe morbide*, puisqu'une fois introduit dans un nouvel
organisme, nous le retrouvons dominé par les mêmes influences.

Mais, outre que ce serait dépasser de beaucoup les limites
que nous nous sommes imposées, nous pensons que ces
dernières considérations trouveront plus naturellement
leur place dans l'ouvrage que nous nous proposons de pu-

blier prochainement, et qui a pour titre : *Histoire et Traitement des Dartres chez les adultes*, etc.

INFLUENCE DE L'HÉRÉDITÉ DANS LES MALADIES CHRONIQUES DU PREMIER AGE.

Nous terminerons donc ces considérations générales, peut-être déjà trop longues, en rappelant, à l'exemple de Gaspard Forestier, quelques principes physiologiques ayant pour but de faire comprendre au lecteur : *comment la génération peut devenir une voie de transmission facile pour certains principes virulents.*

Le meilleur moyen, selon nous, de donner une juste idée des liens physiques et des rapports intimes qui unissent entre eux les enfants et leurs père et mère, est d'exposer ici un tableau analytique des fonctions qui se rapportent, d'une part, à la conservation des individus ; de l'autre, à la propagation de l'espèce humaine. Toutes ces fonctions se trouvent dans une dépendance mutuelle ; elles ont à nos yeux la même importance, et pour cela, nous pensons que l'ordre de leur exposition peut être subordonné plutôt à la nature du sujet auquel on les rattache, qu'à leur enchaînement et à leur succession naturels.

C'est pourquoi nous commencerons par les phénomènes de la génération, qui, comprenant : la *conception*, la *gestation*, l'*accouchement* et la *lactation*, nous permettront de suivre l'enfant depuis l'instant de sa formation jusqu'au moment où, pourvu des organes masticateurs, il commence à vivre de la vie commune, et cesse de se nourrir aux dépens des humeurs maternelles.

La nature, dont le principal but paraît être la perpétuité des espèces vivantes, n'a négligé aucune des précautions capables de favoriser un tel résultat. C'est principalement dans l'espèce humaine que tout paraît admirablement préparé pour l'atteindre : *conformation* et *dispositions organiques; liqueur fécondante* chez l'homme; dans la femme, *réceptacle* dans lequel l'*embryon* est reçu, se nourrit et se développe; tout enfin, jusqu'à l'*attrait irrésistible du plaisir*, ne concourt-il pas à assurer cette importante fonction?

Les organes générateurs de l'homme sont nombreux, et servent, les uns à la sécrétion du *sperme* ou liqueur fécondante ; les autres, à conserver la liqueur sécrétée, un autre enfin, à la porter dans les organes de la femme.

Les parties génitales de la femme forment un appareil pour le moins aussi compliqué que celles de l'homme : les unes servent à l'acte de la copulation, etc.; d'autres à la fécondation ; d'autres sont le siége de la conception, et en conservent le produit pendant un temps déterminé ; d'autres, enfin, concourent à l'alimentation de l'enfant après sa naissance.

Quelle haute idée ne devons-nous pas avoir de l'importance du fluide séminal, en voyant de quelles précautions se trouvent protégés les organes chargés de le sécréter! La mollesse et la fragilité du parenchyme testiculaire justifient le grand nombre de membranes qui l'entourent, l'épaisseur et la résistance de plusieurs d'entre elles. Mais on retrouve ces mêmes conditions de force et de solidité dans toute l'étendue des canaux déférents; et la nature ne paraît se relâcher de son active surveillance que pour les parties du système générateur logées dans la profondeur du bassin, et qui trouvent dans la présence de ses muscles nombreux et de ses parois osseuses de suffisantes garanties.

La vive sollicitude de la nature pour la faculté de reproduction se retrouve dans la disposition des organes générateurs de la femme : là, comme chez l'homme, se présente un *organe sécréteur*, *l'ovaire*.

La *matrice* est la cavité dans laquelle l'œuf humain se fixe, croît et se développe.

Donc l'homme et la femme se trouvent pourvus d'un système organique générateur différent et approprié à la part que chacun d'eux prend à l'acte merveilleux de la fécondation.

C'est ainsi que l'homme, auquel paraît départie la faculté de sécréter la *liqueur fécondante* et de la faire parvenir jusque dans la cavité utérine, présente un double organe sécréteur, et tous les moyens de transport du fluide sécrété.

De son côté, la femme, chargée par la nature, non-seulement de sécréter à l'instar de l'homme une matière également indispensable à la fécondation, mais encore de recevoir dans l'intérieur de ses organes la liqueur de l'homme, de conserver jusqu'à son entier développement le produit de cette double sécrétion, puis de le mettre au jour et de le nourrir pendant un certain temps, présente des organes plus multipliés, un mécanisme fonctionnel plus compliqué, des rapports beaucoup plus prolongés.

Nous trouvons chez elle, comme organe sécréteur : l'ovaire, l'analogue du testicule ; les trompes de *Fallope*, le vagin et les parties extérieures de la génération, pour remplir la même destination que les conduits déférents, les canaux éjaculateurs et le membre viril ; la matrice, pour recevoir et conserver le produit de la fécondation.

Mais la matrice non-seulement donne asile au produit

fécondé ; c'est encore à ses parois qu'il se fixe et s'attache ; c'est, pour ainsi dire, aux dépens de son tissu qu'il
commence à s'accroître : c'est d'elle que lui viennent
les vaisseaux qui le nourrissent ; elle constitue à elle seule
le lien puissant qui fait vivre l'enfant de la vie de sa mère,
et même, après l'accouchement, elle reste long-temps à
se remettre du travail long et pénible de la gestation.

L'accouchement lui-même ne rompt pas encore les
liens qui unissent l'enfant à la mère : après l'avoir nourri
de son propre sang, elle le nourrit de son lait. Les glandes
mammaires deviennent à leur tour le siége d'une sécrétion nouvelle, et une source féconde où l'enfant puise,
chez une mère saine et bien portante, l'accroissement et
les forces ; mais dans le cas contraire, un foyer d'infection d'autant plus redoutable que son influence s'exerce
à chaque instant et pendant des mois entiers.

Parmi les nombreux organes qui, dans les deux sexes,
concourent à la génération, les seuls qui méritent réellement ici de fixer notre attention sont donc les *testicules*,
chez l'homme ; les *ovaires* et la *matrice*, chez la femme ;
de plus, chez cette dernière, et comme conséquence de la
fécondation, les *mamelles*, qui sont les organes de la
lactation.

Tous les autres sont des instruments employés par la
nature pour opérer le contact des deux matières génératrices, et, par suite, la fécondation.

Les liens physiques les plus directs et les plus faciles à
démontrer se trouvent être, sans contredit, ceux qui existent entre le fœtus et sa mère pendant la gestation.

Les anciens avaient pensé d'abord que le fœtus se nourrit aux dépens du liquide qui l'entoure : selon les uns,

l'eau de l'amnios est avalée et digérée par lui ; d'autres veulent que ce liquide soit absorbé par différentes voies : Harvey et Diemerbroeck ont longuement disserté sur les qualités nutritives des eaux de l'amnios ; Hippocrate, Harvey, de Rudbeck, Diemerbroeck, Haller, Darwin et la Courvie sont les principaux partisans de la nourriture par déglutition ; Alcméon, Boerhaave, Buffon, Van-der-Bosch, affirment que les eaux sont prises par la surface cutanée.

De nouveaux faits ayant démontré que l'eau de l'amnios était tout-à-fait étrangère à la nourriture du fœtus, on chercha de nouvelles voies d'alimentation, et les auteurs ne tardèrent pas à s'accorder pour reconnaître que le *placenta* joue le principal rôle dans cette nutrition. Quelques-uns d'entre eux pensent qu'il puise dans la matrice, au moyen de canaux lymphatiques particuliers, *un suc lacté, un véritable chyle*, pour le modifier ou le transmettre directement aux organes du fœtus ; mais le plus grand nombre affirment que ce *gâteau spongieux* n'a d'autre office que de transmettre au fœtus, après l'avoir plus ou moins modifié, le sang qu'il puise dans la matrice.

Maintenant, que ce sang passe directement de la mère au fœtus, au moyen de vaisseaux particuliers, comme le prétendaient Galien, Aristote, Vésale, Columbus, Maurocordatus, F. de Hilden, Haller, et ainsi que le veulent encore la plupart des accoucheurs, ou bien, que ce fluide entre dans le placenta par de simples porosités, par une sorte d'imbibition, comme le supposent quelques auteurs modernes, la nutrition du fœtus aux dépens des humeurs maternelles n'en est pas moins aujourd'hui un

fait acquis à la science et qui n'est plus sérieusement contesté par personne.

Lors même que nous admettrions, avec M. Velpeau,
que le placenta peut agir sur les liquides qui le traversent, à l'instar des corps glanduleux, et leur imprimer
des modifications, tout porte à croire cependant que ces
dernières ne sont pas très-profondes, puisque, si l'on excepte quelques différences dans la teinte du liquide et
dans les proportions du sérum, le sang du fœtus offre à
peu près les mêmes conditions que celui de sa mère.

Voilà donc une large voie de communication ouverte
entre la mère et le fœtus : c'est presque directement et
sans modification importante que le sang passe de l'un à
l'autre : c'est pendant neuf mois entiers que s'effectue cet
échange. Comment alors refuser de croire que cette voie
puisse aussi facilement livrer passage aux *germes de maladie* dont le corps de la mère peut être imbu, qu'aux
éléments de nutrition et d'accroissement? Ne sait-on pas
que le sang est non-seulement la source commune où
puisent tous les organes pour leur entretien et leur réparation ; mais que ce fluide tient encore en dissolution ou
en suspension tous les principes étrangers ou nuisibles
qui s'échappent par les divers émonctoires ou s'attachent
à nos tissus et les corrompent ?

La génération, malgré les mystères qui l'entourent et
la faible quantité de matière qui suffit à cette importante
fonction, nous offre une autre voie *d'infection héréditaire* tout aussi incontestable que la précédente. Quel que
soit, en effet, le système qu'on adopte (en mettant de côté,
bien entendu, et les *simulacres réfléchis* de Platon, et les
influences numériques de Pythagore, qui, ne reposant sur

aucun fait matériel, doivent être abandonnés par tout esprit tant soit peu judicieux); qu'on pense avec Aristote (suivi par Averroès et Avicenne) que l'homme seul fournit la liqueur fécondante, tandis que la femme ne donne que les éléments nécessaires à l'entretien, à la nourriture et au développement du fœtus;

Ou qu'on admette, avec Descartes, qu'ils existe dans chaque sexe une liqueur séminale dont la réunion et le mélange dans la matrice sont indispensables à la fécondation;

Soit qu'on partage les idées d'Hippocrate, dont l'opinion est que non-seulement l'homme et la femme possèdent chacun une liqueur séminale, mais qu'il existe, en outre, dans chaque sexe, deux liqueurs prolifiques, l'une plus forte et plus active, l'autre plus faible et moins active; ajoutant que le mélange de la plus forte liqueur séminale de l'homme avec la plus forte liqueur séminale de la femme, produit un garçon; tandis que le mélange de la plus faible liqueur séminale de l'homme avec la plus faible liqueur séminale de la femme, produit une fille; de sorte que l'homme et la femme contiennent chacun, selon lui, une semence mâle et une semence femelle; opinion adoptée, du reste, par Galien et le plus grand nombre des médecins jusque dans ces derniers siècles;

Soit qu'on se range du côté des *ovaristes*, dont le premier, Fabrice d'Aquapendente, après des recherches multipliées et des observations suivies, pense que la fécondation est le résultat de l'animation, par la semence du mâle, d'œufs préexistants dans la femelle; opinion suivie et diversement développée par Aldrovande, Harvey, Malpighi, Graaf, Sténon, Swammerdam, Van-Horn, Vallisnieri;

Soit enfin qu'on donne la préférence aux *animalculistes*, à la tête desquels nous trouvons Leuwenhoeck et Hartsœcker suivis par Andri, Vallisniéri, qui avait d'abord partagé la manière de voir des *ovaristes*, Bourguet et plusieurs autres observateurs ; d'après ces auteurs, les animalcules, dont la présence est indispensable à la génération, n'existent que dans la semence de l'homme ; dès lors la femme ne joue plus qu'un rôle secondaire dans l'acte de la fécondation ; l'*ovule* n'est plus destiné qu'à recevoir l'*animalcule* dans sa cavité, et la sérosité qu'il renferme devient ses premiers éléments de nutrition.

Ce double système des *ovaristes* et des *animalculistes* partage encore aujourd'hui l'opinion des naturalistes ; des recherches toutes récentes tendraient même à rendre à l'*ovule* ce rôle important que lui avaient enlevé les *animaux spermatiques*. Ce qui nous importe le plus à nous, c'est que tous deux laissent subsister, ainsi que les différentes théories qui les ont précédés, dans l'homme comme dans la femme, un organe sécréteur (ovaire et testicule), dont l'unique fonction est d'élaborer une matière quelconque indispensable à la fécondation, laquelle ne peut être suivie de résultats que par le mélange de ces deux matières, soit dans l'ovaire, soit dans la matrice.

Hippocrate affirmait que les éléments de la matière prolifique parvenaient de toutes les parties du corps à l'*ovaire* et au *testicule* ; telle était aussi la manière de voir de Buffon.

Les découvertes modernes ne détruisent pas cette opinion, mais elles la régularisent ; c'est dans le fluide sanguin, vrai centre commun de l'organisation, que l'ovaire et le testicule puisent les principes de leur sécrétion, comme le foie, le rein, etc., y trouvent ceux de la bile, etc.; les mamelles, ceux du lait, etc.

Aussi personne ne s'étonnera-t-il de nous voir indiquer l'*allaitement* comme une troisième source d'*infection héréditaire*, d'autant plus active et plus redoutable qu'elle fournit à l'enfant, pendant la première année de son existence, presque tous ses éléments de nutrition; l'infection est dite *originelle*, mais non héréditaire, lorsqu'un enfant, venu au monde exempt de tout vice morbide, se contagionne par l'allaitement d'une nourrice infectée, comme cela ne se voit que trop souvent.

La *glande mammaire* est l'*unique* organe sécréteur du lait, et le produit de la sécrétion est généralement en rapport avec le développement de cette glande; l'analogie qui existe entre le *chyle* et le *lait*, laquelle est du reste beaucoup plus apparente que réelle, avait fait admettre par Moriceau, Pecquet, de Haller, etc., que le *chyle* seul, et non le sang, était destiné à la génération; et, surtout depuis la découverte du *canal thoracique* et la description exacte des vaisseaux lymphatiques des mamelles, on a cru que ces derniers avaient pour mission de transmettre le chyle du *conduit de Pecquet* aux glandes mammaires; mais aujourd'hui tous les physiologistes s'accordent à penser que les matériaux du lait sont fournis par le sang comme ceux des autres sécrétions.

Des auteurs ont dit aussi que la *montée du lait*, sensation éprouvée par presque toutes les femmes dans les deux ou trois premiers jours qui suivent l'accouchement, tenait à l'ascension vers la glande mammaire du sang qui séjournait dans l'utérus pendant la gestation, et qui servait à la nourriture du fœtus; on a même cru trouver la ronte qu'il suit, en observant l'anastomose de l'artère épigastrique avec la mammaire interne ; quoi qu'il en soit de ces différentes opinions, le seul point véritablement important pour nous ici, c'est que le sang fournit les matériaux de la sécrétion lactée, comme ceux de la liqueur prolifique, etc.

Les considérations tirées de la durée de cette sécrétion, qui peut se prolonger depuis un an jusqu'à quatre, et même plus ; de l'abondance du liquide sécrété, qui peut varier dans les vingt-quatre heures d'une livre à une livre et demie jusqu'à deux, trois et même quatre pintes ; des différentes qualités du lait, qui, sous le rapport de la couleur, de la consistance, de la saveur, des proportions élémentaires, par suite des propriétés nutritives, sont loin d'être les mêmes chez toutes les femmes, comme le démontrent les belles expériences de notre savant confrère M. le docteur Donné, nous attestent qu'une grande quantité de fluide sanguin est indispensable à cette importante élaboration : que ce fluide doit communiquer avec les organes sécréteurs par des conduits multipliés, et largement ouverts, ce qui est effectivement ; et par suite, que les nombreuses modifications offertes par le fluide sécrété, tiennent vraisemblablement à des états analogues et particuliers du sang.

Personne n'ignore avec quelle rapidité les substances médicamenteuses parviennent aux glandes mammaires, après avoir parcouru cependant tout le système circulatoire sanguin. On met chaque jour à profit cette facilité de communication, pour administrer à l'enfant les remèdes dont il a besoin : la nourriture elle-même agit activement sur la lactation ; quelques jours d'un régime

7

convenable suffisent, dans beaucoup de cas, pour la ramener à des conditions meilleures. Pourquoi donc le lait,
qui se charge si promptement des principes médicamenteux ou nutritifs, ne pourrait-il pas également entraîner
avec lui les agents morbides susceptibles d'une transmission contagieuse?

Le sang, avons-nous dit, est le réservoir ou la source
commune des humeurs; mais elles n'existent point dans
ce liquide avec les propriétés qui les caractérisent; on
ne les y trouve point toutes formées, à moins que, préparées par les organes sécréteurs, elles n'aient été absor-
bées par les lymphatiques, et rapportées avec la lymphe
et le chyle, dans le système circulatoire.

Pour que les humeurs conservassent des caractères
identiques, il faudrait non-seulement que le fluide sanguin dont elles émanent ne pût subir aucun changement
notable dans sa composition intime; mais encore que
l'organe sécréteur lui-même se maintînt dans un état
constant d'intégrité fonctionnelle. Or, on sait que toutes
les maladies un peu graves, et même souvent une simple
indisposition, suffisent pour porter le trouble dans les sécrétions, et modifier en très-peu de temps les conditions
physiques des humeurs sécrétées. Ces modifications doivent être surtout prononcées, lorsqu'à la lésion vitale de
l'organe sécréteur, se joint l'altération du fluide qui fournit les matériaux de la sécrétion.

Nous démontrerons au lecteur, que c'est effectivement
au centre circulatoire sanguin que tout aboutit, que c'est
du même centre que tout part, en lui faisant connaître
en peu de mots la manière dont s'effectue cette circulation dans le corps de l'homme.

Deux grandes divisions partagent cet immense système ; *l'un* comprend les veines auxquelles aboutissent tous les principaux troncs lymphatiques, les cavités droites du cœur, l'artère pulmonaire et ses divisions ; *l'autre*, les veines pulmonaires, les cavités gauches du cœur, l'aorte et ses nombreuses ramifications. Les vaisseaux capillaires du poumon occupent l'un des points d'intersection ; les capillaires de toutes les autres parties du corps remplissent l'autre point, en réunissant ensemble dans tous les organes les artères et les veines, comme ceux des poumons établissent la jonction entre les artères et les veines pulmonaires.

Cette division du cercle circulatoire, établi par Richerand, nous paraît la plus simple et la plus exacte ; des attributs bien différents sont départis à chacune d'elles. La première, ou *circulation veineuse*, a pour mission de rapporter aux cavités droites du cœur et au poumon, non-seulement le sang qui s'est dépouillé de sa couleur et d'une grande partie de ses principes, en servant à la nourriture et à l'accroissement de tous les organes, mais encore tous les produits de la nutrition, dont le chyle constitue la plus grande partie ; tous ceux de l'absorption, comme la lymphe, à laquelle se mêlent tout les débris devenus inutiles à la réparation des organes, celles enfin des humeurs sécrétées que la nature destine à rentrer dans l'économie, pour différentes fonctions, ou qui n'ont pu trouver passage par les divers émonctoires.

La seconde, au contraire, la *circulation artérielle*, est chargée de transmettre à toutes les parties un fluide enrichi, comme nous l'avons vu, par le mélange de la lymphe et du chyle, qui s'est dépouillé, dans le poumon, de quelques-uns de ses principes, en même temps qu'il s'est imprégné de la portion vitale de l'atmosphère qui a changé tout-à-coup sa couleur et ses autres propriétés, et qui devient pour chaque organe un élément d'énergie, de surexcitation, de réparation et d'accroissement.

Une ligne de démarcation aussi tranchée existe entre les points d'intersection établis par les deux systèmes capillaires; dans l'une, le *système capillaire général*, le sang se dépouille en faveur des organes, de ses *principes rutilants*, de ses éléments nutritifs, en un mot, d'une grande partie de sa vitalité; tandis que dans le système capillaire pulmonaire, il se présente fortifié des éléments de la nutrition et de l'absorption, et vient recevoir de nouveau de la partie vitale de l'atmosphère, le complément indispensable d'une nouvelle distribution réparatrice.

Aucun principe ne peut donc circuler dans l'économie, sans venir se mêler à la masse sanguine, et ce fluide, destiné primitivement à n'être qu'une source d'entretien et d'accroissement organiques, devient donc nécessairement, dans bien des cas, un véhicule puissant de contagion et de maladie.

Comment s'étonner à présent, des assertions réitérées des anciens sur la fréquence des altérations des humeurs, et particulièrement du fluide sanguin? L'*hématose pulmonaire* est bien plutôt, pour ce liquide, une cause de vitalité qu'une source de dépuration, et l'exhalation bronchique, malgré son étendue et son activité habituelles, n'est, dans bien des cas, qu'un émonctoire incomplet et insuffisant.

Malgré tous les progrès de la chimie moderne, les analy-

ses les plus récentes sont loin de nous donner la raison
de tous les changements qui s'opèrent dans nos humeurs
pendant le cours et sous l'influence manifeste d'un grand
nombre d'affections morbides ; pour ce qui est des modifications subies par le sang, bien des doutes sont encore à
éclaircir, et bien des problèmes à résoudre ; on saisit et
on apprécie facilement tous les signes qui se rattachent
à sa couleur, à sa consistance, à son degré de coagulation,
à la proportion, à la présence ou à l'absence de ses principes constitutifs ; on sait que la partie colorante et la
fibrine sont l'une et l'autre en quantité inverse de la sérosité ; que chez les hydropiques, dans les affections *asthé-
niques* longues et graves qui portent aux organes musculaires une atteinte profonde, comme les fièvres dites putride, adynamique, ataxique, et confondues aujourd'hui
sous la dénomination générique de *fièvre typhoïde*, le
sang est pâle, aqueux et décoloré ; tandis que sa force
plastique est augmentée, sa fibrine plus abondante, son
albumine elle-même plus coagulable dans toutes les affections véritablement inflammatoires ; mais là se bornent
à peu près toutes les notions fournies par les sciences
physiques.

À part ces parties matérielles et palpables qui restent
de son domaine, presque tous les autres éléments lui
échappent ; a-t-elle jamais saisi un principe virulent et
contagieux ? et cependant, la virulence et la contagion
sont des propriétés incontestables pour tout observateur
sans prévention. Or, toute propriété n'étant que l'attribut
d'un agent matériel, nous sommes forcés d'admettre
l'existence de corps virulents et contagieux, tout en reconnaissant que leur ténuité est telle qu'ils échappent à

nos moyens actuels d'investigation, et que nous ne les reconnaissons véritablement qu'à leurs effets.

Les altérations du sang, assure-t-on, sont renfermées dans des limites plus étroites que celles des autres liquides. La lymphe et les humeurs sécrétées se prêtent à des mélanges, et paraissent, dans certains cas, presque entièrement différentes de ce qu'elles sont ordinairement. Le sang, au contraire, mu par un cours rapide et vivement agité, incessamment soumis au contact de l'air dans le tissu pulmonaire, élabore et rend semblables à lui-même les substances les plus hétérogènes, ou *s'en débarrasse par divers émonctoires*, lorsqu'il ne peut parvenir à les assimiler.

Nous admettrons volontiers chacune de ces assertions : nous dirons même qu'elles se trouvent confirmées par de nombreuses tentatives d'inoculation, qui ont été le plus souvent inutiles quand on employait le fluide sanguin, tandis qu'elles réussissaient presque constamment avec la lymphe ou toute autre humeur; comme cela s'est vu pour les virus *rabique*, *vénérien*, *varioleux*, *pestilentiel*, etc.

Mais accepter les conséquences qu'on tire ordinairement de ces faits, serait vouloir rester dans un cercle vicieux : car d'où viennent tous les liquides secondaires, si ce n'est de la masse sanguine? C'est effectivement au centre circulatoire que tout aboutit, c'est du même centre que tout part, et l'altération des humeurs sécrétées doit nécessairement tenir, dans beaucoup de cas, à la mauvaise nature des éléments de sécrétion fournis par le sang.

Parfois, cependant, ce fluide peut ne fournir que de bons éléments de sécrétion, et les produits de celle-ci se montrer également altérés ; c'est ce qui arrive souvent lorsque l'organe sécréteur a lui-même perdu ses conditions normales ; dans ce cas, l'altération fonctionnelle est généralement subordonnée à la nature et au degré d'affection de l'organe élaborateur ; il est toutefois une remarque importante, c'est qu'alors la matière sécrétée, plus au moins dépourvue de ses principaux éléments, ou ne les réunissant qu'en des proportions discordantes, perd plus souvent la faculté d'exercer la part d'influence qui lui est départie dans l'organisme, qu'elle ne devient elle-même une source de maladie et de désordre.

C'est ainsi que le sperme élaboré par un testicule squirrheux devient inapte à la fécondation, que la bile sortie d'un foie dégénéré compromet la digestion au lieu de la favoriser, etc., sans qu'il en résulte d'autres conséquences que celles qui se trouvent liées au trouble fonctionnel.

Après tous les développements dans lesquels nous venons d'entrer, peut-il encore rester quelque doute dans l'esprit du lecteur, sur la possibilité d'une transmission morbide héréditaire par les voies de la génération, de la gestation et de l'allaitement ? Et lors même que cette triple voie de communication virulente ne trouverait pas son explication dans des faits incontestables d'anatomie physiologique, et dans l'application des lois fonctionnelles qui régissent notre économie, ne serait-elle pas suffisamment démontrée par les exemples dont nous sommes chaque jour les témoins, et qui, la plupart, servent de règle de conduite aux personnes les plus éclairées, et sont devenus de véritables axiômes populaires ?

Combien de *scrofuleux*, de *dartreux*, de goutteux,

d'épileptiques, ne sont-ils pas forcés de remonter jusqu'à leurs père et mère pour trouver la cause première de leurs maladies ? Cette disposition particulière de l'organisme qui constitue ce qu'on appelle *idiosyncrasie* ou *tempérament*, ne se retrouve-t-elle pas presque constamment dans les enfants ? Vous entendrez à chaque instant une personne *pituiteuse*, *bilieuse*, *tabide*, vous affirmer que son père ou sa mère a vécu plus ou moins long-temps dans les mêmes conditions de santé ; combien de mères dites *vaporeuses* ne mettent-elles pas au jour d'enfants sujets, dès le premier âge, aux spasmes et aux convulsions ? Hippocrate ne doutait pas que le père et la mère ne puissent transmettre à quelques-uns de leurs enfants ou de leurs descendants, le mal dont ils ont été eux-mêmes atteints ; et le proverbe : Tel père, tel fils, n'est donc point le résultat d'un préjugé populaire, mais bien l'expression d'une vérité de tous les temps et de tous les lieux.

Nous devrions peut-être, dès maintenant, ajouter quelques considérations générales sur le traitement des affections renfermées dans le groupe des gourmes herpétiques ; mais comme le lecteur connaît déjà en grande partie notre manière de voir à cet égard, nous avons pensé que ce sujet, sans contredit le plus important de tous, puisqu'il est le principal but de nos efforts et de nos recherches, se retrouverait plus entier et plus avantageux à traiter après l'historique de chacune des formes que revêt le virus *herpétique* ou *dartreux*. Nous allons donc passer à la description de ces dernières, et rechercher avec le lecteur, s'il nous sera permis de rester fidèle au cercle déjà tracé par notre ancien maître, le professeur Alibert.

Nous nous proposons de décrire, dans trois articles successifs et non interrompus, chacune des formes éruptives qui constituent les genres *achore*, *porrigo* et *favus*; mais nous pensons qu'il importe de faire précéder ces différentes descriptions de l'exposé des faits principaux qui se rattachent à la structure intime, ainsi qu'aux fonctions de la peau, à la surface ou dans l'épaisseur de laquelle se passent presque tous les phénomènes que nous avons à retracer.

Une description succincte des nombreux éléments qui entrent dans la composition du derme, nous a paru avoir ici un double but d'utilité : d'abord, elle facilite l'intelligence des fonctions importantes qui lui sont confiées ;

Ensuite, elle nous met sur la voie des inductions d'anatomie pathologique à l'aide desquelles nous chercherons à établir le siége primitif de chaque éruption. Ici, malheureusement, des découvertes sont encore à faire, des doutes restent à éclaircir : toutefois, grâce aux recherches aussi habiles qu'infatiguables de plusieurs anatomistes modernes, chaque jour voit diminuer le nombre des éléments inconnus ou mal appréciés de cette vaste membrane; bientôt, peut-être, pourrons-nous rattacher à chacune de ses fonctions, l'organe ou l'appareil organique chargé de son exécution.

ANATOMIE DE LA PEAU.

La peau se présente à nous sous la forme d'une membrane dense et serrée, destinée, par son épaisseur et sa résistance, à garantir nos organes de l'action des agents extérieurs, tandis qu'elle nous met en rapport avec leurs qualités tactiles par la vive sensibilité dont elle est douée, par son extensibilité et son extrême flexibilité ; la peau est encore un organe d'*inhalation* et d'exhalation : différentes sécrétions s'élaborent à sa surface ou dans son épaisseur, et c'est, sans contredit, à cette multiplicité fonctionnelle qu'il faut attribuer ses nombreuses sympathies et la fréquence de ses altérations.

Cette membrane est plus fine, plus molle et plus mince chez la femme que chez l'homme, dans l'enfance que dans l'âge adulte : cette différence de finesse, de consistance et d'épaisseur se remarque également chez le même sujet, suivant les régions qu'on examine. La peau n'offre aucune interruption dans son tissu, et se continue immédiatement avec la membrane muqueuse des cavités intérieures, comme cela se voit à chacune des ouvertures naturelles qui existent à la surface du corps.

La peau, quel que soit le point où on l'examine, présente toujours à considérer : une surface externe libre, une surface interne adhérente.

La surface libre ou *superficielle* offre à l'observateur : 1° des *plis* et des sillons dépendants, soit de l'action des muscles, comme au front, aux paupières, à la paume des mains, à la plante des pieds, etc. ; soit du développement du corps papillaire, comme au bout des doigts et des orteils, etc. ; soit de la présence d'une articulation ; soit, enfin, d'une disposition particulière du tissu cellulaire ou d'un défaut d'élasticité cutanée, comme cela arrive souvent à la suite de longues maladies, des progrès de l'âge, de distensions trop fortes ou trop prolongées.

Ce sont ces plis ou sillons que M. le professeur Cruveilhier divise, selon leur origine : en *plis de locomotion*, qu'il subdivise en grands et petits ; en *plis par froncements*, qui, d'abord temporaires, finissent par devenir permanents ; en plis *séniles* ou plis d'amaigrissement, dont la formation est des plus faciles à comprendre ; en *sillons papillaires*, dus uniquement à la présence des papilles, et qu'il faut bien se garder de confondre avec les autres plis cutanés. 2° Une coloration variable selon les races et les individus ; 3° des productions cornées, comme les ongles et les poils ; 4° enfin, une multitude de pertuis ou pores dont les uns sont les orifices extérieurs des follicules sébacées ; d'autres, des bouches exhalantes et absorbantes ; d'autres, enfin, de simples passages pour les poils. Cette surface est encore humectée par la matière que sécrètent les follicules, ainsi que par l'humeur de la transpiration insensible.

La surface interne, *adhérente* ou *profonde* tient aux parties qu'elle recouvre au moyen d'un tissu cellulaire que parcourent de grosses veines, et dans lequel se ramifient un nombre infini de vaisseaux sanguins, lymphatiques et de filets nerveux ; l'adhérence et la mobilité de la peau sont, du reste, dans un rapport constant et nécessaire avec les fonctions départies à chaque région. Les points où cette membrane jouit de la laxité la plus grande sont ceux où des *bourses muqueuses* se trouvent immédiatement sous la peau, tandis qu'elle n'offre qu'une mobilité très-restreinte dans tous ceux où le tissu cellulaire est dense et serré, comme au crâne, au nez, au dos, à l'abdomen, etc. Au talon, à la paume des mains, le tissu cellulaire a toute l'apparence d'un tissu ligamenteux, tandis qu'il est rougeâtre et analogue au tissu musculaire, dans le scrotum, dans les grandes lèvres de la vulve. Enfin, la peau se trouve dans quelques points doublée par de véritables muscles qui rappellent le panicule charnu des mammifères. On observe, en outre, dans beaucoup de régions, du tissu adipeux mêlé au tissu-cellulaire souscutané : l'un et l'autre pénètrent dans l'épaisseur de la peau. C'est par sa face adhérente, et plus particulièrement par ses aréoles que la peau reçoit ses vaisseaux et ses nerfs ; aussi la voit-on tomber en gangrène et perdre l'énergie vitale nécessaire à la cicatrisation, toutes les fois qu'elle se trouve décollée dans une certaine étendue (M. Cruveilhier).

Structure : La composition intime de la peau a été l'objet de recherches nombreuses et d'opinions très-diverses. Avant de parler des découvertes les plus récentes, nous devons exposer les faits sur lesquels tous les anatomistes se trouvent d'accord.

Parties constituantes de la peau : Les parties qui entrent dans la composition de la peau sont : 1° le derme ou chorion ; 2° les papilles lymphatiques ; 3° le pigmentum ; 4° le réseau lymphatique ; 5° l'épiderme, et, comme parties accessoires : 6° les follicules sébacées, les poils et les ongles ; 7° des vaisseaux artériels, lymphatiques et veineux, des nerfs.

Derme ou chorion : Il forme la couche la plus profonde de la peau : son épaisseur varie suivant les régions, et se trouve toujours en rapport avec la résistance qu'il doit opposer ; elle varie également suivant les individus, le sexe et l'âge. M. Cruveilhier fait observer que chez le vieillard, le derme participe à l'atrophie des autres tissus, qu'il devient souvent tellement mince, qu'il finit par acquérir une sorte de translucidité, et permet d'entrevoir, dans certaines régions, l'aspect nacré des tendons et la couleur rougeâtre des muscles.

Le derme présente à considérer une face inférieure ou profonde, et une face épidermique ou papillaire.

La première, unie au tissu cellulaire sous-cutané, offre un grand nombre d'*excavations alvéolaires*, qui pénètrent obliquement dans l'épaisseur du derme, et dont la grandeur varie suivant les régions. Ces alvéoles, plus développées à la plante des pieds et à la paume des mains que partout ailleurs, sont remplies de tissu adipeux, et se trouvent traversées par les nerfs et les vaisseaux de la peau. Leur base répond à la couche adipeuse, et leur sommet se dirige vers la surface libre, et se trouve percé d'ouvertures très-fines ; leurs bords se continuent avec le tissu cellulaire sous-cutané. C'est ce tissu adipeux des alvéoles du derme qui s'enflamme dans le furoncle, et dont la gangrène constitue le *bourbillon* caractéristique de cette dermatose.

Eichorn nomme les excavations alvéolaires du derme *cavités lymphiphères*; un grand nombre de petits pertuis ou orifices se voient également à cette face interne et donnent passage aux nerfs et aux vaisseaux, ainsi qu'aux canaux particuliers qui, suivant MM. Breschet et Roussel de Vauzène, existeraient dans l'épaisseur de la peau.

La face externe du chorion présente, outre ces étroites ouvertures aréolaires, de petites éminences papillaires connues sous le nom de *corps papillaires*, dont quelques anatomistes ont nié l'existence, tandis que beaucoup d'autres les ont décrites et figurées.

Examiné dans sa structure, le derme paraît constitué par un tissu dense, résistant, blanc, et plus ou moins rougeâtre, suivant la quantité de sang retenue dans les vaisseaux qui le parcourent, très-analogue, par ses caractères anatomiques, avec le tissu cellulaire et le tissu fibreux. Sa trame aréolaire se montre disposée en vaisseaux entrecroisés, d'autant plus denses, qu'on les examine plus près de la face superficielle. Son tissu est à peine extensible et très-peu élastique ; en sorte que la peau doit son extensibilité et son élasticité, non à la nature du tissu du derme, mais à l'arrangement de ses fibres. Le derme se réduit en gélatine par la décoction, et devient jaune et élastique quand on l'a soumis à une dessiccation complète.

Un nombre infini de vaisseaux sanguins et lymphatiques et de nerfs pénètrent par les aréoles dont la face interne du derme est criblée, et gagnent, en se subdivisant en ramifications de plus en plus fines, jusqu'à sa face externe, où ils forment les papilles et le réseau vasculaire de la peau. Les vaisseaux sont moins nombreux à la face profonde du derme qu'à sa face superficielle ; le sang qui les pénètre se répand jusque dans les vaisseaux de la superficie du derme ; il peut même s'infiltrer dans le corps muqueux, comme cela a lieu dans les ecchymoses cutanées. La disposition des nerfs est la même que celle des vaisseaux ; mais ils sont moins nombreux là où les papilles se montrent moins distinctes. C'est à la face externe du derme que réside la sensibilité tactile.

MM. Breschet et Roussel de Vauzème admettent dans le derme, indépendamment du *corps papillaire* : 1° un appareil *diapnogène* (διαπνοή, transpiration), comprenant les glandes et les canaux sudorifères ; 2° un appareil d'*inhalation* ; 3° un appareil *blennogène* (βλέννα, mucus), et 4° un appareil *chromatogène* (χρῶμα, couleur) pour la sécrétion du *pigment*.

Papilles : On a donné ce nom à une multitude de petites éminences, tantôt linéairement disposées, comme à la paume des mains et à la plante des pieds, tantôt irrégulièrement disséminées à la surface du corps. Leur composition intime a été diversement interprétée : ainsi, quelques anatomistes les considèrent comme uniquement formées de vaisseaux sanguins ; d'autres, comme réunissant à la fois des principes vasculaires et nerveux (telle est l'opinion de M. Cruveilhier).

MM. Breschet et Roussel affirment qu'elles ne contiennent que des filets nerveux qu'ils ont suivis à l'aide du microscope. On voit, disent ces auteurs, un chevelu nerveux très-abondant pénétrer par la face profonde du derme à travers des parties très-déliées, puis, arrivé dans son épaisseur, s'épanouir et s'étaler en une sorte d'atmosphère ; de ces épanouissements sortent de nouveaux filets qui achèvent de traverser l'épaisseur du derme et viennent se rendre à la base de chaque papille. Ici, le filet reconstitué est entouré d'une substance molle que ces auteurs supposent remplir le rôle de *substance isolante*, et, parvenu au sommet de la papille, le filament nerveux se renfle un peu et se comporte d'une manière analogue aux arcades anastomotiques signalées par MM. Prévost et

Dumas, pour la terminaison des nerfs dans les muscles (M. Ollivier).

Réseau lymphatique de la peau. M. Cruveilhier donne ce nom à un lacis de vaisseaux plus superficiels que les vaisseaux sanguins, et communiquant seulement avec les vaisseaux et les ganglions lymphatiques sous-cutanés.

L'existence de ces vaisseaux, déjà reconnus et figurés par Mascagni, a depuis été mise dans tout son jour par les belles injections de Haas, de Lauth, de Panizza, et par les travaux plus récents de M. Fohman. M. Cruveilhier a parfaitement réussi à injecter les vaisseaux lymphatiques de tout le membre abdominal, en piquant la plante du pied d'un enfant nouveau né.

Le *réseau lymphatique* est remarquable, dit M. Cruveilhier, 1° par sa position plus superficielle que celle des vaisseaux sanguins, et par son indépendance complète de tout autre genre de vaisseaux ; 2° par les dilatations ou ampoules qu'il présente çà et là ; 3° par l'absence de valvules ; 4° par l'absence d'ouvertures à la surface de la peau ; 5° il forme ordinairement, entre l'épiderme et le derme, deux couches bien distinctes : une couche superficielle extrêmement déliée, une couche sous-jacente au derme appartenant à des vaisseaux plus profonds.

Pigmentum. On appelle ainsi la matière colorante de la peau ; plus abondante chez le nègre que chez le blanc, elle constitue une couche uniforme à la surface du derme. Bichat prétendait à tort qu'elle était contenue dans des vaisseaux particuliers ; elle est formée de molécules noires, insolubles dans l'eau. Blumenbach regardait ces molécules comme un simple dépôt de carbone. Cette opinion semblerait confirmée par les recherches chimiques de Davi et de Coli. On pense toutefois généralement aujourd'hui qu'elles sont dues à la matière colorante du sang.

Le *pigment cutané* offre dans sa coloration diverses nuances qui vont du blanc au noir et au rouge de cuivre; il est déposé dans la couche muqueuse, dont quelques anatomistes ont su le distinguer, tandis que d'autres paraissent l'avoir confondu avec cette couche dans leur description.

Un fait remarquable, c'est qu'en général la coloration de la peau est en rapport avec celle des cheveux (M. Cruveilhier).

Quant à la source de la *couche pigmentaire*, elle offre encore beaucoup d'obscurité : M. Gauthier pense qu'elle est fournie par les bulbes des poils; d'après MM. Breschet et Roussel, elle serait le produit d'une sécrétion dont l'appareil, appelé *chromatogène* par cet auteur, se composerait de petites glandes ou de petits canaux particuliers. M. Cruveilhier avance n'avoir jamais pu constater l'existence de ces organes glanduleux, ni de leurs tubes secréteurs. Ce célèbre anatomiste paraît disposé à partager l'opinion de ceux qui attribuent le *pigment* aux vaisseaux capillaires. Quoi qu'il en soit, la matière colorante de la peau offre beaucoup d'analogie avec celle du sang; les globules colorés sont disséminés dans le corps muqueux, qui en est pour ainsi dire imprégné, et quelques phénomènes pathologiques autorisent à penser qu'il existe dans ces globules un mouvement de déposition et de résorption continuelles.

Epiderme. Membrane dense, demi-transparente, imperméable, qui recouvre la surface externe de la peau, et fait, d'après Chaussier, l'office d'un vernis sec qui empêche le contact immédiat des agents extérieurs sur les papilles cutanées, et amoindrit les sensations tactiles. Sa surface intérieure est creusée d'une multitude de fossettes, dans chacune desquelles est reçue une papille. Chez le nègre, ces petites anfractuosités sont principalement remplies par la matière colorante.

L'épiderme tient au chorion par une foule de filaments très-déliés, transparents et susceptibles de s'allonger de plusieurs lignes avant de se déchirer. Les anatomistes ont fait différentes suppositions sur la nature de ces filaments : Cruikshank les regarde comme de simples prolongements épidermiques; Béclard, comme des espèces de *tractus* muqueux; Kaw, Boerhaave et G. Hunter les croyaient des vaisseaux exhalants; Chaussier et Bichat affirment qu'ils sont à la fois exhalants et absorbants; Bidloo les considère comme des *vaisseaux sudorifères;* Eichorn, commes des vaisseaux sudatoires, auxquels il attribue à la fois les facultés exhalantes et absorbantes.

La surface externe de l'épiderme présente les rides, les plis, les petites éminences et les innombrables trous dont nous avons déjà parlé.

Il résulte des dernières recherches sur la peau, que l'épiderme, loin d'offrir la structure écailleuse qu'on lui avait attribuée, est au contraire une membrane plane et continue, entièrement dépourvue de vaisseaux et de nerfs, et composée d'une couche homogène, dont la face interne se confond insensiblement avec le corps muqueux. Exposé au feu, il brûle comme les substances cornées, en répandant la même odeur : il se dissout dans les alcalis.

M. Ollivier dit avoir reconnu que la matière qui constitue l'épiderme est acide. Hatchett regarde cette membrane comme une couche de mucus albumineux coagulé et desséché, et tout-à-fait inorganique ; M. Raspail admet, au contraire, l'épiderme comme membrane pourvue d'une organisation régulière. Il résulterait, d'après cet auteur, de la superposition de cellules arrondies, et l'exfoliation et la chute de ces lames superficielles s'expliqueraient en admettant que les vésicules profondes, en croissant et se développant, chassent les superficielles. Les nouvelles observations du docteur Henle, de Berlin, semblent confirmer cette opinion. Mais cette structure celluleuse ne prouverait pas que l'épiderme soit autre chose que le produit d'une simple sécrétion du derme.

M. Ollivier déclare n'avoir pu découvrir les cellules arrondies de M. Raspail, mais avoir très-bien distingué une sorte de réseau formé par des lignes interrompues souvent dans leurs trajet, et circonscrivant incomplétement de petits espaces de forme irrégulièrement trapézoïdale ; et au lieu du noyau central orbiculaire de M. Henle, une petite surface irrégulière, plus opaque que le reste de la membrane, et sur laquelle existe un point blanc qui paraît à cet auteur le trou par lequel passe chacun des poils qui traversent l'épiderme.

De son côté, M. Cruveilhier considère l'épiderme comme une réunion de gaînes accolées, et non comme une membrane formée par l'imbrication d'une multitude de petites écailles. M. Breschet admet, pour la sécrétion de l'épiderme, de petites glandes rougeâtres, situées au centre de petites vésicules adipeuses sous-cutanées. M. Cruveilhier dit n'avoir jamais pu constater l'existence de ces glandes, non plus que les différentes couches de l'épiderme admises également par M. Breschet Le fait le plus important à constater ici, c'est que, de l'aveu de la plupart des anatomistes, la membrane épidermique est le simple produit d'une sécrétion. Cette manière de voir explique sa facile reproduction, et tendrait à prouver que les altérations épidermiques sont toujours dues à un état morbide de son organe sécréteur, quel qu'il soit.

Le *corps muqueux ou réticulaire* de Malpighi ne serait, d'après MM. Breschet et Roussel, qu'un produit de sécrétion des organes qui constituent leur appareil *blennogène* et se composent de petites glandes situées vers la face profonde du derme et de canaux presque droits qui, après avoir traversé son épaisseur, viennent s'ouvrir à la face superficielle du chorion et y versent le produit de leur sécrétion. Cette couche muqueuse, dite de Malpighi, est molle, blanche et recouvre les papilles; son épaisseur est plus considérable chez le nègre que dans la race blanche; on peut y distinguer plusieurs couches. Bichat admet dans cette partie de la peau une disposition réticulée et vasculaire qui n'existe pas : divers anatomistes ont nié son existence. Eichorn affirme que son apparence résulte uniquement de la préparation qu'on a fait subir à la peau. M. Cruveilhier rejette également, ainsi que Chaussier, l'existence du corps muqueux ; pour MM. Bréchet et Roussel, c'est une couche liquide située immédiatement à la surface du derme et des papilles, mais qui se condense à sa surface et se concrète en petites lamelles ou feuillets pour constituer l'épiderme. Ces auteurs avaient d'abord nommé appareil *kératogène* ou corné la réunion des glandes et des canaux sécréteurs du mucus.

Enfin, MM. Breschet et Roussel de Vauzène admettent encore dans la peau un appareil *sudoripare*, composé de petites glandes situées dans la profondeur du derme et desquelles partiraient des vaisseaux flexueux et spiroïdes qui viendraient s'ouvrir à la peau, précisément entre deux papilles. Dès 1717, Leuwenhoeck annonça qu'il avait découvert les orifices des vaisseaux qui livraient passage à la sueur; Verheyen et Stenon admettaient des glandes sudoripares; elles ont été décrites et figurées par Cowper et Bidloo. L'existence de ces singuliers organes, tour à tour admise et combattue ou différemment interprétée, a été de nouveau constatée par Henri Eichorn de Gottingue. Les orifices de ces canaux, dit-il, sont obliquement situés et non perpendiculaires à la surface de la peau. Affaissés pendant l'hiver ainsi que leurs canaux, c'est surtout dans la saison chaude, et lorsqu'ils sont distendus et traversés par la sueur, qu'il faut les chercher, et de plus, comme ils sont obliques, on doit incliner un peu la lentille de l'instrument grossissant pour rencontrer leur plus large ouverture. D'après Eichorn, les canaux sudoripares seraient droits mais rampant obliquement sous l'épiderme, pour venir s'ouvrir obliquement à sa surface par un orifice infundibuliforme. Cet orifice aboutit, suivant lui, au sommet des éminences disposées en lignes régulières et que l'on considère généralement comme les papilles: nous savons, au contraire, que dans l'opinion de MM. Breschet et Roussel, ces canaux sont flexueux et spiroïdes, et viennent s'ouvrir entre les papilles; ces dernières dispositions sont également admises par M. le docteur Donné, dont chacun connaît l'habileté dans les recherches microscopiques. Disons cependant que, malgré tous ces faits,

M. Ollivier, d'accord en cela avec M. Giraldès, qui, malgré les recherches les plus multipliées, n'a pu parvenir à la découverte des glandes ni des canaux sudoripares, se trouve disposé à penser, comme Béclard et Meckel, que les filaments ténus qu'on remarque en détachant l'épiderme de la surface du derme ne sont que des tractus muqueux. M. Giraldès pense également qu'on a pu prendre pour des vaisseaux, certaines ramifications nerveuses que cet habile anatomiste a pu suivre jusqu'aux papilles; resterait toutefois, avec cette dernière hypothèse, à expliquer le phénomène de la transpiration : toute fonction a son organe chargé de la remplir; la sueur ne serait-elle qu'un effet de porosité, de transsudation? j'ai peine à l'admettre; et l'existence d'un appareil sudoripare répond trop bien au but de la nature pour que, jusqu'à preuve évidente du contraire, je ne me range pas volontiers de l'avis de MM. Breschet, Donné et Roussel de Vauzène.

La peau renferme encore, en outre des principaux éléments que nous venons de décrire, *certaines parties accessoires* qu'il nous importe de connaître; ce sont : les *follicules*, les *ongles* et les *poils*.

Les follicules comprennent les *cryptes sébacés* et les *follicules pileux;* on appelle crypte ou follicule sébacé, de petites utricules glanduleuses, logées dans l'épaisseur du derme et fournissant l'humeur grasse et onctueuse qui lubréfie la surface du corps; ces follicules, plus nombreux aux aines, aux aisselles, aux organes de la génération, etc., que partout ailleurs, manquent à la paume des mains et à la plante des pieds; ils offrent beaucoup d'analogie avec ceux des membranes muqueuses, et s'ouvrent à l'extérieur par un très-petit orifice visible à la loupe et quelquefois même à l'œil nu ; ils reçoivent des vaisseaux sanguins, et, sous le rapport de la structure et des fonctions, M. le professeur Cruveilhier les assimile au tissu granuleux, et les regarde comme de vrais organes sécréteurs.

Le *follicule pileux* ne diffère en réalité du précédent qu'en ce qu'il se trouve traversé par un *poil* qui, du reste, n'y adhère en aucune manière ; sa transparence permet de voir le poil dans sa cavité. Si on divise cette membrane (appelée membrane bursale d'Heusinger), qui ne serait, d'après M. Dutrochet, que la peau déprimée, on voit que sa surface interne est lisse, sans adhérence avec le poil, dont elle est séparée par un liquide rougeâtre également indiqué par l'anatomiste allemand. Le follicule pileux s'ouvre à l'extérieur par un goulot ou orifice étroit qui livre passage au poil. Ses fonctions sont évidemment les mêmes que celles du crypte sébacé.

Plusieurs anatomistes pensent que c'est à tord qu'on réunit dans une même description, et comme dépendant l'un de l'autre, le follicule et le bulbe pilifères ; ils s'appuyent sur ce que le plus souvent les rapports de ces deux organes sont fort éloignés et parfois même tout-à-fait nuls ; cependant, comme leur disposition respective est extrêmement variable, et qu'ils s'offrent dans beaucoup de cas avec les liens d'une intime contiguïté, nous pensons devoir faire suivre immédiatement la description des follicules de celle des poils et de leur bulbe sécréteur.

Les *poils* sont des productions filiformes et de nature épidermique, qui prennent des noms divers, suivant les régions qu'ils occupent, comme les cheveux, les cils, les sourcils, les favoris, la barbe, etc., qu'on trouve groupés sur certaines parties et disséminés sur le reste des téguments, et que sécrète un petit corps glanduleux qu'on a comparé au *germe dentaire*.

Le poil varie suivant les races, les âges et le sexe, comme sous celui de la direction, du diamètre, du nombre, de la couleur, de la longueur, selon les individus et les régions; un système pileux abondant est généralement un signe de vigueur; la longueur et la direction des poils paraissent à M. le professeur Cruveilhier un des attributs de l'attitude bipède.

Le poil, d'après Heusinger, est formé par une succession de petits cônes imbriqués. Quelques anatomistes affirment que l'épiderme se continue avec le poil et forme sa membrane extérieure; d'un autre côté, M. Cruveillier refuse à l'épiderme toute participation à la structure du poil; ce professeur regarde les poils et les cheveux comme des cônes pleins, et affirme que leur matière colorante est aussi bien le produit du *bulbe* que leur cornet épidermique.

Cette opinion s'accorde en quelques points avec les dernières recherches microscopiques de M. Gruby.

Le *bulbe* ou organe sécréteur du poil se présente sous la forme d'une papille conique, située tantôt dans les aréoles du derme, tantôt dans la couche adipeuse sous-cutanée, avec base adhérente par laquelle s'introduisent des vaisseaux et des nerfs, et sommet emboîté par le premier cône pileux. D'après Heusinger, la pousse du poil se fait avec lenteur tant qu'il n'a pas traversé l'épiderme; mais cette barrière une fois franchie, l'accroissement se fait avec plus de rapidité.

Il reste une question commune aux poils et aux follicules, et relative à la manière dont l'épiderme se comporte

à leur égard ; nous venons de voir que, d'après les recherches anatomiques les plus récentes, l'étui corné du poil
est le résultat d'une sécrétion particulière au bulbe pileux
et non un simple prolongement épidermique ; ce qui le
prouve, c'est la liberté de mouvement dont jouit le poil
dans son passage à travers l'épiderme.

Quant aux rapports des bulbes pileux et des follicules
sébacés, ils sont, comme nous l'avons déjà dit, extrêmement variables ; c'est ainsi qu'on trouve le bulbe pilifère, tantôt sous le follicule, tantôt sur ses côtés, d'autres fois simplement voisin de ce dernier ; et par suite du
rapport qui existe entre eux, le poil traverse la cavité folliculeuse, ou perce ses parois et vient sortir sur les côtés
de son orifice, ou, enfin, se trouve avoir une issue tout-
à-fait indépendante.

La disposition de l'épiderme parvenu à l'orifice des follicules est un dernier point qui a beaucoup attiré l'attention des anatomistes ; les uns pensent qu'il se termine au
goulot des dépressions folliculaires ; d'autres admettent
qu'il pénètre dans la cavité même qu'il tapisse et dont il
forme ainsi la membrane interne. M. le docteur Gruby
prétend que l'épiderme ne pénètre que fort peu dans l'intérieur du follicule ; ce qu'il y a de certain, c'est que,
s'il pénètre véritablement dans la cavité folliculaire, sa
nature s'y trouve nécessairement modifiée puisque ces dépressions sont le siége d'une évidente sécrétion.

Quant aux *ongles*, ce sont des lames cornées dont tout
le monde connaît la forme, la position et les usages. Ces
organes sont évidemment un produit de sécrétion dont
les organes sont, non-seulement le repli dermique connu

sous le nom de *matrice unguéale*, mais toute la su r face papillaire du derme adhérente à l'ongle.

Les anatomistes modernes pensent généralement que l'épiderme se confond avec l'ongle, et que ces deux organes ont une nature identique.

Si l'on en croit M. de Blainville, le bulbe pileux serait l'origine commune de toutes les substances cornées, quelle que soit la forme sous laquelle elles apparaissent. Le bulbe isolé donne naissance à un poil; plusieurs bulbes agglomérés ne fourniront qu'un produit composé, et ce serait par une intime complication de poils que se constitueraient les ongles, les cornes, les plumes; la conséquence de cette manière de voir a été poussée jusqu'aux dents et jusqu'à l'œil même; cette communauté d'origine ne pourrait-elle pas, dans certains cas morbides, expliquer la simultanéité d'altération, comme, par exemple, dans le *favus*, où il n'est pas rare de voir les ongles subir à leur manière l'influence de la maladie?

PHYSIOLOGIE DE LA PEAU.

La variété de fonctions confiées à la peau nécessitait ce grand nombre d'éléments constitutifs que nous venons de décrire; mais, parmi ces derniers, quelques-uns ne sont eux-mêmes qu'un produit inorganique d'appareils sécréteurs plus ou moins complexes : tel le corps muqueux, telles les substances épidermiques et cornées, etc. Du reste, peut-on, dans l'état actuel de la science, assigner à chaque fonction cutanée, l'organe ou l'appareil organique chargé de son exécution; on sent combien il serait important de pouvoir, dans tous les cas, établir cette corrélation. Voici ce qui *paraît* démontré à cet égard.

Le *tact* a son siége dans le corps papillaire, qu'on croit uniquement composé de filets nerveux.

La *perspiration*, qui, sous l'influence de mille causes d'excitations variées, prend le caractère d'une transpiration plus ou moins abondante, a pour agents fonctionnels les glandes et vaisseaux sudoripares de MM. Breschet, Donné, Giraldès, et que ces anatomistes réunissent sous le nom d'appareil *diapnogène*.

Les organes d'*absorption* sont, d'après M. Giraldès, les capillaires sanguins. Le *corps muqueux* et l'*épiderme* ne sont que deux produits de sécrétion ; par conséquent, dans les cas nombreux où l'un et l'autre se montrent altérés, ce n'est donc plus par des applications directes et inutiles qu'on peut les ramener à l'état normal, mais seulement par une action thérapeutique exercée sur les appareils chargés de leur sécrétion.

Cette multiplicité d'éléments et de fonctions dans le tissu dermatique explique facilement le grand nombre et la variété des altérations dont il peut être le siége. Les travaux récents des anatomistes de notre époque permettent d'établir entre la maladie et l'organe malade des rapports à peu près inconnus jusqu'ici et qui seront pour nous d'un secours bien précieux lorsqu'il s'agira, soit d'établir le siége anatomique de chaque forme éruptive, soit de préciser les bases de notre médication.

DE L'ACHORE.

Étymologie : La fréquence de l'achore et l'extrême facilité de son étude nous disposent à penser qu'il existe, à
son égard, dans les écrits des anciens qui se sont occupés
des maladies de la peau, des notions positives et d'exactes descriptions ; rien n'est cependant moins fondé que
cette opinion ; car, malgré les travaux d'Alex. de Tralles,
de Galien, de Celse, d'Ætius, etc., il nous faut descendre
jusqu'à Lorry pour sortir de cette diversité de langage et
de cette confusion des caractères morbides, d'où naissent
inévitablement un diagnostic obscur, une médication incertaine.

Que le mot ἀχωρ, terme générique par lequel les Grecs
désignaient *tout ulcère de la tête qui flue par les pores de
la peau*, réponde au *favus* des Latins, ou au κηριον des anciens auteurs, et provienne de la ressemblance qui
existe dans la forme des produits pathologiques, entre
certaines affections du cuir chevelu et les alvéoles des
abeilles ; ou qu'il dérive, comme le veut Alex. de Tralles,
de ce que les parties malades sécrètent une humeur semblable à l'*ichore* (ἰχωρι παραπλησιον), les considérations sur
lesquelles il nous importe surtout de fixer l'attention du
lecteur, sont toutes celles qui se rapportent au caractère
de cette singulière affection et à la place qu'elle doit na-

turellement occuper dans toute classification philosophique.

Les auteurs, dit Lorry, s'accordent à regarder les diverses éruptions qui se rattachent à l'achore comme des
ulcères permanents et chroniques de la tête : cette opinion est également celle de l'homme célèbre que nous venons de citer. La *nature dépuratoire* de ces ulcères leur
paraît à tous démontrée par la raison et l'expérience, et
Alexandre nous avertit que leur répercussion peut être
suivie des accidents les plus graves : aussi Lorry blâme-
t-il hautement l'emploi des astringents et des répercussifs
conseillé par Celse et Ætius dans le traitement de ces
maladies.

Ces différentes opinions se trouvent adoptées par la
plupart des médecins modernes : aussi devons-nous penser que les auteurs qui ont assigné aux achores, dans
leurs nosographies, des places si diverses et si opposées,
ont cédé bien plus aux exigences d'une classification sys-
tématique et exclusive, qu'ils n'ont commis la faute d'une
contradiction choquante et inadmissible.

Willan, Bateman son disciple, et tous ceux qui, en
France, se sont faits leurs adeptes, prenant pour unique
base de leur classification les lésions prétendues élémentaires ou anatomiques, ont *été* forcés de désunir jusqu'aux espèces mêmes de l'*achore,* et de les accoler à des
affections qui n'ont avec elles aucun point de ressemblance. Ce qui prouve, du reste, la non-infaillibilité de
leur élément de diagnostic, c'est qu'ils ne peuvent s'accorder entre eux sur sa nature. Ainsi, les uns rangent
dans l'ordre des pustules, sous le nom d'impetigo larvalis,
ou de porrigo larvalis, l'*achore muqueux* d'Alibert ; tan-

dis que d'autres affirment qu'il appartient à celui des vésicules, et l'appellent *eczema impetiginoïdes*, sans songer
que cette dénomination composée en fait un être hybride
et à caractères incertains.

Le même désaccord se représente pour l'*achore lactumineux* d'Alibert, et, disons-le, pour la plupart des affections réunies dans notre groupe des gourmes herpétiques.

Lorry, sans négliger, dans ses descriptions, d'indiquer
la forme et l'espèce de l'élément morbide, ne lui accorde
cependant qu'une attention secondaire, et appuye ses rap-
prochements sur des considérations d'un ordre plus élevé.
« Ainsi, l'époque de la vie (l'enfance) à laquelle ces affections se développent le plus ordinairement ; leur caractère critique ; la similitude des symptômes qui ne varient guère qu'en intensité ; leur commune fétidité ; leur
guérison spontanée, si fréquente à l'époque de la puberté, etc., etc. » C'est en présence de tels faits qu'Alibert, nourri de l'étude des anciens et habile observateur
des lois de l'organisme, n'a pas hésité à maintenir le cadre
tracé par l'immortel Lorry, et qui n'est, du reste, qu'une
application sévère de cette belle *théorie des rapports.*

HISTORIQUE.

Définition : Nous continuerons de regarder, avec Alibert, l'*achore* comme une affection éruptive propre à
l'enfance, et principalement caractérisée, tantôt par le
développement de pustules petites et blanchâtres, dont le
nombre et la disposition sont extrêmement variables, et
quelquefois seulement par de simples soulèvements vésiculeux remplis d'un fluide louche et obscur, ayant, les

uns et les autres, leur siège le plus ordinaire à la face et au cuir chevelu, et fournissant abondamment une humeur visqueuse qui forme, en se desséchant, des croûtes minces, lamelleuses, cendrées, jaunes ou brunâtres ; tantôt par de simples exfoliations épidermatiques, sous la forme de petites écailles irrégulières, généralement imbriquées, humides et accolées les unes aux autres, avec odeur de rance ou de lait aigri, quelle que soit d'ailleurs la forme de l'éruption, et à la suite de laquelle le cuir chevelu reste, dans certains cas, le siège d'une alopécie plus ou moins étendue.

« Cette définition est plus explicite que celle de Lorry : cela tient à ce que nous réunissons, dans un seul et même genre : 1° l'achore proprement dit, ou la teigne muqueuse des auteurs ; 2° le lactumen de Manard, qui ne nous présente que les caractères d'un achore bénin, et que Lorry regarde comme *un pas* vers l'achore (gradus ad αχωρας) ; 3° l'affection généralement connue sous le nom de *croûte de lait*. »

Description : C'est vers l'époque de la dentition que se montrent le plus ordinairement les premiers produits de l'éruption achoreuse, sans qu'aucun symptôme précurseur les ait annoncés, et sous la forme de petites pustules blanches ou jaunâtres, dépassant à peine le niveau des téguments, disposées en groupes irréguliers et répandues sur le front, les joues, les tempes et le cuir chevelu. La peau qui les supporte ne tarde pas à offrir une teinte érythémateuse plus ou moins prononcée (avec ou sans gonflement de son tissu, Lorry). Ces pustules, toujours accompagnées d'une vive démangeaison, se rompent au bout de quelques jours, soit d'elles-mêmes, soit déchirées par les ongles du malade, en laissant couler, avec plus ou moins d'abondance, un liquide visqueux, blanc ou jaunâtre, qui donne bientôt lieu, en se concrétant, à la formation de croûtes jaunes ou verdâtres généralement minces et molles à la pression.

Cette humeur et ces croûtes exhalent, dès le principe, une odeur de rance ou de lait aigri, laquelle peut, lorsque le mal est ancien ou qu'on a négligé les soins d'une extrême propreté, prendre un caractère d'âcreté tel que les yeux et les narines en sont fortement irrités (Lorry).

Dans certains cas, l'*achore* n'est plus caractérisé à son début par l'éruption pustuleuse que nous venons de décrire. Cela se voit surtout chez les sujets irritables, dont la peau, facile à s'injecter, devient, sous l'influence de la cause la plus légère, le siége d'une vive inflammation. Souvent alors on ne trouve plus que de simples soulèvements épidermatiques, de forme vésiculeuse, à auréoles plus ou moins enflammées, remplis d'un fluide louche et obscur ; ces *pseudo-pustules* ne tardent pas à se rompre, et l'humeur visqueuse qu'elles renferment, mise en contact avec l'air, se dessèche rapidement et se convertit en croûtes lamelleuses jaunes ou brunes qui, d'abord minces, acquièrent ensuite une plus grande épaisseur à mesure que le suintement continue.

C'est cette forme, pour ainsi dire exceptionnelle, de l'achore, qu'on n'observe guère, au début, que chez les sujets très-irritables ou d'une manière tout-à-fait temporaire pendant le cours de la maladie, comme par exemple sous l'influence d'une médication intempestive et irritante, qui paraît avoir causé l'erreur des dermatologis-

tes anglais, et leur a fait assimiler à la *dartre squammeuse humide* d'Alibert, qu'ils appellent *eczéma*, l'achore
des enfants, si différent à tous égards de cette autre affection toujours redoutable par la fréquence des accidents sympathiques qu'elle provoque et sa constante opiniâtreté.

L'éruption achoreuse, quelle que soit la forme de ses
produits anatomiques, reste tantôt bornée à la face et au
cuir chevelu ; tantôt elle envahit à la fois l'une et l'autre
de ces régions ; tantôt, enfin, elle se propage jusqu'aux
oreilles, à la nuque, aux épaules, sur le tronc. On rencontre même parfois des enfants dont le tégument entier
se trouve envahi par la maladie.

Les réservoirs de l'humeur achoreuse une fois rompus
et déchirés, celle-ci se dessèche plus ou moins promptement par le contact de l'air, et on ne rencontre plus, sur
les parties malades, que des croûtes formées de mucus
mêlé aux débris épidermatiques et fort différentes, du
reste, pour la couleur et l'étendue. Ces croûtes sont généralement minces, souvent superposées les unes aux autres et toujours molles à la pression. Cette mollesse au
toucher dépend de l'humeur que les surfaces malades
continuent de sécréter et qu'elles recouvrent en forme de
voûte : la preuve en est dans le suintement qui se fait au
pourtour de ces croûtes chaque fois que leur surface est
comprimée, même légèrement ; leurs teintes les plus ordinaires sont : le *jaune*, le *verdâtre*, le *gris* et le *brun* ;
le siége du mal influe souvent sur la couleur de ses produits : c'est ainsi qu'au visage les croûtes de l'achore se
montrent, le plus ordinairement, d'un jaune doré, tandis
que sur le cuir chevelu, le mélange de l'humeur avec les

cheveux aglutinés et les autres sordidités de la tête, leur donnent généralement une teinte foncée, brune et quelquefois même tout-à-fait noire.

Le sang qui s'échappe souvent par l'action réitérée des ongles, se mêle au mucus et imprime une teinte rougeâtre aux incrustations achoreuses : c'est surtout à la face que cet effet est sensible. Alors, dit Alibert, la peau de cette région prend l'aspect d'une *chair rôtie*, ou celui d'un *gâteau sur lequel on aurait passé une couche de caramel.*

Si l'humeur qui s'amasse sous les croûtes reste quelque temps sans trouver une libre issue, elle peut s'accumuler au point de déterminer une distension douloureuse, qui s'accroît jusqu'à ce qu'une rupture spontanée ou provoquée lui ait livré passage.

C'est à l'*achore* de la face, lorsque les pustules se sont multipliées au point de couvrir tout le visage et de lui fournir un masque hideux, que les nomenclateurs anglais donnent le nom impropre d'*impetigo larvalis* et de *porrigo larvalis*, comme si le siége d'une éruption pouvait changer sa nature et lui imprimer d'autres modifications que celles qui résultent des variétés d'organisation particulières à chaque région cutanée.

Les mêmes nomenclateurs appellent encore *eczéma impetiginodes*, cette forme accidentelle de l'achore que nous avons dit ne se montrer, en général, que sur des téguments facilement impressionnables, être souvent accompagnée de fièvre et de phénomènes inflammatoires plus ou moins prononcés, que signalent soit des pustules imparfaites, soit un mélange de vésicules et de pustules pleines d'une humeur âcre et irritante, qui souvent rougit et gerce les

parties voisines. Cette disposition s'observe principalement après l'emploi de topiques irritants ; mais, je le répète, elle n'est que passagère et accidentelle, et sa marche est presque toujours celle des affections aiguës.

Tels sont les principaux caractères de la *teigne* ou
achore muqueux d'Alibert.

Si l'éruption que nous venons de décrire est abandonnée à elle-même, elle continue de se manifester par
le développement de nouvelles pustules qui se rompent à
leur tour, et laissent épancher, comme les premières, le
fluide visqueux qu'elles renfermaient. La concrétion de cette
humeur donne lieu à la formation de nouvelles croûtes,
sous lesquelles l'*ichor* peut de nouveau s'amasser et déterminer, par son accumulation, les phénomènes de distension douloureuse que nous avons déjà signalés.

Bien que l'achore muqueux puisse envahir successivement et même, en certains cas, occuper à la fois toute
l'enveloppe tégumentaire, c'est néanmoins à la face, et
sur le cuir chevelu, qu'on a le plus souvent occasion de
l'observer ; il commence presque toujours par ne former,
sur ces régions, que des groupes isolés, et ce n'est qu'a-
vec le temps que la maladie devient confluente et peut cacher la tête et le visage sous une calotte unique et par un
masque d'un hideux repoussant.

Alors, les paupières, le nez, les oreilles, participent
généralement à l'inflammation ; et si, dans ce cas, un caractère d'âcreté ou d'acuité fébrile se joint à l'éruption,
on doit s'attendre à des troubles sympathiques plus ou
moins alarmants.

Il est extrêmement rare de ne pas rencontrer sur les surfaces où siége l'achore des traces multipliées de l'action

des ongles du petit malade, comme des excoriations, des gerçures souvent profondes : leur siége et leur direction varient à l'infini ; elles se montrent partout où la démangeaison provoque le malade à porter la main, et comme le *prurit* est le symptôme le plus constant et en même temps le plus pénible à supporter dans l'affection qui nous occupe, il n'est, pour ainsi dire, aucun point qui échappe à la lacération, surtout quand le mal dure long-temps.

La *période de décroissance ou d'amendement*, qu'elle arrive, soit par l'effet d'un traitement rationnel, soit comme résultat d'un travail dépuratoire tirant à sa fin, ou par suite de l'épuisement et de la destruction du principe morbide, s'annonce constamment par des pustules moins nombreuses, par un suintement ichoreux moins abondant ; les croûtes perdent chaque jour de leur épaisseur et de leur étendue ; bientôt elles se trouvent remplacées par un épiderme mince et érythémateux qui ne tarde pas à devenir le siége d'une désquammation furfuracée. Cette dernière finit elle-même par disparaître entièrement, et ne laisse dans les parties jadis affectées qu'une teinte violacée qui persiste souvent fort long-temps, ou des cicatrices, dues à des excoriations trop profondes.

Il est une autre conséquence de l'achore que nous n'avons fait qu'indiquer, et sur laquelle nous devons appeler de nouveau l'attention du lecteur, c'est l'*alopécie*. Bien qu'elle ne soit jamais que partielle, et qu'on puisse la regarder, dans ce cas, plutôt comme accident que comme résultat ordinaire de l'éruption, toutefois sa fréquence et le désagrément physique qui en résulte doivent engager à prendre toutes les précautions capables de l'éviter.

Ces dénudations du cuir chevelu ne sont pas à redouter à la suite des éruptions légères et de courte durée, surtout lorsque le malade est soumis aux préceptes d'une sage hygiène : la sécurité n'est déjà plus la même quand le mal existe depuis long-temps avec des intermittences ou de simples rémissions, quand, au lieu d'attaquer successivement les différentes régions du cuir chevelu, il se fixe avec opiniâtreté sur quelques points seulement ; à plus forte raison si on joint à ces conditions défavorables l'abandon de la maladie à elle-même et l'oubli des soins porté jusqu'à la malpropreté.

Mais l'*alopécie* devient presque inévitable quand une inflammation achoreuse étendue et chronique se trouve encore excitée par une médication irritante et intempestive, ou la présence d'un principe virulent héréditaire à l'influence duquel elle doit son premier développement.

Nous devons dire encore qu'en outre des gerçures et des excoriations dues à l'action des ongles, et qu'on rencontre surtout à la face, l'intervalle des croûtes peut offrir des ulcérations, et, à la tête, des bosselures, des inégalités, de petits abcès. Les cheveux sont ordinairement collés en masse ou par couches : pour peu que l'éruption ait d'étendue et que ses produits se soient multipliés, la peau qui les sépare présente toujours une teinte érythémateuse plus ou moins prononcée ; dans certains cas même, l'inflammation peut devenir phlegmoneuse et pénétrer jusqu'aux couches profondes du derme.

L'abondance de l'humeur sécrétée constitue un des principaux phénomènes de l'achore : c'est surtout la nuit, et pendant le sommeil, que le suintement ichoreux paraît avoir le plus d'activité. Le matin, les linges dont on couvre la tête des enfants en sont imbibés et totalement pénétrés.

Dans bien des cas, on est obligé de les changer plusieurs fois par jour; l'humeur visqueuse est jaunâtre, et paraît souvent s'épancher des surfaces malades, comme par l'effet d'une simple transsudation; elle est parfois si abondante qu'on la voit jaillir des fosses nasales et menacer les malades de suffocation (Alibert).

L'odeur qu'elle exhale est, avons-nous dit, celle de rance ou de lait aigri; elle contribue puissamment à rendre fort pénibles les soins qu'exigent les malades, et sa force varie, du reste, en raison de l'étendue du mal, de son ancienneté, et du caractère plus ou moins acrimonieux de l'éruption.

La *démangeaison* est, sans contredit, le symptôme prédominant de l'achore : tant que les petits malades ont les mains libres, ils se servent de leurs ongles pour se labourer et déchirer le visage et la tête; c'est avec une apparence de bonheur qu'ils se grattent, et ni le sang, qui souvent ruisselle de toutes parts, ni les gerçures parfois profondes qu'ils se creusent, ne peuvent les arrêter. Alibert n'hésite pas à regarder ce besoin si impérieux qu'a l'enfant de se gratter, comme le meilleur moyen établi par la nature pour favoriser une dépuration salutaire. Malgré cette considération, dont nous sommes loin de vouloir diminuer l'importance, nous pensons qu'il est prudent de maintenir attachées les mains de beaucoup d'enfants, si l'on veut éviter de les voir blesser quelque organe important, ou se défigurer par de nombreuses coutures ou cicatrices.

Le *siège anatomique* de l'éruption achoreuse paraît être dans les follicules cutanés. Alibert, dans ses considérations générales sur le groupe des dermatoses teigneuses, dit : « L'achore muqueux établit manifestement son irritation dans le corps muqueux du tégument ; la matière pigmentaire se mêle aux produits de cette sécrétion et les colore d'un jaune doré, etc. » Il nous est impossible de partager cette dernière opinion : il n'existe aucun rapport anatomique entre la couche muqueuse de Malpighi, qui ne serait, aux yeux de plusieurs anatomistes distingués, qu'un simple produit de sécrétion dont la destination est encore peu connue, et les follicules sébacés, véritables organes sécréteurs chargés de verser à la surface de la peau une humeur grasse, onctueuse et lubréfiante : c'est ce dernier fluide qui nous paraît principalement constituer l'humeur achoreuse ; mais alors, et par suite de l'altération folliculeuse, il se montre le plus souvent avec des caractères différents de ceux qui lui sont habituels : soumis à l'influence d'une sur-excitation morbide, le follicule sécrète, dans un temps donné, une quantité de liquide beaucoup plus considérable ; le produit sécrété a lui-même changé de consistance et de couleur ; il prend une odeur toute particulière ; d'humeur douce et onctueuse, il devient un fluide plus ou moins irritant et quelquefois un ichor fétide et corrodant ; mais ce qui prouve à nos yeux que la source d'où il émane reste toujours le follicule, c'est qu'on voit à la surface des parties malades, après la chute naturelle ou provoquée des croûtes de l'achore, une foule de petites élevures ou grains vésiculeux, tantôt de forme acuminée, tantôt de forme aplatie, qui ne dépassent pas généralement le niveau des téguments, qu'on rencontre quelquefois disséminés, mais qui se montrent le plus souvent rapprochés, et qui ne semblent dus qu'à une sorte d'élongation des papilles : nous ne parlons ici que du siége anatomique primitif.

Les diverses altérations que subit l'épiderme ne sont qu'une conséquence de l'affection folliculaire et de l'abondante sécrétion qui en est la suite. C'est ainsi qu'il se détache en petites lamelles humides, dont le centre, d'un gris jaunâtre, est plus adhérent à la peau que leur circonférence ; qu'il tombe en larges écailles jaunâtres d'autant plus épaisses qu'elles sont plus imbibées, ou qu'il se résout en une sorte de poussière farineuse comme cela se voit sur le déclin de la maladie ou dans certains cas d'éruption chronique. Quelquefois, enfin, on le trouve entièrement détruit, et le derme, mis à nu ou recouvert par des croûtes plus ou moins épaisses mais seulement temporaires, ne peut plus être protégé que par la formation d'une espèce de tissu de cicatrice.

L'achore peut être simple et ne présenter à l'observateur que les symptômes caractéristiques de son éruption, de même que son développement et sa marche peuvent se trouver accompagnés ou enrayés par des complications de plusieurs sortes.

L'*inflammation* est la complication la plus ordinaire de l'achore ; elle est généralement en raison de l'étendue du mal ; elle pénètre plus ou moins l'épaisseur du derme ; elle détermine souvent de la turgescence, beaucoup de chaleur et une vive sensibilité à la pression dans les parties affectées, avec plus ou moins d'agitation et de fièvre : lorsqu'elle gagne les couches profondes de la peau, il peut en résulter des abcès, de l'étranglement, etc.

Une complication aussi fort ordinaire consiste dans

l'engorgement sympathique des glandes les plus voisines des parties affectées ; celles du cou deviennent le siége le plus ordinaire de ces sortes d'engorgements, dont les résultats varient beaucoup ; le plus souvent, ils persistent tant que le mal dure, et disparaissent avec lui ; dans beaucoup de cas, ils restent stationnaires ; parfois ils sont eux-mêmes envahis par l'inflammation, et se terminent par suppuration.

Il existe encore d'autres complications plus sérieuses : ainsi, l'abondance de la sécrétion cutanée peut amener l'épuisement des petits malades, et, par suite, une toux ou un dévoiement colliquatif ; l'inflammation de la peau peut s'étendre à la muqueuse buccale, coïncider ou alterner avec des gastrites, des bronchites, des entérites, des engorgements mésentériques, et même des convulsions ; mais, hâtons-nous de le dire, ces graves complications n'ont généralement lieu que dans les cas où le mal, longtemps négligé et abandonné à lui-même, a pu exercer toute sa violence, et principalement lorsque sa marche a été enrayée par un traitement irrationnel.

Enfin, il est une dernière complication, qui, sans ajouter à la gravité du mal, contribue cependant à rendre plus insupportable encore le prurit inséparable de toute éruption achoreuse ; je veux parler de la présence de poux plus ou moins nombreux au milieu des produits de l'éruption ; cette complication se rencontre bien plus fréquemment chez les enfants mal tenus et négligés, mais ceux des classes riches n'en sont pas eux-mêmes toujours exempts, et nous avons dû appeler l'attention sur cette nouvelle cause de prurit, toujours inutile et facile à détruire.

Nous devons rapporter à l'achore muqueux d'Alibert une affection décrite dans le traité de Lorry sous le nom de *lactumen* de Manard, et qui se présente avec tous les caractères d'un achore bénin. « En effet, ce genre d'ul- » cère, dit Lorry, se montre dès les premiers mois de la » naissance, ou peu de temps après, et défigure le corps » par des croûtes et des ulcérations ; on le croit dû à l'im- » pureté du lait. » On l'observe principalement sur les en- fants des pauvres, et Lorry le regarde comme le résul- tat d'un allaitement trop abondant. « En effet, dit-il, les » sordidités de l'enfance sont laiteuses et acidules ; elles » se détachent sous forme de lamelles, et séparent d'au- » tant plus facilement l'*épiderme* du tissu dermoïde, que » ce dernier est lui-même de nature terreuse et s'unit » promptement aux acides ; le lactumen se tient pour ainsi » dire à la surface de la peau ; ses périodes sont générale- » ment rapides ; souvent même sa durée ne dépasse » guère celle de beaucoup de maladies aiguës, et le mal » ne réclame, en général, d'autres soins que ceux d'une » extrême propreté et d'une diète convenable. »

Et plus loin, il ajoute, « après avoir condamné la » mauvaise habitude qu'ont la plupart des nourrices d'a- » paiser leurs enfants en leur donnant à téter coup sur » coup, ou de les gorger d'aliments trop substantiels, » comme du lait de vache non coupé, de la bouillie, etc., » » que c'est à cette conduite détestable qu'on doit de voir » souvent le *lactumen* se convertir en *achore.* »

Alibert décrit aussi, sous le nom d'*achore lactumi-neux*, une affection éruptive légère du cuir chevelu, qu'on ne peut évidemment séparer du genre dont nous nous occupons, et qui n'est autre que cette exfoliation su-

perficielle qu'on observe chez les enfants nouveau-nés,
et à laquelle le vulgaire, d'accord en cela avec beaucoup
d'auteurs, a donné le nom de *croûte de lait*.

Cette éruption est principalement caractérisée par des
écailles petites et irrégulières, paléacées, d'une couleur
blanche ou roussâtre, superposées et plus ou moins adhérentes; souvent ces écailles, humides et accolées les
unes aux autres, ne forment qu'une seule croûte; c'est
principalement à cette dernière disposition que s'appliquent les noms de *chapeau, gourme, croûte de lait*, etc.

L'achore lactumineux ne se remarque guère que chez
les enfants qui sont encore à la mamelle; l'humeur fournie par les parties malades exhale une odeur fade qui approche beaucoup de celle du lait aigri. Cette sécrétion
n'a, pour ainsi dire, rien de morbide; cependant, une démangeaison plus ou moins vive l'accompagne constamment; aucune inflammation ne vient la compliquer; elle
n'amène, à sa suite, ni pustulation, ni ulcération; c'est
une simple furfuration épidermatique, dont la nature dépuratoire n'est contestée par aucun auteur.

Les idées de Lorry sur la croûte de lait se rapprochent beaucoup de celles que nous venons d'émettre;
seulement, il en distingue de deux espèces, qu'il attribue,
l'une et l'autre, à des excès d'alimentation, provenant
eux-mêmes de la gourmandise commune à tous les enfants, et de la déplorable facilité que mettent à la satisfaire la plupart des mères et des nourrices.

« La *croûte de lait* qui se montre sur le vertex et toute
» la partie chevelue de l'enfant, dit Lorry, peut être re-
» gardée comme étant dans l'ordre de la nature; elle est
» commune à tous les enfants, et se résume en squammes et

» en furfures ; ce qui donne à penser que cette sécrétion
» est accompagnée de démangeaison, c'est que les enfants,
» aussitôt qu'ils ont la tête découverte et les mains libres,
» se grattent à l'instant et avec une certaine vivacité qui
» dénote un besoin et le plaisir qu'ils éprouvent à le satis-
» faire..... Ces furfures n'ont point la forme particulière
» aux *lichens* ; mais ils semblent superposés de telle sorte
» qu'une lamelle adhère fortement à la peau, la seconde
» moins, la troisième paraît jusqu'à un certain point libre
» et flottante, et le plus léger frottement suffit pour la dé-
» tacher. » L'auteur compare cette disposition à celle de
l'écorce des arbres. Le produit morbide, soumis à l'action des principaux réactifs, se comporte comme le mucus animal. « Plus les enfants mangent, ajoute-t-il, plus
» ils produisent de ce *mucus croûteux* ; tandis qu'il dimi-
» nue constamment dès qu'ils sont soumis à la diète.
» Cette sécrétion disparaît chez les enfants malades, et
» lorsqu'elle se remontre sur le déclin de la maladie, elle
» exhale une odeur forte qui varie selon la nature du mal.
» Dioscoride, Rhasès, et tous les Arabes ont admis la pré-
» sence des poux dans la croûte de lait. »

La seconde espèce de croûte de lait admise par Lorry diffère peu de celle dont on vient de lire la description ; seulement le siége du mal est plus profond et plus étendu ; les
caractères de l'éruption sont plus prononcés, ses produits
plus abondants ; des squammes nombreuses, des croûtes
épaisses, une démangeaison vive : « Il n'est pas douteux,
» dit Lorry, que l'achore ne puisse naître d'un pareil état ;
» si la matière morbide a trop d'âcreté, l'affection prend
» le caractère pustuleux ; les squammes se convertissent
» en croûtes qui, se trouvant placées les unes au-dessus

» des autres, compriment les parties voisines, amènent
» des inflammations et finissent par changer la nature de
» la suppuration, etc., etc. »

Que nous prouvent ces divers passages de Lorry, si ce
n'est qu'il existe, entre les différentes espèces d'éruptions
achoreuses, une telle conformité de nature et de siége,
qu'on les voit fort souvent se remplacer l'une par l'autre.
Ce caractère de mutualité n'avait point échappé à Alibert ; mais il faut rendre à Lorry cette justice, qu'il est encore sur ce sujet plus explicite que notre célèbre dermatologiste, et qu'il a su faire ressortir avec plus d'avantage
et d'évidence, tous ces traits de conformité puisés dans
une foule de détails pleins d'exactitude et de vérité.

La *durée de l'achore* varie beaucoup, selon qu'il affecte
une marche continue ou intermittente ; dans le premier
cas, surtout s'il s'agit d'un achore bénin et de cause externe, quelques semaines peuvent suffire à sa guérison ;
mais ordinairement, il persiste plusieurs mois, et souvent
même plusieurs années ; chez beaucoup d'enfants, il se
termine avec la première dentition, tandis que chez un
certain nombre il se prolonge jusqu'à la seconde dentition.
Cette longue durée est surtout commune pour les achores
intermittents et de cause interne. « *La guérison des en-*
» *fants achoreux*, dit Lorry, *ne laisse toute sécurité qu'a-*
» *près la septième année, lorsque d'ailleurs toutes les au-*
» *tres fonctions restent intactes.* » Du reste, la durée de
l'achore varie, comme celle de toute autre éruption, en
raison de ses causes, de son étendue, des soins qu'on y
apporte, de la position et de la constitution du sujet.

Diagnostic. L'achore présente, sous le rapport des formes éruptives, une ressemblance assez frapante avec plu-

sieurs autres maladies cutanées, et nous ne sommes nullement surpris de voir les partisans de la nomenclature anglaise, pour qui l'*élément anatomique* est l'unique base du diagnostic, le rapporter tantôt à leur *eczéma* (dartre squammeuse humide, Alibert) ; tantôt au *pityriasis* (dartre furfuracée volante, Alibert) ; d'autres fois à l'*impetigo* (dartre mélitagreuse, Alibert), ou enfin au *porrigo*, dont il est voisin, en effet, mais avec lequel on ne peut cependant le confondre sans violer la loi des dissemblances.

Les causes de ce désaccord se trouvent naturellement dans la multiplicité des formes éruptives de l'achore ; c'est ainsi que nous l'avons vu successivement caractérisé par des furfures ou de simples lamelles farineuses, par des squammes, par des soulèvements vésiculeux, par des pustules, et, comme produits secondaires, par des croûtes, par des suintements et des écoulements muqueux.

Il reste démontré, pour qui veut bien observer l'achore, que sa forme éruptive se trouve généralement liée à certaines conditions de tempérament, qu'il est toujours possible de reconnaître, et qu'elle varie en raison des différents degrés d'inflammation dont les parties affectées peuvent devenir le siége.

Nous reconnaissons que refuser de tenir compte des formes d'une éruption, est se priver d'un élément précieux de diagnostic ; aussi dans notre *Manuel des Dermatoses*, nous nous sommes constamment efforcé de les faire ressortir et d'appuyer, en partie, sur leurs dissemblances ou leurs analogies, les bases de notre *diagnostic différentiel* ; c'est pourquoi nous devons, même ici, où elles n'ont pour nous qu'une importance plus secondaire, rechercher quels sont les caractères éruptifs qui doivent nous servir à justifier la séparation de l'achore des autres maladies cutanées, et sa réunion au groupe des gourmes herpétiques.

1°. Les *lamelles* ou *furfures* de l'achore lactumineux (*chapeau*, *croûte de lait*, *pityriasis capitis*, Will.), diffèrent des productions analogues de la dartre furfuracée d'Alibert (pityriasis, Will.), en ce que les premières sont superposées, toujours plus ou moins humides, et disposées de manière à former une couche squammeuse continue, qui recouvre le plus ordinairement la peau du crâne; tandis que dans la dartre furfuracée volante, ce n'est qu'une désquammation légère et moléculaire, qui s'opère à sa surface, et qui salit les cheveux d'une sorte de poudre de son ou de farine.

2°. Les *squammes* de l'achore sont, dans beaucoup de cas, moins faciles à distinguer de celles de la dartre squammeuse humide d'Alibert (eczema, Will.) : les teintes sont les mêmes; elles sont les unes et les autres le résultat d'un suintement ichoreux; mais dans l'achore, elles sont moins larges et plus épaisses que dans la dartre squammeuse humide; l'humeur qui les fournit est dans celle-ci plus ténue; le *bouton* dont cette humeur provient est, dans la dartre squammeuse, une vésicule très-petite, remplie d'une sérosité limpide, et non plus un soulèvement vésiculeux renfermant dès le principe un fluide puriforme, comme cela se voit dans l'achore. Ensuite, dans la dartre squammeuse, on trouve à la place du *prurit* si constant et souvent si intense de l'achore, une chaleur et une douleur plus ou moins vives, avec sentiment de battement dans la partie malade; enfin, l'absence de l'o-

deur de rance ou de lait aigri. Dans la dartre squammeuse, la fréquence du mouvement fébrile qui accompagne presque toujours son développement, et, par suite,
l'état de souffrance générale qui se montre constamment
dans l'*eczema* des Anglais en raison directe de l'étendue
du mal, établissent entre l'achore et cette dernière affection une ligne de démarcation infranchissable.

3°. Les *soulèvements vésiculo-pustuleux* de l'achore pourraient être à la fois confondus avec certaines productions
analogues, mais accidentelles de la dartre squammeuse
humide, et les pustules de la mélitagre (Alib.) (impetigo
des Anglais). Mais comme ils ne sont eux-mêmes que
temporaires, souvent le résultat d'une surexcitation artificielle, et que, d'ailleurs, ils laissent persister les autres
phénomènes caractéristiques de l'achore, l'erreur devient
difficile et ne peut être, dans aucun cas, de longue durée.

4°. Les *pustules* achoreuses diffèrent de celles de la mélitagre en ce que celles-ci sont plus petites, jaunâtres et
non d'un blanc opaque comme celles de l'achore; qu'elles
reposent sur des taches rouges généralement circulaires
ou ovalaires, dont la présence précède toujours leur développement; que l'humeur qu'elles fournissent est plus
jaune et plus épaisse et qu'il en résulte des croûtes proé-
minantes, fendillées, gercées, escoriées, avec prurit et
chaleur.

5°. Les *croûtes* de l'achore, humides, molles et jaunâtres, baignées, pour ainsi dire, dans une humeur abondante et visqueuse, ont encore pour cachet spécifique, la
diversité de leurs nuances, la facilité avec laquelle on
détermine leur chute et la rapidité de leur renouvellement.

6°. Quant aux suintements de l'achore, ils se distinguent principalement par leur extrême abondance, leur rancidité et leur coïncidence habituelle avec un état de bienêtre et de santé, qui se trouve le plus souvent en raison directe de la quantité d'humeur exhalée, ce qui leur donne toute l'apparence d'une exsudation salutaire et dépuratoire.

Enfin, si nous ajoutons que l'achore est l'affection ordinaire du premier âge; que bien peu d'enfants en sont exempts; que, loin d'être accompagné d'aucun danger, on le voit souvent, dans des cas d'affections internes plus ou moins graves, opérer une révulsion heureuse et ramener la santé, nous aurons complété la physionomie distinctive de cette singulière affection.

Causes : Les causes de l'achore devant nécessairement influer sur son caractère et sa nature morbide, nous pensons qu'il est plus philosophique d'en reporter le pronostic à la suite de son étiologie.

Lorry n'hésite pas à mettre au nombre des causes prédisposantes de l'achore, la constitution même de l'enfance, la mollesse et la perméabilité des tissus, l'abondance et la fluidité des humeurs, surtout la prédominance de la lymphe et la propension du mucus à tourner à l'acescence.

La peau des enfants est le siége constant d'une abondante exhalation, qui se porte principalement vers les régions où elle trouve, à la surface du derme, des pertuis plus nombreux, une issue plus facile. Ces points sont naturellement ceux qui, rapprochés des centres nerveux et circulatoires, jouissent nécessairement de la vie la plus active.

L'abondance des sécrétions dans le premier âge s'explique par le besoin d'accroître toutes les parties du corps : la nature y a pourvu en donnant à l'enfant un appétit vorace et une digestion rapide ; et, grâce à ces sages et heureuses dispositions, l'équilibre peut persister avec la santé, tant que les fluides, superflus ou nuisibles, s'échappent en proportion suffisante ; comme aussi la maladie devient imminente quand cet échange proportionnel entre les fluides exhalés et sécrétés n'existe plus. Les causes de cette rupture sont de plusieurs sortes : les unes tendent à exagérer les sécrétions, sans nuire, du reste, à la nature des humeurs sécrétées, comme l'imprudence avec laquelle la plupart des mères et des nourrices se plaisent à satisfaire la gourmandise naturelle aux enfants, soit en les tenant continuellement suspendus à leur sein, et les gorgeant, ainsi, d'un lait superflu ; soit, lorsqu'ils sont plus âgés, en ne sachant rien refuser aux caprices de leurs désirs, surtout lorsqu'il s'agit de ces mille petites friandises et sucreries, qui sont encore plus nuisibles à l'estomac qu'agréables à la vue. Il résulte inévitablement de cette détestable habitude, un état de pléthore qui, en en raison des dispositions organiques particulières du premier âge, a pour effet constant d'exagérer encore l'activité déjà si grande des sécrétions, et d'amener à la peau les écoulements muqueux de l'achore ; et ce qui prouve que ces derniers ne sont effectivement qu'une conséquence de la pléthore, c'est qu'il suffit de ramener et maintenir l'enfant à un régime convenable pour les voir bientôt diminuer et disparaître.

Les conséquences deviennent plus graves lorsqu'aux inconvénients d'une nourriture trop abondante se joiguent l'altération et la mauvaise qualité des substances alimentaires. On conçoit même facilement que l'usage fréquent de mets bons en eux-mêmes, mais d'une digestion trop laborieuse pour des estomacs faibles et délicats, ne peut que fatiguer l'organisme, sans lui fournir les matériaux d'assimilation et de sécrétion indispensables au maintien de la santé.

Aussi Lorry met-il au nombre des causes de l'achore, l'usage prématuré du lait de vache pur, les différentes espèces de bouillies, etc.; et Alibert blâme, avec la même énergie, celui des gâteaux, des sucreries, des fruits crus, etc.

Les crudités, dit Lorry, les farines, ne conviennent pas plus aux enfants des pauvres, que les milles préparations du luxe et de la gourmandise, à ceux des personnes riches; car, alors, il n'y a plus seulement surabondance d'humeurs: celles-ci, dues à des digestions ou *coctions* incomplètes, se trouvent toujours plus ou moins viciées; les écoulements qui en résultent se montrent plus tenaces que les précédents; le régime et la diète ne suffisent plus pour leur disparition; tout l'organisme a subi la conséquence du vice des sécrétions; la guérison ne peut plus être obtenue qu'à l'aide d'une médication intérieure et générale.

Lorry met au nombre des causes les plus capables d'opérer cette dégénérescence des humeurs, et de produire des achores opiniâtres et de mauvaise nature, la présence dans l'économie d'un principe dartreux, héréditaire ou accidentel. Nous avons vu comment cette infection de l'organisme pouvait être due à la génération, à la grossesse, à l'allaitement; nous avons également exposé les

faits qui peuvent militer en faveur de la contagion accidentelle ; nous ne pouvons donc que renvoyer le lecteur à
nos considérations générales.

D'autres causes peuvent encore rompre ce précieux
équilibre, indispensable à la santé des enfants, et favoriser le développement de l'achore, soit en apportant des
obstacles à l'exhalation cutanée, soit, au contraire, en
ajoutant à l'activité, déjà si grande, de cette fonction.
Parmi les premières, les unes sont purement extérieures,
comme le contact habituel de corps gras ou pulvérulents
par suite de négligence et défaut des soins de propreté, etc. ; d'autres tiennent à la disposition des vaisseaux, comme leur atonie, etc. ; ou à la nature de l'humeur sécrétée, comme son épaississement, etc.

Les secondes, au contraire, sont toutes celles qui ont
pour effet d'augmenter la chaleur et la circulation de la
peau du crâne ; nous devons mettre en première ligne le
travail si long et souvent si pénible de la dentition ; viennent ensuite l'usage de tenir la tête des enfants trop chaudement, surtout si l'on n'a pas soin de renouveler fréquemment les bonnets ou les coiffes ; l'emploi de lotions
stimulantes, de certains cosmétiques, etc. Lorry va jusqu'à classer, parmi ces dernières causes, les contrariétés
et les tourments que des êtres si délicats peuvent avoir à
subir, et qui ont tous pour effet de porter l'exaltation dans
le système cérébral.

La constitution lymphatique est, de toutes, celle qui
paraît le plus disposer aux affections achoreuses ; ainsi,
toutes les causes capables d'énerver et d'affaiblir l'organisme deviennent ici prédisposantes de l'achore : un coup,
une chute, une blessure, en obligeant l'enfant à un repos

prolongé, peut exercer sur sa santé la plus fâcheuse influence ; combien n'en voit-on pas tomber dans le rachitisme à la suite d'un semblable accident !

Certaines conditions de climat et de température coïncident également avec les écoulements de l'achore ; ils sont chez nous plus communs et plus abondants au printemps, en automne et en hiver, que pendant l'été, saison où la peau reprend toute son énergie fonctionnelle, et pendant laquelle on voit constamment l'achore perdre de sa violence, et souvent même entièrement disparaître.

Pronostic : Il en est du pronostic de l'achore comme de sa durée ; on ne doit nullement s'inquiéter d'une semblable éruption chez un enfant dont tous les organes sont sains, chez lequel le mal a peu d'étendue, ou est le résultat de causes peu actives, temporaires et facilement appréciables, surtout si le petit malade conserve sa gaîté et son appétit.

Un achore abondant, lié à une constitution mauvaise et détériorée, est toujours plus sérieux, surtout en ce sens qu'il peut devenir lui-même une nouvelle source d'épuisement.

Mais les cas où le pronostic devient réellement grave sont ceux où le mal reconnaît pour cause la présence dans l'économie, de quelque principe virulent héréditaire ; car, alors, le mal se trouve lié à l'état général de la constitution ; il est même très-rare que, dans ce cas, il ne soit pas compliqué, soit d'engorgements glanduleux, soit de l'inflammation chronique de quelque partie du système muqueux ; on conçoit que la nature et la gravité

des complications de l'achore doivent nécessairement modifier son pronostic.

Traitement : De toutes les considérations qui se rattachent à l'histoire des maladies, la plus importante est,
sans contredit, celle de leur traitement : presque toutes
les autres lui sont, pour ainsi dire, subordonnées : qu'est-
ce, en effet, que d'éclairer l'étiologie du mal, en rappelant les conditions au milieu desquelles il s'est développé ;
que de faire connaître sa nature et son mode d'action par
l'énumération fidèle et coordonnée de ses principaux
phénomènes symptômatiques ; que d'exposer la marche
qui lui est propre, les conséquences plus ou moins fâcheuses qu'il peut entraîner, si ce n'est mettre le praticien à même de préparer sciemment et en temps oppor-
tun tous les secours de son art pour prévenir de nouveaux
dangers et combattre avec efficacité ceux que le mal a
déjà fait naître?

La thérapeutique est, pour la science médicale, ce que
la conséquence est au syllogisme, un vrai corollaire ; et
de même que la conclusion perd sa justesse lorsque les
prémisses ne se présentent pas avec un égal degré d'exactitude et de vérité, ainsi l'on s'expose à méconnaître les
lois d'une saine thérapeutique, chaque fois qu'on néglige
d'étudier à fond la nature et le caractère particulier de la
maladie qu'il s'agit de combattre.

Les différentes parties de la science médicale sont donc
enchaînées les unes aux autres : cela est vrai, non-seulement pour les divisions générales, mais encore pour
chaque exposition particulière : il arrive souvent que
quelques-uns des rapports qui constituent tout acte de

notre économie (physiologique ou morbide) nous échappent, faute d'attention ou de moyens suffisants de recherche ; et alors nous nous trouvons en présence de phénomènes insolites et exceptionnels, que nous ne savons plus à quoi rattacher, et dont les conséquences sont forcément ou abandonnées à elles-mêmes ou combattues d'une manière empyrique et incertaine ; nous nous sommes efforcé d'éviter ce danger, au sujet des gourmes du premier âge, en recherchant avec soin et en exposant avec détail toutes les circonstances qui se rattachent à leur origine, à leur nature, à leur marche, à leurs effets sur notre économie, enfin, aux suites plus ou moins fâcheuses qu'elles peuvent entraîner.

Ce n'est qu'après cet exposé que nous avons cherché à rendre aussi complet que possible, que nous croyons pouvoir aborder sans crainte le traitement de ces affections ; nous resterons, dans ce qui nous reste à dire, fidèle à la marche que nous avons suivie jusqu'ici, et si la description que nous avons faite de l'*achore* répond véritablement au but que nous nous étions proposé, les principales indications thérapeutiques viendront se présenter d'elles-mêmes et comme l'expression toute naturelle de chaque exposition morbide.

Des différentes formes de l'achore, la plus simple et en même temps la plus bénigne est celle que nous avons décrite sous le nom d'achore lactumineux, et qu'on appelle vulgairement chapeau ou *croûte de lait :* cette éruption, que Lorry regarde comme étant dans l'ordre de la nature, qui est commune à tous les enfants, et à laquelle on ne trouve pour ainsi dire rien de morbide, peut, sans le moindre danger, être abandonnée à elle-même, dans tous les cas où, bornée au vertex et à la partie chevelue de la tête, elle existe chez un enfant issu de parents sains, soumis à une alimentation modérée et convenable, et dont les principaux organes se trouvent, du reste, dans un état de parfaite intégrité.

Toutefois, il est un symptôme qui réclame quelques soins : c'est la démangeaison dont se trouve constamment accompagnée la croûte de lait, même réduite à quelques produits isolés et de peu d'importance ; chez un grand nombre d'enfants, le prurit semble ne pas exister tant qu'ils conservent la tête couverte : mais ils ne manquent jamais d'y porter la main aussitôt que l'air extérieur vien frapper le cuir chevelu.

Et ce qui prouve que la présence, sur la tête, d'un bonnet ou d'une coiffe, engourdit plutôt qu'elle ne dissipe la démangeaison, c'est que celle-ci reparaît sous l'influence du frottement le plus léger, et qu'il n'est guère d'enfant qui ne témoigne le sentiment du bien-être et du soulagement chaque fois qu'on exerce de légères frictions sur les parties où siége l'éruption.

Nous pensons que, dans ce cas, on doit s'en tenir à des soins extérieurs : d'abord ceux d'une extrême propreté ; ainsi, chaque jour on nettoyera la tête avec un peigne fin passé légèrement et avec précaution sur les points où les petites squammes et les furfures se montrent plus disposées à se détacher ; on se trouvera mieux encore pour cet usage, d'une brosse douce et flexible, comme celle de chiendent, de blaireau, etc. ; il faut éviter d'arracher avec violence les lamelles qui adhèrent trop fortement à la peau ; car, outre la douleur vive qui en résulterait pour le petit malade, cet enlèvement ne pourrait s'opérer sans excoriation du derme ; et la présence d'une plaie, telle peu étendue et superficielle qu'elle soit, deviendrait, pour quelque temps du moins, un obstacle à la continuation des soins que nous indiquons ici.

On devra faciliter la chute des produits lactumineux, soit à l'aide de fomentations douces et tièdes, pour lesquelles on peut employer l'eau de son, de racine de guimauve, de fleurs de sureau, etc. ; soit au moyen de légères onctions avec un peu d'huile fine d'olives ou d'amandes douces, ou de beurre très-frais, ou de saindoux, etc. ; nous préférons même généralement cette dernière substance, comme passant moins promptement à la rancidité.

Ces frictions se pratiquent avec les doigts autour desquels est roulé un linge fin, et l'on doit toujours éviter d'appuyer assez fortement pour détacher l'épiderme.

Pour les lotions, il est mieux de se servir d'une petite éponge douce et fine : on n'a besoin que d'une faible quantité de liquide ; car il s'agit de faciliter la chute des croutes en les humectant, et non de mouiller le cuir chevelu : des lotions étendues et souvent répétées auraient pour inconvénient de ramollir les couches extérieures du derme, d'ôter aux follicules pileux le ton qui leur est nécessaire, et d'exposer parfois la peau de la tête à devenir le siége d'un engorgement œdémateux.

Après chaque lotion, on essuyera la tête avec un linge chaud pour enlever la plus grande partie de l'humidité ; comme aussi, lorsqu'on pratiquera des onctions, on aura soin d'enlever, avant une nouvelle friction, les parties grasses qui pourraient rester de l'onction précédente.

Ces précautions faciles et peu nombreuses suffisent pour entretenir dans des limites convenables une sécrétion que beaucoup d'auteurs pensent être dans l'ordre de la nature, et qui disparaît à mesure que les poils se multiplient sur le cuir chevelu.

Elles ont encore un autre avantage, qui est defavoriser la perspiration et les sécrétions sébacées plus abondantes, dans le premier âge, à la tête que partout ailleurs, en enlevant chaque jour les sordidités qui peuvent obstruer l'orifice des canaux sécréteurs.

En général, les ablutions et les bains conviennent parfaitement au premier âge : tous les médecins s'accordent à les prescrire ; les philosophes eux-mêmes, qui ont traité les questions de civilisation et d'hygiène nationale, en ont reconnu la nécessité ; les nombreux lecteurs de J.-J. Rousseau savent combien cet homme célèbre recommande, dans son *Émile*, de baigner fréquemment les enfants dès les premiers temps de leur naissance, et de les habituer de bonne heure à tous les soins d'une extrême propreté.

Dans les cas nombreux où la sécrétion lactumineuse, dépassant les limites que nous venons d'indiquer, s'étend à l'occiput, sur le haut du front, derrière les oreilles, et se trouve caractérisée, non plus seulement par une espèce de furfuration épidermique, mais par des lamelles humides, souvent superposées, et qu'on trouve, sur bien des points, accompagnées d'injection et de sensibilité du cuir chevelu, on ne peut plus déjà se borner aux quelques prescriptions qui concernent l'état précédent que nous indiquerons comme le premier degré du lactumen.

L'usage du peigne doit être moins fréquent et réclame plus de précautions ; les excoriations du cuir chevelu sont plus faciles à produire ; on doit s'en tenir de préférence aux brosses douces et flexibles.

Des cataplasmes deviennent parfois nécessaires pour obtenir la chute des croutes ; ces topiques ne doivent être que tièdes et toujours préparés avec des substances émollientes, telles que la farine de graines de lin, la pulpe de guimauve, la fécule de pommes de terre, la mie de pain et le lait, etc. ; ces derniers doivent être laissés moins long-temps que les autres, à cause de la promptitude avec laquelle le lait passe à l'acidité ; toutes ces pâtes doivent être renfermées dans un linge fin, et mieux, dans un morceau de gaz de coton ou autre ; cette enveloppe ne nuit en aucune manière à l'action adoucissante du cataplasme, et évite l'embarras de nettoyer une tête salie par le mélange de la matière dont le topique est composé, avec les cheveux et les croûtes.

Les cataplasmes seront toujours minces et légers ; il est inutile que leur étendue dépasse celle du mal ; on doit les renouveler avant qu'ils ne soient complétement refroidis ; car, s'il faut éviter l'emploi des topiques d'une température trop élevée, on doit également se garder des applications froides, dont l'*effet résolutif* ne serait pas ici sans inconvénient.

Ce second degré du lactumen est généralement accompagné d'une démangeaison plus vive et plus persistante ; on combattra ce prurit incommode par des fomentations plus fréquentes, par des onctions plus longues et plus rapprochées ; nous pensons toutefois qu'à l'extérieur, on ne doit point sortir de l'emploi des émollients ; ceux que nous venons d'indiquer suffiront dans tous les cas de ce genre ; ce qu'il faut, c'est tenir la tête propre et la débar-

rasser chaque jour des sordidités qui peuvent faire obstacle à la libre sortie des produits de la perspiration et
des sécrétions sébacées.

La présence des squammules ou furfures du premier
degré de la croûte laiteuse peut très-bien être expliquée,
sans qu'il soit nécessaire d'admettre l'influence d'aucune
cause pathologique. Ne peuvent-elles pas, en effet, être
le résultat du simple desséchement des matières fournies
par les canaux sudatoires ou les follicules sébacés, et re-
tenues à la surface du cuir chevelu? Cette interprétation
est même la seule qui nous paraisse devoir être donnée à
ce sujet. Rien ne prouve, comme le prétend Alibert, que
les enfants des peuplades sauvages en soient réellement
exempts; et si aucune trace de gourme ne se rencontre
chez les petits des animaux, nous expliquerons cette
exception par la différence d'organisation des deux systèmes cutanés, et plus encore, peut-être, par l'habitude
qu'ont les mères de lécher continuellement leurs petits et
d'empêcher ainsi le séjour, à la surface de la peau, de
toute substance devenue étrangère à l'économie.

Mais cette explication ne suffit déjà plus au second degré du lactumen : des croûtes ou des lamelles superposées et humides annoncent évidemment une surexcitation
des organes sécréteurs; ce surcroît d'énergie dépend-il
de causes accidentelles, faciles à apprécier et à détruire,
ou n'est-il, comme cela arrive souvent, que le point de
départ d'un état morbide plus ou moins grave et qu'on ne
tardera pas à voir se caractériser? On peut éclaircir ses
doutes de la manière suivante :

Si la négligence et le défaut des soins de propreté ont
occasionné cette extension de la croûte laiteuse, il suffira

d'y recourir et de ne plus les oublier pour la ramener et la maintenir à ses premières limites.

L'insuccès, en pareil cas, dénote l'action d'une autre cause; c'est à rechercher et à combattre cette dernière qu'il faut alors s'attacher.

De toutes les causes qui agissent sur le premier âge, les principales sont : la dentition, la nutrition, l'air ambiant; si l'on pouvait douter de l'importance qu'il y a de renouveler fréquemment l'air des pièces où l'enfant séjourne habituellement, il suffirait, pour se convaincre, d'observer qu'il existe constamment le matin, autour du lit dans lequel l'enfant a passé la nuit, des vapeurs plus ou moins épaisses et une odeur différente de celle qu'exhalent les individus pubères; cette odeur, qu'on peut comparer à celle de la pâte fermentée, est souvent assez forte pour irriter les yeux et les narines, et quelquefois même gêner la respiration; si une telle atmosphère peut impressionner à ce point les personnes qui approchent l'enfant, quel danger cet être faible ne court-il pas, à plus forte raison? Les conditions d'air ambiant seront donc des premières à remplir dans le cas dont il est ici question. On devra renouveler chaque jour et à plusieurs reprises l'air de la chambre où couche l'enfant; cette pièce sera spacieuse, autant que possible exposée au midi, et tenue, pendant l'hiver, à une température égale et modérée; on choisira de préférence, pour ouvrir les fenêtres, le moment où le soleil sera à l'horizon; une chambre à plusieurs fenêtres rend plus facile le renouvellement de l'air extérieur; on peut toutefois suppléer à une seconde ouverture par un courant d'air établi entre la fenêtre et la cheminée, dans l'âtre de laquelle on aura fait un bon feu ou placé un brasier de charbon bien allumé.

Personne ne songe à contester les conséquences si souvent funestes de la dentition ; nous avons énuméré, à la page 7 de nos prolégomènes, les principales causes capables d'entraver cette fonction et de la rendre laborieuse ; parmi ces causes, les unes doivent être nécessairement abandonnées à elles-mêmes, comme, par exemple, celles qui résultent des inégalités organiques proportionnelles, etc. ; d'autres, exerçant leur influence sur des organes étrangers à la peau, ne peuvent faire partie de notre sujet ; les seules qui nous intéressent sont celles qui ont pour résultat habituel une congestion sanguine trop forte vers la tête.

Ainsi, et avant tout, l'irritation que produit le travail lui-même de la dentition ; ensuite, tous les obstacles à la libre circulation des régions supérieures, comme des langes ou des liens trop serrés, des vêtements trop étroits, le coucher dans une position trop horizontale ; et bien plus souvent encore une simple constipation.

Chacun de ces obstacles, plus ou moins long-temps compatible avec la santé, a pour effet inévitable d'entretenir vers la tête une congestion sanguine habituelle ; nous n'avons pas à traiter ici de tous les accidents qui peuvent en résulter, mais ce qu'il faut noter, c'est que la peau du visage et de la tête participe à l'engorgement sanguin, dont une des conséquences doit être la surexcitation des organes sécréteurs qu'elle renferme.

L'éloignement de ces différentes causes est généralement facile : rien n'empêche d'éviter les liens étroits, les vêtements serrés, et de laisser ainsi toute liberté aux mouvements, et par suite à la circulation des membres; la tête sera légèrement couverte, les pieds, au contraire, tenus chaudement; on combattra la constipation par des lavements, une diète convenable et l'usage habituel d'une boisson qu'on peut rendre agréable et rafraîchissante; il suffira, le plus souvent, de l'emploi méthodique de ces différentes précautions pour dissiper la congestion de la tête, équilibrer la circulation, dissiper ou affaiblir la sécrétion lactumineuse, et rendre plus facile et plus prompt le travail de la dentition. Le régime alimentaire réclame aussi, chez les enfants, une surveillance toute particulière.

Par régime ou diète, nous n'entendons pas la diminution et encore moins la privation des aliments nécessaires. L'enfant, avons-nous dit, fait plus que vivre, il croît et se développe; il a donc besoin, par conséquent, de prendre proportionnellement plus de nourriture que l'homme fait; chez lui, les fonctions digestives ont beaucoup d'activité et d'énergie; on peut donc mettre à profit ces heureuses dispositions, mais il faut bien se garder d'en abuser.

Les conséquences d'une alimentation mal dirigée, pour être plus lentes et souvent plus difficiles à reconnaître, n'en exercent pas moins une influence d'autant plus fâcheuse qu'elle s'opère graduellement et se renouvelle à chaque instant du jour.

Les erreurs à éviter à cet égard se rapportent à la quantité et à la qualité des aliments.

La nourriture de l'enfant, jusqu'à ses premières dents, est indiquée par la nature elle-même: c'est au sein de sa

mère ou de sa nourrice qu'il doit puiser la santé et la vie;
le lait prend, à mesure qu'il se développe, plus de consistance et de qualités nutritives; sa température reste
constamment douce et égale; eh bien! ce sont ces conditions qu'il faut s'attacher à obtenir, lorsque la nécessité force de recourir à l'allaitement artificiel. Ainsi l'on
étendra le lait qu'on aura substitué à celui de la mère,
qu'il soit de vache, de chèvre ou d'ânesse, d'une quantité
d'eau d'orge ou de gruau, etc., proportionnée à son âge
et à la qualité de ses principes alimentaires. On dimi-
nuera graduellement les doses du liquide adoucissant de
manière à pouvoir, vers les six ou huit mois, donner le
lait tel qu'il est fourni par l'animal dont on a fait choix;
on ne doit pas non plus abandonner à des mains igno-
rantes, ni à des gens imbus de mauvais préjugés, les soins
que réclame ce dernier. Nous savons que toute sécrétion,
pour être bonne, exige non-seulement des matériaux
exempts de toute influence morbide, mais encore l'intégrité de l'organe sécréteur. Or, ces conditions favorables
ne se rencontrent que là où la santé existe; tout nous
prouve donc qu'on ne doit négliger aucune des principales conditions capables de l'entretenir, comme celles
qui se rapportent à l'air, au séjour, à la nourriture, etc.

Ce n'est qu'après la pousse des premières dents qu'on
peut ajouter à l'allaitement une nourriture différente et
plus forte; et, encore, doit-on se borner, pendant toute la
durée de la première dentition, à de légers potages et
quelques légumes féculants; on ne doit commencer à
donner de la viande aux enfants qu'après qu'ils ont eu
toutes leurs dents; auparavant, ils ne sont capables que
d'une mastication incomplète et tout-à-fait insuffisante

pour imprimer aux aliments qu'il faut déchirer et broyer cette première préparation si nécessaire à une bonne et facile digestion; encore, devra-t-on commencer par les viandes les plus légères et les plus tendres.

Il est, en dehors des aliments, une foule de substances dont l'usage seul est pour les enfants un abus funeste; telles : le café, le vin, les spiritueux, etc. Combien de parents n'ont-ils pas payé de la vie de leurs enfants les conséquences d'une faiblesse aussi condamnable, et à la possibilité de laquelle nous nous serions refusé à croire, si nous n'avions été nous-même témoin de plusieurs exemples d'un abus si déplorable, et dont les dangers seront facilement compris, sans qu'il soit autrement nécessaire de les signaler.

Mais il ne suffit pas de choisir pour l'enfant l'alimentation qui lui convient le mieux, il faut encore laisser entre chacun de ses petits repas l'intervalle nécessaire pour une complète digestion.

Lorry s'élève avec force contre la mauvaise habitude qu'ont beaucoup de mères, et la plupart des nourrices, de donner à téter à leurs enfants pour ainsi dire coup sur coup; c'est leur moyen ordinaire d'apaiser les cris de ces petits êtres, et ce remède est cent fois pire que le mal ou plutôt le désagrément qu'elles cherchent à éviter; le repos de l'enfant n'est le plus souvent alors que l'assoupissement d'une digestion laborieuse. Une telle conduite entraîne également avec elle de véritables indigestions, de fréquentes inflammations du tube digestif et toutes les conséquences fâcheuses d'une nutrition incomplète et viciée.

Le lait est pour l'estomac de l'enfant ce que sont pour

le nôtre les mets nombreux et variés qui couvrent nos tables; et de même que nous ne pourrions au sortir d'un repas recommencer à manger comme si nous étions à jeûn, ainsi ces êtres délicats doivent nécessairement souffrir d'une surcharge consentie par un instinct trompeur et que devrait leur éviter l'intelligente sollicitude des parents. Le danger est encore plus grand lorsqu'il s'agit d'aliments plus substantiels que le lait, car il faut plus de temps à l'estomac pour les digérer. On évitera facilement tous ces inconvénients, d'abord en ne donnant à l'enfant qu'une alimentation en rapport avec ses facultés digestives; en laissant ensuite à l'estomac le temps voulu pour l'élaboration du bol alimentaire. Il est difficile de bien préciser l'intervalle qui doit séparer chaque repas, l'énergie des forces digestives variant, pour ainsi dire, dans chaque individu; mais nous pensons qu'en prenant *trois heures* pour terme moyen, on se mettra généralement à l'abri de toutes les conséquences fâcheuses qui viennent d'être exposées.

Si l'affection du cuir chevelu résiste à ces différentes précautions, on peut, sans crainte d'erreur, affirmer qu'elle se trouve entretenue soit par quelque altération organique chez l'enfant, soit par la présence, dans l'économie, d'un principe étranger et virulent.

Alors, le mal ne conserve pas long-temps les caractères du lactumen; ceux qui appartiennent à l'achore ne tardent pas à se dessiner; et l'éruption, tout en gardant sa nature dépuratoire, ne peut plus être rangée parmi les sécrétions normales, ni par conséquent être abandonnée aux seuls secours de l'hygiène.

La marche à suivre dans le traitement de l'achore proprement dit doit varier selon son origine et ses effets. La première chose à faire lorsqu'on est appelé à donner des soins à un enfant achoreux, est de s'informer si le développement de l'achore n'a pas coïncidé avec la disparition subite d'un mal antérieur; car, dans ce cas, il pourrait se présenter comme une éruption véritablement critique, et demanderait à être abandonné à lui-même, du moins pendant tout le temps supposé nécessaire à la complète guérison de la maladie qu'il aurait remplacée.

Lorsque l'achore existe simultanément avec une lésion organique, la conduite à tenir nous paraît devoir être subordonnée à la nature de l'affection concomitante et au mode d'influence que les deux maladies se renvoient réciproquement. Ces différentes conditions peuvent, selon nous, être résumées dans les propositions suivantes :

1°. Ou l'éruption achoreuse et la lésion interne sont toutes deux d'une nature bénigne, et suivent une marche isolée et indépendante; dans ce cas, on peut sans inconvénient les abandonner à elles-mêmes, ou se contenter de les soumettre aux moyens doux et aux soins hygiéniques que nous avons exposés. Chaque altération s'usera d'elle-même, au temps marqué par la nature, et les seuls efforts de l'organisme suffiront au rétablissement de l'équilibre fonctionnel.

2°. Si, au contraire, un achore abondant et grave sévit en même temps qu'une lésion organique devenue sérieuse, soit par l'importance de son siége pathologique, soit par la violence de ses symptômes, il faut alors se hâter d'agir; mais la conduite du praticien ou des parents doit ici même varier selon la nature des accidents, et leur

médication se diriger principalement vers le point
où existe le danger le plus pressant. Souvent il faut traiter en même temps les deux affections. Ici, encore, l'é-
tat du malade doit fournir les principales indications. Le
premier foyer morbide à éteindre est celui d'où émanent
les provocations sympathiques les plus nombreuses et les
plus alarmantes. Cette proposition nous conduit directement à rappeler les principales complications de l'achore,
puisqu'un traitement différent s'applique à chacune d'elles,
et que nous ne pouvons préciser aucun conseil thérapeutique sans mettre en regard le symptôme qu'il est appelé à
combattre.

Dans notre description de l'achore nous avons mis au
nombre de ses complications les plus ordinaires : les inflammations bronchiques et pulmonaires, les irritations
gastro-intestinales, les convulsions ; presque toutes ces
affections suivent, en général, une marche aiguë, et leur
influence varie selon qu'elles se développent par l'effet
d'une cause fortuite et accidentelle, ou qu'elles se montrent la conséquence sympathique des progrès de l'inflammation achoreuse.

Dans le premier cas, l'affection intercurrente n'aura
d'action sur la gourme cutanée que lorsqu'elle aura acquis
un assez haut degré de gravité ; et alors, son effet le plus
ordinaire sera de ralentir et parfois même de suspendre
tout-à-fait la sécrétion achoreuse ; ce résultat est toujours
fort grave, et devient souvent rapidement mortel lorsqu'il
est méconnu ou abandonné à lui-même.

Ici, deux indications se présentent : la première consiste, comme nous l'avons déjà dit, à attaquer, avec toute
l'énergie que comportent l'âge et la constitution du ma-

lade, le nouveau foyer morbide ; la seconde, à rendre de l'activité aux sécrétions de l'achore, et, s'il a disparu, à le rappeler à son siége primitif ; ce serait trop nous écarter de notre sujet que d'exposer ici les moyens nombreux que l'art met à la disposition du praticien, pour combattre chacune des maladies aiguës auxquelles l'enfance est exposée. Chaque série doit différer selon la nature et le siége de la maladie, et c'est dans les traités que la science possède sur ce sujet qu'il faut puiser les connaissances nécessaires pour en faire une sage application.

Nous ferons connaître dans quelques instants les moyens de rappeler la gourme herpétique.

Lorsqu'un achore long-temps négligé s'est étendu sur de larges surfaces et se trouve compliqué, soit des symptômes d'une inflammation trop vive, comme l'injection de la peau, le gonflement de son tissu, un prurit violent et les érosions qu'il provoque, ou bien des dangers d'une suppuration disproportionnée aux forces de l'organisme, il peut en résulter, dans le premier cas, les mêmes provocations sympathiques des organes pulmonaires, des enveloppes du cerveau, ou du tube digestif ; et dans le second, des conséquences tout aussi fâcheuses, mais qui, loin de revêtir la forme inflammatoire, prennent, au contraire, le cachet de l'énervation et de l'épuisement.

En tête des moyens propres à combattre l'inflammation achoreuse se trouvent les émissions sanguines. On sent bien que l'âge des malades exclue jusqu'à la pensée des saignées générales : on se borne le plus souvent à l'application de quelques sangsues, soit aux tempes, soit derrière les oreilles. Nous ne trouvons pas d'objections sérieuses à faire contre l'usage modéré des émissions sanguines locales dans le traitement d'un achore que complique une violente inflammation des téguments affectés ; mais nous pensons que ce moyen, d'un usage assez fréquent, doit être employé avec beaucoup de réserve, surtout chez les sujets peu pourvus de force et de vigueur. L'achore est une affection essentiellement chronique, qui se trouve souvent liée à des conditions générales de la constitution, et dont la durée est presque toujours de plusieurs mois, et quelquefois même de plusieurs années. Nous savons, en outre, qu'au nombre de ses causes prédisposantes les plus actives, figure cet état particulier de l'organisme qu'on est convenu d'appeler tempérament lymphatique, et qu'on a toujours regardé comme réfractaire aux émissions sanguines. En troisième lieu, l'inflammation est ici bien plutôt un accident qu'un caractère essentiel de la maladie : tout nous fait donc une loi de surveiller avec soin l'emploi d'un moyen sans doute fort énergique, mais dont on ne peut jamais espérer qu'un soulagement temporaire ; qui peut avoir pour inconvénient d'ôter à l'économie des forces nécessaires à l'élaboration d'un long travail dépuratoire, et qui ne s'applique en réalité qu'à un épiphénomène pathologique temporaire, et le plus souvent accidentel.

On doit, dans notre opinion, réserver les soustractions de sang pour les sujets forts et pléthoriques, chez lesquels on redoute la violence des contre-coups sympathiques, ou pour les cas où l'inflammation menace d'envahir quelque organe important, comme l'œil, etc. ; alors quelques sangsues dans le voisinage de l'organe menacé opèrent ordinairement un dégorgement local suffisant et des plus salutaires.

Les autres moyens se tireront de la classe des émollients et des mucilagineux : nous avons déjà eu l'occasion
d'indiquer comme fort utiles, et d'un usage quotidien, les
décoctions de son, de guimauve, de fleurs de sureau, etc. ;
on peut leur adjoindre les eaux d'amidon, de graine
de lin, le mucilage de coing, etc. Quand le traitement
est de longue durée, on se trouve généralement bien
d'employer alternativement chacun de ces liquides adoucissants : si, en effet, l'habitude émousse l'influence,
c'est surtout lorsqu'il s'agit de médicaments doux et d'une
action très-modérée.

On trouve encore dans le beurre de cacao, dans les
farines de riz et de seigle, etc., de bons succédanés pour
les onctions et les cataplasmes.

Dans les cas où l'inflammation ne cédait qu'avec lenteur, ou même résistait à l'action adoucissante de ces
différentes applications, quelques praticiens ont conseillé
de recourir à des topiques anodins et stupéfiants : c'est
ainsi qu'on a fait usage de cataplasmes composés avec les
décoctions de morelle (*solanum nigrum*), de ciguë (*co-
nium maculatum*), de belladone (*atropa belladona*), de
jusquiame (*hyosciamus niger*); mais ces préparations stu-
péfiantes peuvent avoir de graves inconvénients : Alibert
cite l'exemple d'un enfant qui devint très-malade après
qu'on en eut fait usage pour apaiser le prurit dont il était
tourmenté.

Les seuls topiques de ce genre dont je me suis souvent
bien trouvé pour aider à la chute de la pyrexie, et combattre la démangeaison soit : une légère décoction de têtes
de pavot, dépourvues de leurs graines, soit en lotions, soit
pour délayer les diverses substances destinées aux cata-

plasmes, et le cérat faiblement opiacé. En prenant une moyenne tête de pavot pour un litre d'eau, et faisant ajouter huit à dix gouttes de laudanum de Rousseau, ou le double de celui de Sydenham, par trois décagrammes de cérat, et n'employant ces doses que par fractions et dans l'espace de deux à trois jours, on est sûrement à l'abri de tout accident de narcotisme, et l'on obtiendra, dans la plupart des cas, le calme désiré.

Un procédé qui réussit presque toujours à calmer la violence de l'inflammation achoreuse consiste à la diviser, en l'appelant, soit sur un autre point de la surface cutanée, soit sur le tube digestif : l'établissement d'un exutoire au bras ou à la jambe atteindra facilement le premier but. On doit, tant que l'enfant n'est pas propre, préférer le bras comme siége de l'exutoire; plus tard, lorsqu'on n'a plus à craindre le contact de l'urine, on se trouve tout aussi bien de l'appliquer à la partie interne du mollet : un petit vésicatoire, dont on entretiendra quelque temps l'écoulement, est l'exutoire qu'il faut préférer.

On a, pour la révulsion sur le canal intestinal, toute la classe des laxatifs et des minoratifs. Comme il est nécessaire de revenir souvent à leur usage si l'on veut obtenir une dérivation suffisante, on doit choisir de préférence ceux qui purgent le plus doucement; ainsi le sirop de chicorée simple ou composé, la rhubarbe, la manne, le calomel, etc.

Il est une classe de médicaments fort dangereux, dont quelques praticiens en renom, Aëtius, Celse, etc., n'ont pas craint de conseiller l'usage dans le traitement de l'achore, et qu'il est d'autant plus urgent de signaler à la réprobation des parents et des praticiens, qu'ils exercent sur cette sécrétion dépuratoire une influence rapide et d'apparence favorable; nous voulons parler des astringents ou détersifs, qui presque tous ont pour effet la répercussion du mal; telles sont les préparations d'alun, de zinc, de plomb, certains principes sulfureux, etc. Nous ne saurions trop le répéter : la sécrétion de l'achore est, aux yeux de presque tous les praticiens, un écoulement destiné à purifier l'organisme, il est donc imprudent de chercher à le suspendre et plus encore à l'arrêter complétement : les accidents les plus graves peuvent suivre rapidement cette pratique, aussi vicieuse que condamnable. Les auteurs fourmillent d'exemples qui tous viennent appuyer notre répulsion : Alibert cite l'histoire d'un enfant couvert d'un achore fluant avec abondance, et qui mourut en quelques jours, après que sa nourrice eut, dans l'espérance d'arrêter cet écoulement, couvert sa tête de fleur de farine très-chaude. Thomas Bartholin parle d'un jeune prince d'Allemagne, atteint d'un achore muqueux, qu'on eut l'imprudence de traiter par les répercussifs, et qui mourut des suites d'un dévoiement colliquatif. Forestus veut qu'on procède très-lentement à la guérison des achores.

Il arrive assez souvent, qu'au lieu d'avoir à calmer, dans la teigne muqueuse, les phénomènes d'une surexcitation plus ou moins marquée, et à ramener à des proportions compatibles avec la constitution et l'exercice fonctionnel, les produits d'une sécrétion trop active, il faut, au contraire, ranimer un travail de dépuration devenu insuffisant, et quelquefois même le rappeler après une disparition trop brusque, soit qu'elle ait eu lieu spontanément, soit qu'on l'ait, au contraire, provoquée par une médication irrationnelle et intempestive.

Il nous paraît inutile d'ajouter qu'il faut bien se garder de confondre avec les cas dont nous voulons parler ici, la période de décroissance, effet souvent naturel du caractère intermittent de la maladie, ou résultat de son usure par suite des progrès de l'âge.

On ne doit songer à surexciter ou à rappeler l'achore que chez les sujets qui souffrent de sa diminution ou de sa disparition, soit par l'aggravation d'une affection interne concomitante, soit par le développement d'un mal nouveau qu'on peut regarder comme le résultat des changements survenus dans le travail dépuratoire qui se faisait à la peau.

Le rappel des sécrétions achoreuses, lors même qu'elles n'ont disparu que depuis peu de temps, présente souvent beaucoup plus de difficultés qu'on ne pourrait le croire : l'emploi des excitants cutanés est, dans beaucoup de cas, porté au point de développer des érythèmes, des injections érysipélateuses, et même, chez quelques sujets, une véritable inflammation phlegmoneuse, sans qu'il en résulte d'autres phénomènes que ceux qui se trouvent particuliers à ces différentes affections. Aucune trace d'achore ne vient se joindre à eux; nouvelle preuve que l'irritation dartreuse, quel que soit l'âge auquel elle se développe, porte avec elle un cachet tout spécifique, puisqu'il ne suffit pas d'irriter la peau pour la produire, et qu'elle ne survient généralement que par l'effet d'un concours de circonstances que nous avons cherché à préciser dans nos considérations générales et qu'on est loin de pouvoir toujours réunir à son gré ; des nombreuses tentatives aux-

quelles nous nous sommes bien des fois livré pour
opérer cette révulsion si souvent désirable, il est résulté
pour nous la conviction que les deux ordres de moyens
suivants sont les plus favorables à son obtention.

Le premier consiste à entretenir sur les points jadis
affectés (car on doit agir de préférence à toute autre sur
la région qui a été le siége du premier développement
morbide), un degré constant de chaleur porté jusqu'à la
transpiration, au moyen d'étoffes de laine qu'on recouvre de taffetas gommé ; la circulation de ces parties sous-
traites à l'impression de l'air extérieur se trouve surex-
citée, et il en résulte une perspiration plus active et plus
abondante dans les produits devenus irritants par leur
mélange et leur long séjour dans cette brûlante atmosphère,
exercent à la surface du derme un mode particulier d'excitation que nous avons dû ranger au nombre des causes
les plus actives de l'achore.

Les produits achoreux une fois obtenus, on les entretient et on les multiplie par des applications légèrement
excitantes, comme les feuilles de poirée ou de laitue, les
feuilles de choux, etc.

Chez certains sujets, cependant, ces moyens ne suffisent
pas, et alors nous n'hésitons pas à conseiller les vésicants
et les suppuratifs ; mais le choix est encore nécessaire
entre ces derniers : ainsi l'on préférera des mouches derrière les oreilles, aux tempes, ou un large vésicatoire sur
le cuir chevelu, lorsqu'il s'agira de combattre un achore
dont les écoulements étaient séreux et s'épanchaient de
surfaces douloureuses plus ou moins fortement injectées ;
tandis que, dans les conditions opposées, nous préférons
les frictions de tartre stibié qui font naître des élevures

pustuleuses et pleines d'un fluide d'un blanc jaunâtre, qui se rapproche beaucoup de ce mucus épais et gluant que fournissent généralement les pustules de l'achore. Il nous paraît inutile d'ajouter que l'action de ces différentes applications à la surface du derme devra être favorisée par l'emploi de tous les moyens que la thérapeutique met à la disposition du praticien pour affaiblir et éteindre, s'il se peut, l'affection intercurrente. Il nous est, du reste, impossible de rien préciser sur la durée de ces différentes applications; sur le degré d'excitation artificielle qu'il faut atteindre pour espérer une révulsion suffisante; sur les quantités médicamenteuses qu'il faut prescrire pour chaque application; tout cela dépend de la gravité de l'affection intercurrente, et, par suite, de la nécessité d'opérer une révulsion plus ou moins rapide, de l'impressionnabilité du sujet, et de mille autres circonstances qui varient, pour ainsi dire, à chaque cas, et dont un praticien éclairé saura toujours faire l'application.

Tout achore qui résistera à l'emploi méthodique et raisonné des nombreux moyens de traitement qui viennent d'être exposés, sera certainement entretenu par la présence dans l'économie d'un principe étranger et virulent dont l'expulsion devient indispensable pour arriver à une guérison complète et à l'abri de toute récidive.

Ici, en effet, l'achore a perdu tout caractère de sécrétion normale; c'est un véritable état morbide qu'il faut se hâter de combattre et de détruire, si l'on ne veut voir le mal se perpétuer bien au-delà de son temps ordinaire, ou, ce qui serait plus dangereux encore, laisser pour toujours l'organisme exposé à sa funeste influence.

Dans ce cas, la nécessité d'un traitement intérieur et

dépuratif n'est plus un doute pour personne; mais ce qu'il nous importe de bien faire connaître, c'est le sens précis qu'on doit attacher au mot *dépuration*, et quelles sont les conditions d'un traitement véritablement dépuratif.

Le mot *dépuration*, pris d'une manière générale, s'applique à toute opération ayant pour but la séparation des matières qui altèrent un liquide.

Ce terme, restreint à l'usage médical, exprime tout changement favorable qui s'opère dans la constitution, soit par des évacuations spontanées, soit par des éruptions qui surviennent à la surface du corps.

Par suite, et comme conséquence, on a appelé *dépuratoires* certaines maladies que l'on considère comme propres à modifier avantageusement la constitution, en agissant sur la composition des fluides animaux; et l'on désigne indifféremment par les mots *dépuratoires* ou *dépuratifs*, tous moyens médicamenteux ou diététiques à qui l'on supposait la propriété d'enlever à la masse des humeurs, les principes qui en altéraient la pureté ou qui les dirigaient vers quelqu'un des émonctoires naturels.

Presque toutes ces idées sur la dépuration et les dépuratifs, nous viennent de l'école des humoristes, en tête de laquelle nous devons placer Sydenham, qui a su donner un si grand crédit à la théorie de la dépuration du sang; nous ne le suivrons pas dans les conséquences qu'il tire de ses considérations sur le mouvement fébrile, qui, devenu pour lui un phénomène constant de dépuration, exige, dans l'intérêt de ce précieux résultat, une surveillance de chaque instant pour prolonger le temps nécessaire, et maintenir à un degré convenable de force et d'activité cette commotion artérielle excitée par la nature pour opérer la séparation d'une cause morbifique, ou déterminer l'expulsion de principes étrangers contenus dans le sang, ou enfin, pour changer les conditions de ce fluide indispensable à la vie.

Il est certain que cette doctrine de la dépuration, appliquée à une fièvre aiguë, se trouve avoir un côté spécieux. N'est-il pas, en effet, ordinaire de voir dans ce cas la chute des accidents et le retour du calme coïncider avec une *suractivité* des organes sécrétoires ou exhalants, avec des *sueurs abondantes*, des *urines limoneuses*, des *déjections multipliées*, une *éruption* à la peau, une *hémorrhagie active*, etc. Or, quoi de plus naturel que de chercher, dans ces phénomènes, les causes de l'amélioration obtenue?

Reconnaissons, toutefois, avant d'aller plus loin, qu'un défaut grave de cette théorie est de ne pas comprendre, au moins directement, les solides dans l'idée qu'on se fait d'un mouvement dépuratoire, comme si les tissus vivants ne se renouvelaient pas sans cesse dans l'acte de l'assimilation, comme si, dans l'état de maladie, leur nutrition ne s'opérait pas d'une manière irrégulière, comme si, au retour à la santé, il ne se faisait pas dans leur composition intime une rénovation de principes que l'on pourrait bien qualifier de *dépuration*. Recherchons maintenant dans quelles parties de l'organisme ces phénomènes de renouvellement et de dépuration se montrent les plus apparents et les plus souvent répétés.

De tous les fluides du corps humain, le sang, que nous avons montré, non-seulement comme la source commune où puisent tous les organes pour leur entretien et leur réparation, mais comme tenant encore en dissolution ou en suspension tous les principes étrangers ou nuisibles qui s'échappent par les divers émonctoires ou s'attachent à nos tissus et les corrompent, est sans contredit le siége le plus fréquent du mouvement dépuratoire et celui qui nous permettra d'en étudier les éléments avec le plus de facilité.

Examinons donc ce qui se passe dans ce fluide en santé comme dans l'état de maladie. On a depuis long-temps démontré qu'il existe dans le sang deux parties bien distinctes, l'une propre, douée de la vie, et se reproduisant par une véritable nutrition; l'autre, véritablement étrangère à la substance du sang, et composée de toutes les matières que les vaisseaux absorbants recueillent à la surface intestinale, sur la peau, sur les membranes muqueuses, dans le tissu des organes, et que les veines et les vaisseaux lymphatiques transmettent au torrent circulatoire. Ces matières circulent avec le sang, mais elles n'y sont, en quelque sorte, que mêlées; elles ne s'identifient pas avec lui. Ce fait est important à connaître, car il nous explique la double espèce de dépuration dont la masse sanguine peut être le siége.

La première intéresse la propre substance du sang : on sait que ce fluide ne se présente pas toujours avec les mêmes qualités, avec la même nature intime, qu'il est parfois d'une complexion trop riche, dans d'autres cas, pâle, décoloré, sans cohésion, et évidemment dépourvu de quelques-uns de ses principes constituants : les maladies aiguës et chroniques nous offrent mille occasions d'observer ces états opposés du fluide sanguin. Mais il est facile de concevoir que l'un et l'autre peuvent être la conséquence de causes indépendantes d'un principe morbide : ainsi la pléthore résulte fort souvent d'une alimentation surabondante ou habituellement composée de mets trop excitants, comme l'appauvrissement peut dépendre d'un affaiblissement dans l'acte assimilateur ou de l'insuffisance des principes nutritifs.

Dans le premier cas, le sang, animé d'une vitalité trop active, dépourvu de parties superflues, va porter dans tous les organes une stimulation trop vive ou des matériaux trop nombreux de nutrition.

Dans le second, au contraire, dépourvu de sa vitalité, il ne leur fournit que des éléments incomplets de réparation. La preuve ne s'en tire-t-elle pas de l'état de langueur dans lequel tombe l'économie, de la mollesse et de la flaccidité que les tissus finissent par prendre?

Eh bien, n'est-ce pas une véritable dépuration qui s'établit lorsqu'avec un bon régime et l'emploi journalier de moyens médicamenteux et hygiéniques appropriés, on rend au fluide sanguin tous les éléments de sa constitution première ; car on voit s'établir un échange rapide entre des molécules d'une élaboration incomplète et mal assimilée et d'autres principes vivifiants que l'organisme retient fortement : les premières s'isolent de nos tissus, et viennent s'ajouter à toutes les parties excrémentitielles, qui, rentrées dans le torrent circulatoire, sont poussées vers les conduits excréteurs et destinés à sortir du corps?

Le même phénomène se reproduit, quoique dans des conditions inverses, lorsqu'on soumet un sang pléthorique et plein d'effervescence à une diète tempérante : les parties superflues et celles irritantes se trouvent d'autant

plus facilement reprises par les absorbants qu'elles n'ont
qu'une cohésion très-faible avec l'organisme, et qu'elles
sont impatiemment souffertes.

Mais le sang ne contient pas seulement les matières que
les absorbants lui rapportent des différentes parties du
corps, et qui ne sont que de véritables débris inorganiques ;
une foule d'autres principes provenant, soit des aliments,
soit des boissons, soit des médicaments, etc., circulent
dans son intérieur : les uns, assimilables, sont digérés
et convertis en principes organiques ; les autres, réfractaires à toute espèce de coction, circulent dans le fluide
sanguin jusqu'à ce qu'ils aient atteint une bouche exhalante par où ils s'échappent du corps. La nature de ces
dernières parties doit nécessairement influer sur la durée
de leur séjour, sur les phénomènes qui accompagnent
leur présence dans nos fluides et leur sortie de l'organisme : si ces principes sont adoucissants, s'ils n'exercent
aucune impression pénible sur les tissus vivants, aucun
trouble ne décélera leur présence, et leur dépuration pourra
s'opérer d'une manière douce et presque inaperçue.

Dans les cas contraires, la présence de ces matières
excitera un trouble fébrile plus ou moins prononcé, et
leur sortie s'accompagnera de phénomènes sensibles qui
ne permettront pas de la méconnaître. N'est-ce pas ce qui
arrive après les repas copieux et rendus stimulants par
des mets épicés, le café, le vin, les liqueurs, etc., après
l'usage de médicaments excitants, des sudorifiques, des
diurétiques : ces diverses substances, introduites dans le
sang, y développent la vitalité de tous les appareils organiques, accélèrent la circulation et déterminent une excitation générale : parfois cette surexcitation semble se

concentrer sur une partie exhalante ou sécrétoire, quelquefois sur l'appareil urinaire et sudoripare, etc. : l'excitation diminue à mesure que la substance excitante s'échappe avec les produits de la sécrétion ; sa présence se décèle fort souvent par l'odeur, la couleur et la saveur qu'elle imprime à ces derniers : tous ces phénomènes ne constituent-ils pas ici un véritable mouvement dépuratoire ?

Mais la dépuration, pour être un phénomène physiologique qui s'exécute souvent dans l'économie animale, est rendue plus fréquente encore par l'état de maladie.

On sait que toute maladie générale a pour effet d'apporter du trouble dans l'exercice fonctionnel ; la nutrition surtout se fait d'une manière vicieuse, et, par suite, la constitution intime du sang et des tissus vivants se détériore. Or, il est facile de concevoir qu'au moment où la santé se rétablit, où les actes de la vie nutritive reprennent leur intégrité, il doit s'opérer une grande mutation intérieure : toutes les parties vivantes, solides ou fluides, travaillent à refaire leur complexion matérielle : elles se dépouillent des acquisitions faites pendant l'état de trouble et de désordre qu'a produit la maladie, en même temps qu'elles attirent et s'approprient les éléments propres à leur restauration ; et c'est le plus souvent au moment de ces échanges, dont la santé doit être le résultat, qu'on voit survenir ces excrétions abondantes, pourvues de qualités particulières, cette espèce d'irruption vers toutes les issues exhalantes ou sécrétoires pour la sortie des principes que la vie abandonne et repousse.

Ce qui nous intéresse le plus, dans cette succession de phénomènes, n'est point la réparation de la substance propre du sang, rendue nécessaire par une assimilation incomplète ou défectueuse, mais bien la séparation, des tissus vivants, des principes qui leur sont étrangers et dont la présence prolongée peut amener des accidents plus ou moins graves.

Si la cause du mal ne consiste que dans l'altération des propriétés dynamiques ou forces vitales, et n'exerce qu'une influence rapide sans pénétrer l'organisme et s'identifier avec nos tissus, la dépuration ne consistera que dans la réparation des désordres occasionnés par le trouble morbide, et les canaux excréteurs n'auront à livrer passage qu'au produit même de la maladie.

Mais, dans une foule de cas, la *cause morbifique* est permanente, circule avec nos fluides, se met en contact avec nos organes, et leur imprime son stigmate particulier; tels les *virus dartreux, scrofuleux, siphilitique*, etc. Nous pensons, après toutes les considérations dont nous avons étayé l'existence de ces différents principes ou influences morbides, qu'il n'est guère possible de la révoquer en doute : alors, pour que la dépuration s'opère, il ne suffit plus que l'organisme soit débarrassé de tous les produits du mal, il faut nécessairement éloigner aussi l'élément pathologique : les forces de la nature suffisent rarement à son expulsion. Cela se voit cependant quelquefois à certaines époques de la vie, par l'effet de surexcitations exceptionnelles, comme celles qui signalent la puberté; mais telles heureuses que se montrent les dispositions de l'organisme, les soins hygiéniques et les secours de l'art accélèrent toujours puissamment et rendent plus complets les phénomènes caractéristiques d'une bonne dépuration.

Nous sommes très-loin, sans contredit, de partager toutes les opinions des humoristes ; mais de ce que leur théorie peut être, sous beaucoup de rapports, taxée d'exagération et même d'erreur, il ne s'ensuit pas que nous devions refuser d'admettre les faits bien constatés qui s'y rattachent.

N'a-t-on pas maints exemples d'amélioration coïncidant évidemment avec des évacuations parfois provoquées, mais plus souvent inattendues, et auxquelles on ne peut raisonnablement refuser le caractère dépuratoire ?

Dans la guérison des maladies contagieuses, la dépuration n'est-elle pas souvent évidente ? On sait que la maladie est enrayée ou prévenue quand on peut expulser ou détruire le principe matériel de la contagion avant qu'il n'ait pénétré l'organisme ou tant que son action reste limitée à une surface peu étendue ; cela se voit chaque jour pour les accidents de la siphilis, pour les dartres limitées et de cause externe.

Chez certaines personnes, il se fait en quelque sorte une dépuration continue ; leur santé ne paraît entretenue qu'au moyen de sueurs locales et parfois fétides, d'éruptions boutonneuses, de sécrétions de diverses natures, qui se montrent, dans certains cas, d'une intermittence régulière. J'ai été à même de connaître un grand nombre de ces personnes, et j'ai pu me convaincre que la plupart d'entre elles vivaient sous l'influence d'un vice scrofuleux ou herpétique souvent constitutionnel et héréditaire : ces évacuations dépuratoires, en poussant au dehors une partie du principe morbide en même temps que leurs produits, laissaient subsister la santé, qui fût devenue incompatible avec une rétention complète, ou seulement prolongée, de tous ces éléments pathologiques.

Pour l'explication de quelques-unsde ces phé nomènes, on a fait jouer au système capillaire un rôle plus important que celui qui paraît lui être départi dans l'ordre fonctionnel, et lors même qu'on admettrait la fluxion capillaire, dont la disparition et le transport sur tel ou tel organe pourrait donner naissance à différentes maladies, les phénomènes d'un pareil mouvement congestionnel n'en resteraient pas moins un problème difficile à expliquer d'une manière satisfaisante.

Dans l'état physiologique comme dans celui de maladie, la dépuration se fait tantôt avec rapidité, d'une manière suivie et pour ainsi dire aiguë, tantôt au contraire avec lenteur et une certaine apparence d'hésitation.

Le premier mode de dépuration coïncide ordinairement avec le cours des maladies aiguës, avec les tempéraments sanguins et robustes, avec certaines périodes climatériques de l'existence qui s'accompagnent d'un état d'effervescence organique et de surexcitation fonctionnelle, comme celles de la *dentition*, de la *puberté* : le second se rencontre plus souvent dans les maladies chroniques, chez les sujets faibles et cacochymes, dans les classes peu aisées, où les privations sont fréquentes et multipliées.

Un fait très-important à noter ici, c'est que presque toute élaboration dépuratoire est accompagnée d'une suractivité du système artériel, et souvent même d'un mouvement fébrile plus ou moins prononcé : Sydenham, avons-nous dit, ne balance pas à faire de la fièvre un agent indispensable à toute dépuration; celle-ci doit cependant présenter certaines conditions : un mouvement

du sang trop violent ou trop rapide doit nécessairement
nuire à l'exhalation. Il en serait de même avec un état
d'inertie et d'extrême lenteur : dans le premier cas, cet
homme célèbre conseille de recourir aux calmants et aux
anti-phlogistiques pour modérer l'orgasme fonctionnel,
dans le second, au contraire, de chercher à remonter les
forces vitales, et à exciter dans le sang une agitation plus
vive.

Nous venons d'étudier dans le sang les principaux phénomènes de la dépuration ; il est certain toutefois que ce
fluide n'en est pas le siége unique : elle se fait également
dans la lymphe : mais dans cette dernière, qui ne possède en
quelque sorte qu'une animation incomplète, l'acte dépuratoire ne peut marcher qu'avec une extrême lenteur : ses
effets, pour être saisis, demanderaient une observation
plus attentive et plus long-temps continuée. Cependant,
comme il est prouvé que les principes virulents et contagieux parcourent le système lymphatique, et que même on
les y rencontre bien plus souvent que dans le fluide sanguin, on ne peut douter que dans les cas nombreux où le
retour à la santé n'a lieu qu'après la disparition de tous
les symptômes caractéristiques de leur funeste influence,
il ne se soit opéré dans tout le système des vaisseaux
blancs une salutaire dépuration.

Ne pourrions-nous pas rattacher à l'acte nutritif lui-
même l'élaboration dépuratoire? car, qu'est-ce que la
nutrition, si ce n'est un échange continuel entre des parties devenues inutiles à l'organisation et d'autres nouvelle-
ment pénétrées des principes de la vie et parfaitement
disposées pour s'identifier avec nos tissus?

Maintenant qu'il ne nous est plus permis de méconnaître

que la dépuration est le résultat d'un travail actif, pour lequel une surexcitation du système circulatoire paraît une condition sinon tout-à-fait indispensable, du moins constamment favorable, il ne nous sera pas difficile de reconnaître quels sont les médicaments qui peuvent favoriser cette salutaire élaboration.

On appelait *dépuratifs* les médicaments auxquels on attribuait la faculté de débarrasser la masse du sang des matières hétérogènes qui souillent sa pureté, soit en les poussant par les issues sécrétoires et exhalantes, soit en détruisant ces principes morbifiques et en les dépouillant de leurs qualités malfaisantes.

On s'étonne, avec raison, de voir ranger parmi les dépuratifs les substances les plus différentes par leur composition chimique et la manière dont elles agissent sur nos tissus : ainsi, à côté de productions mucilagineuses ou mucoso-sucrées, on trouve des composés gélatineux, puis des substances amères et âcres, comme la racine de scorzonère, la bourrache, la buglose, les jeunes pousses d'asperge, de houblon, etc. ; le raisin, les fruits sucrés, etc. ; le bouillon de grenouilles, de tortue, de poulet, de veau, etc. ; le lait d'ânesse, de vache, de chèvre; la racine de patience, de pissenlit, de bardane, la chicorée sauvage, la fumeterre, la douce-amère, la petite centaurée, la scabieuse des bois, etc. ; le cresson, le raifort sauvage, etc. ; les vins de quinquina et de gentiane, etc. ; les sirops de Cuisinier, anti-scorbutique, etc. ; puis le soufre, l'antimoine, le fer, le mercure et ses préparations ; enfin les purgatifs, les diurétiques, les sudorifiques, etc.

Il est difficile de comprendre qu'un même effet thérapeutique puisse constamment résulter d'agents aussi divers ; cependant, si l'on réfléchit à l'action isolée de chacun d'eux, on verra comment, dans des cas différents, mais appropriés, ils concourent successivement à l'acte dépuratoire.

Si le travail de la dépuration se trouve enrayé par un surcroît de force et d'énergie vitale, par une suractivité du système circulatoire, on se trouvera bien, pour tempérer l'orgasme dynamique et l'exaltation fébrile, des substances adoucissantes, mucilagineuses, tempérantes. Sydenham prescrivait alors la saignée, les décoctions d'orge et de gruau, le petit-lait, etc.

Si, au contraire, la dépuration paraît ne se faire qu'avec lenteur et hésitation, chez un sujet dont les forces sont épuisées, ou chez lequel la circulation artérielle ne peut atteindre le degré de vivacité nécessaire, c'est dans la classe des substances amères et toniques qu'il faut prendre les dépuratifs.

Nous pensons, avec M. Barbier, dont le précieux travail sur la dépuration nous est ici d'un grand secours, qu'il est inutile d'admettre une vertu dépurative dans les deux ordres de médicaments que nous venons d'indiquer, pour expliquer les bons effets qu'ils produisent. En effet, les émollients, en modérant le mouvement organique trop rapide dans le premier cas, et les toniques et les excitants, en l'augmentant et en l'activant dans le second, tendent toujours à un but commun, qui est de maintenir l'action fébrile dans de justes bornes, et de donner à la nature les moyens de rétablir l'ordre et l'harmonie dans l'exercice fonctionnel.

N'est-ce pas un effet analogue qui résulte, dans beaucoup de cas, du seul emploi d'un régime alimentaire convenable. On sait que chez les personnes qui souffrent d'un sang âcre et échauffé, qui sont sujettes à des rougeurs à la peau, à des boutons sur le visage, à des irritations fugaces et des chaleurs douloureuses, l'usage prolongé d'une diète lactée, de bouillon de poulet, de grenouilles, de veau, de viandes blanches, de légumes mucilagineux, procurent presque toujours du soulagement et du calme. Tous ces principes adoucissants doivent, à la longue, modifier avantageusement l'organisme tout entier et faire perdre à la constitution ces caractères d'exaltation et d'irritabilité dont il vient d'être question.

Ici encore il se fait un genre de dépuration différent de celui auquel on rattache particulièrement ce mot.

Les véritables médicaments dépuratifs sont ceux qui, tirés de la classe des excitants et des toniques, se trouvent journellement employés dans le traitement des affections virulentes, qu'elles soient de nature dartreuse, scrofuleuse ou syphilitique. Pour nous expliquer leur action, examinons d'abord quelles sont généralement les conditions de santé des personnes qui vivent depuis long-temps sous l'influence de l'un de ces virus : tout annonce chez elles un état de détérioration et de cachexie plus ou moins prononcé : pâleur et mollesse des téguments, bouffissures plus ou moins multipliées, langueur fonctionnelle, etc., de toutes parts, traces d'épuisement et de viciation.

Les toniques et les excitants sont ici visiblement indiqués : les premiers possèdent la propriété de *remonter graduellement* l'action organique des divers systèmes de l'économie ; les seconds donnent plus *d'activité* et de *fréquence* aux mouvements fonctionnels. Il est d'usage et

d'une pratique raisonnée d'aider l'action des uns et des
autres par tous les secours de l'hygiène, comme une
bonne nourriture, un air salubre, un exercice convenable, les soins d'une extrême propreté, etc. ; mais ici encore, c'est, comme on le voit, un état complexe qui se
produit ; pendant que le principe tonique ou excitant réveille partout les forces organiques, de bons éléments nutritifs abondent dans toutes les parties ; un exercice modéré, un air pur et vif viennent aider à cette salutaire
rénovation.

Il résulte donc de l'examen auquel nous venons de nous
livrer que la plupart des médicaments qu'on a qualifiés
de dépuratifs, ne méritent pas véritablement ce nom,
puisqu'ils ne font généralement que concourir au maintien ou au rétablissement des conditions qui paraissent favorables à l'acte dépuratoire, et que celui-ci semble, dans
tous les cas que nous venons de citer, s'accomplir sous
la seule influence des lois de l'organisme.

Nous pensons toutefois qu'il existe un certain nombre
de substances pour lesquelles on doit réserver le mot *dépuratif* : ce sont toutes celles qui jouissent de la propriété d'affecter de préférence et d'une manière constante les appareils des sécrétions et des exhalations.

On sait qu'il est des médicaments dont l'action se porte
constamment sur tel ou tel système de l'économie ; que
certains d'entre eux jouissent même d'une influence plus
restreinte encore, et bornent leur action, soit à un seul
appareil, soit même, dans quelques cas, à un organe unique, puisqu'on les voit, suivant leur nature, se porter sur
les systèmes muqueux ou cutané, sur les appareils qui
président à la digestion, à la circulation, à la respiration.

aux sécrétions, aux exhalations, ou bien sur le cœur, sur le cerveau, sur la matrice, etc. : de là, les médicaments sudorifiques, pectoraux, diurétiques, apéritifs, emménagogues, etc.

C'est fondé sur de semblables données thérapeutiques, qu'on peut arriver à faire un choix de médicaments *spécifiques*, de véritables dépuratifs; nous trouverons bientôt l'occasion d'indiquer le petit nombre de ceux auxquels l'expérience nous a permis d'attribuer particulièrement ce caractère, et nous pensons devoir examiner maintenant quelles sont les applications que nous devons faire au traitement de l'achore de nos considérations sur la dépuration.

S'il est un âge auquel la nature peut accomplir avec ses propres forces les modifications organiques les plus profondes, les élaborations dépuratoires les plus complètes, c'est, sans contredit, celui de l'enfance; car, à cette époque de la vie, toutes les circulations sont rapides et faciles, tous les orifices largement ouverts, toutes les fonctions actives; c'est donc à maintenir ou à rappeler ces conditions favorables qu'on doit d'abord s'attacher.

Une nourriture saine et abondante pour les enfants chétifs et délicats; une alimentation douce et calculée pour les sujets irritables ou pléthoriques; de bonnes conditions d'air, d'exercice, de propreté; tels sont les premiers soins à donner au jeune malade; bien souvent ils suffisent à la guérison; il importe surtout de changer immédiatement la nourrice, quand on a lieu de supposer qu'elle est l'auteur de l'infection virulente. Tous les praticiens s'accordent sur la nécessité de ce changement, et Lorry en fait l'objet d'une recommandation des plus expresses.

Cet illustre médecin prescrit ensuite de faciliter la sortie de tout miasme caché à l'intérieur par l'usage habituel d'une boisson légèrement diaphorétique, prise surtout le matin, à jeun, moment où la perspiration a coutume de sortir avec plus d'abondance ; on trouve, ajoute-t-il, une tisane convenable dans une légère décoction de racine de bardane (*arctium lappa*), de scorzonère (*scorzonera*), de polypode de chêne (*polypodium vulgare*), etc. ; dans les infusions des feuilles de bourrache (*borrago officinalis*), de buglose (*anchusa officinalis*), de scabieuse (*scabiosa succisa*), ou de fleurs de sureau (*sambucus nigra*), de mélilot (*melilotus officinalis*), et de mille autres espèces du même genre ; ces boissons, en même temps qu'elles augmentent la perspiration, ramollissent le tissu cutané et font promptement disparaître l'aridité de l'épiderme.

Une nouvelle voie de déparation, tout aussi puissante que la peau, nous est offerte chez l'enfant dans le tube digestif ; Lorry rappelle cette observation, déjà faite par Hippocrate, que la peau des enfants atteints d'un cours de ventre brille généralement d'un éclat particulier.

Nous pensons qu'il vaut mieux porter alternativement sa médication sur les systèmes muqueux et dermoïde que de borner son action à un de ces appareils élaborateurs ; car une surexcitation fonctionnelle trop prolongée pourrait fatiguer les organes et quelquefois même altérer leur tissu ; tandis qu'un repos plus ou moins répété les remet des secousses médicamenteuses qu'ils ont eu à subir, et conserve intacte cette impressionnabilité nécessaire à toute incitation thérapeutique.

Lorry préfère, pour les cas dont il s'agit, les résines purgatives, qu'il affirme irriter beaucoup moins les intestins des enfants que ceux des adultes, surtout lorsqu'on a la précaution de les incorporer dans du miel. Cet auteur préconise l'usage du jalap donné à petites doses : ainsi administrée, cette substance purge si doucement, que Lorry la croit dépouillée par le miel d'une partie de ses propriétés purgatives ; plus loin, et selon les cas, il conseille les préparations antimoniales sulfureuses unies aux gommes et aux résines, les absorbants, en tête desquels il place l'antimoine diaphorétique non lavé, qu'on sait composé de deutoxyde d'antimoine et de potasse, ou d'antimoniate de potasse, selon Berzelius ; enfin, le soufre doré d'antimoine (hydro-sulfate-sulfuré d'antimoine), uni à la gomme ammoniaque et à des poudres absorbantes.

En même temps qu'on administre ces différentes substances, toutes plus ou moins actives, Lorry conseille l'usage de boissons légères, et autant que possible, agréables, vu le peu de docilité du jeune âge, telles que les boissons faites avec l'écorce du câprier (*capparis spinosa*), la racine de l'arrête-bœuf (*ononis spinosa*), celle du chardon, de l'oseille, de la garance des teinturiers. Ces plantes, qu'on regardait comme autant de spécifiques contre la scrofule et le rachitisme, renferment des principes salins et savonneux qui les rendent fondantes et apéritives ; quelques doses de sel neutre, tels que celui de *glauber* (sulfate de soude), complétaient ce traitement, dont les différentes indications se trouvent mêlées à une foule de considérations sur les *caractères supposés* des divers fluides de l'économie que l'état actuel de la science ne permet plus d'admettre aujourd'hui.

Mais l'intention de l'auteur n'en reste pas moins évidente ; tous les moyens qu'il conseille ont pour but d'activer les fonctions sécrétoires et de multiplier autant qu'il le peut les voies de dépuration.

Lorry prévient que, quel que soit le traitement qu'on adopte, il faut s'attendre à le continuer long-temps. Les précautions nombreuses que nécessitent l'âge des malades et la grande susceptibilité des organes font hésiter, surtout dans l'emploi des médicaments actifs, à donner des doses élevées ou trop rapprochées. On ne saurait donc mettre trop de persévérance et de soins, et on ne doit renoncer à un traitement que lorsqu'il a été suivi tout le temps nécessaire à son effet plein et entier.

Dans les cas qui résistent aux différents modes de traitement qui viennent d'être exposés, Lorry conseille de recourir aux préparations mercurielles; mais il recommande, dans leur emploi, les plus grandes précautions, se fondant principalement sur ce qu'on n'est pas toujours maître de limiter l'action mercurielle, qu'on voit souvent se porter sur le système glanduleux, sur les os, sur les parois vasculaires elles-mêmes.

La préparation préférée par Lorry est le proto-chlorure hydrargyré, à la dose de quelques grains seulement combinés avec les purgatifs.

Le célèbre dermatologiste conseille de soumettre les sujets guéris à la diète lactée, et fait observer en terminant ses lumineuses considérations sur le traitement de l'achore, qu'il lui est plusieurs fois arrivé de guérir par le seul changement d'alimentation des sujets au traitement desquels des praticiens distingués avaient complétement renoncé.

Quelques nouveaux essais médicamenteux ont été tentés par les auteurs modernes dans des cas d'éruption achoreuse opiniâtre.

Les observations de M. Jemina sur l'efficacité du tartre stibié dans le traitement de l'achore, rentrent dans les prescriptions antimoniales de Lorry ; elles n'en sont pas moins fort remarquables : tous les cas cités portent sur des enfants qui n'avaient pas dépassé leur première année. Ce médecin pense qu'il est souvent utile de l'administrer aux nourrices ; on le donne par doses fractionnées, et généralement en lavage.

Strack, dans sa dissertation sur la croûte laiteuse, prescrit comme un spécifique presque infaillible la jacée (*centaurea jacea*), qu'il employe fraîche ou desséchée, ordinairement bouillie dans du lait de vache, quelquefois en poudre, et dans quelques cas en bouillie ou sous forme de gâteaux. Strack considère cette plante comme étant surtout diaphorétique, et, de plus, favorisant la sécrétion urinaire.

Telles sont les principales considérations thérapeutiques qui se rattachent au traitement de l'achore. Le lecteur voudra bien se rappeler que nous les lui avons présentées sous des points de vue tout-à-fait différents. D'une part, nous avons rapproché toutes les prescriptions dont l'effet est de combattre des accidents locaux, purement extérieurs, et n'offrant, en réalité, qu'une importance secondaire ; telle l'irritation des téguments où siége l'éruption, telle la démangeaison, tels les désordres locaux qu'elles peuvent entraîner, etc.

D'un autre côté, nous avions à classer les différentes méthodes de traitement à opposer, soit à l'éruption achoreuse elle-même, soit aux différentes affections qui peuvent suspendre ou du moins entraver sa marche.

Nous n'avons pu qu'indiquer en passant, même d'une

manière fort incomplète, le traitement des maladies intercurrentes de l'achore, celles-ci pouvant varier dans
chaque cas morbide. Ce qui nous a paru le plus important à préciser, ce sont les différentes médications que
l'expérience conseille d'opposer à cette sécrétion véritablement dépuratoire.

On a pu voir que toutes avaient pour but, non-seulement d'en régulariser la marche, mais aussi d'en tarir la
source, en fortifiant l'organisme de tous les éléments nécessaires à l'élaboration fonctionnelle, ou bien en détruisant l'état d'éréthisme ou d'orgasme qui s'oppose, dans
certains cas, au jeu des organes, et le rend diffus et dés-
ordonné.

Nous avons vu qu'il était indispensable de modifier le
traitement de l'achore selon qu'il était purement accidentel et de cause externe, ou constitutionnel et lié avec l'é-
tat général de l'organisme, ou bien encore héréditaire;
selon, enfin, qu'il était simple ou compliqué, soit d'une
affection organique interne, soit de la présence d'un principe virulent, herpétique ou autre.

Nous avons vu qu'il fallait, pour guérir l'achore constitutionnel et héréditaire, non-seulement l'observation rigoureuse des préceptes d'une sage hygiène, mais encore un
traitement intérieur et dépuratif plus ou moins prolongé;
nous avons dit ce qu'il fallait entendre par les mots *dépuratoire* et *dépuratif*; nous savons que la nature opère chaque
jour et d'elle-même des élaborations dépuratoires; nous
nous sommes attaché à suivre sa propre marche. C'est,
avons-nous dit, par la voie des sécrétions que s'opèrent les
dépurations les plus importantes; c'est pourquoi nous avons
dû choisir pour dépuratifs les agents qui possèdent la

faculté d'exercer sur les organes sécrétoires une action directe et toute spéciale. Nous les avons rencontrés principalement dans trois classes de médicaments : les sudorifiques, les purgatifs, les diurétiques. L'âge où règne l'achore exige de recourir de préférence aux préparations les plus douces et les moins énergiques.

Telle est, du reste, la conduite tenue par le plus grand nombre des praticiens. Nous partageons entièrement l'opinion de Lorry sur les précautions à prendre dans l'emploi des préparations mercurielles ; nous pensons qu'on ne doit y recourir, comme moyen spécifique, que dans les cas de gourmes syphilitiques ; nous exceptons toutefois le calomel (proto-chlorure de mercure), employé comme purgatif.

Il existe un puissant modificateur des propriétés vitales, qui, bien qu'appartenant à la classe des toniques, n'en mérite pas moins ici toute notre attention : c'est le fer, non seul, mais uni, suivant les cas, soit à l'iode, soit au soufre. L'iodure et le sulfure de fer constituent pour nous deux agents précieux, d'un emploi fréquent dans le traitement des maladies chroniques, et auxquels on peut recourir avec avantage dans celui de l'achore, chez les enfants qui ont passé l'âge de la première dentition, et dont l'affection dermatique se présente avec un caractère d'extrême opiniâtreté.

Ces substances constituent la base de plusieurs formules employées chaque jour dans notre pratique, que nous ferons connaître dans le chapitre suivant, et avec lesquelles nous avons déjà obtenu un grand nombre de guérisons inattendues.

L'énergique activité de ces préparations doit faire sur-

veiller leur emploi : il faut s'en abstenir tant que le malade n'a pas complété ses vingt premières dents; d'ailleurs
nous ferons connaître, non-seulement les différentes précautions qu'elles réclament, mais encore les conditions
qui nous ont constamment paru favoriser leur effet, quand
nous en serons au traitement du porrigo.

DU PORRIGO.

Etymologie. Les anciens ne paraissent pas avoir eu du *porrigo* une idée bien nette, et ne lui reconnaissent pas cet ensemble de caractères distinctifs seuls capables de lui assigner une place indépendante dans un cadre nosologique. Hippocrate ne parle point du *porrigo*, et cependant il appelle *porrigineux* certains malades dont la tête se couvre d'une grande quantité de furfures dans la convalescence de maladies aiguës pendant la durée desquelles le malade s'est plaint de violentes douleurs de tête ; en outre, il regarde comme critique cette désquammation furfuracée.

Lorry rapporte le *porrigo* au *pityriasis* des Grecs : c'est, dit-il, *une maladie propre à la peau de la tête et de nature dépuratoire.* Le porrigo existe, d'après Alexandre de Tralles, dès que les corpuscules ténus et furfuracés de la surface de la tête, ou même des autres régions du corps, se détachent sans laisser d'ulcération. Voici la description qu'en donne Celse : le *porrigo est caractérisé par la présence, entre les cheveux ou les poils, de certaines squammules qui se détachent de la peau, et sont parfois humides* (dans ce cas, le porrigo peut, avec raison, se rapporter aux achores), *mais le plus souvent sèches, et ce phénomène a lieu tantôt sans ulcération, tantôt avec ulcération ; les surfaces malades sont inodores, ou*

plus ou moins odorantes ; le siége du mal est presque tou-
jours le cuir chevelu, plus rarement la barbe, quelquefois
aussi le sourcil : cette affection ne se montre que lorsqu'il
existe dans l'économie quelque principe virulent, et son
développement peut être parfois avantageux, etc.

Celse regarde donc aussi le *porrigo* comme une éruption dépuratoire ; sa présence sur une large surface cutanée lui paraît une garantie pour les organes intérieurs
plus importants.

Ainsi, la plupart des anciens auteurs s'accordent, tant
sur le caractère dépuratoire du porrigo que sur la constance
de son siége au cuir chevelu et sur les parties velues du
visage ; ils admettent, de plus, que ses produits morbides
les plus ordinaires sont des furfurations tantôt sèches,
tantôt humides.

Mais ce qui prouve que Lorry n'établit pas, entre le
porrigo du premier âge et certaine forme de l'achore, une
ligne de démarcation assez tranchée, c'est qu'il dit : *Chez*
les enfants nouveaux nés, au moment où les cheveux se
développent, il existe une espèce de porrigo naturel, au-
quel seulement on peut appliquer le conseil de Celse, qui
consiste à détacher avec le peigne les anciennes squammes,
afin de favoriser la sortie des nouvelles, car plus la peau
prend de consistance et de densité, moins il sort de ces
débris, etc. Ces paroles de Lorry ne peuvent se rapporter qu'à la croûte de lait ou l'achore lactumineux d'Alibert. Ce qui le prouve, c'est qu'immédiatement après
cette citation, Lorry dit lui-même que le porrigo sévit
rarement dans la première enfance.

Quelques anciens auteurs indiquent encore une autre
variété de porrigo, indépendante de l'âge, de nature éga-

lement dépuratoire, s'attaquant principalement au cuir chevelu, qu'on trouve alors fort souvent le siége d'un gonflement douloureux, de nature œdémateuse, avec sécheresse ou humidité de la surface ; Lorry se demande si ce porrigo ne serait pas celui que Trallian a décrit sous le nom d'*achore douloureux* : quoi qu'il en soit, la marche et les caractères éruptifs de cette affection sont bien plutôt ceux du pityriasis ou dartre furfuracée volante, que du véritable porrigo, et nous ne balançons pas à partager l'opinion de Lorry, ni à lui assigner sa place dans le genre *herpes* d'Alibert, c'est-à-dire, parmi les dartres.

Il résulte évidemment de toutes les opinions que nous venons de citer, que les anciens, et Lorry lui-même, n'ont eu sur les caractères du porrigo que des notions vagues et incertaines ; c'est aux dermatologistes modernes, et principalement à Alibert, que nous devons de bien connaître les caractères du porrigo, et de pouvoir, par conséquent, assigner à cette affection la place qui lui appartient.

HISTORIQUE.

Définition : Éruption particulière à l'enfance, ayant exclusivement son siége au cuir chevelu et sur les parties couvertes de poils, principalement caractérisée par le développement de petites pustules blanches ou jaunâtres, avec ou sans plaques érythémateuses, et que remplacent bientôt, soit une simple désquammation ou furfuration épidermatique, soit des croûtes brunes ou jaunâtres de forme et de grandeur variables, soit de simples rugosités ou gerçures de l'épiderme : cette éruption, de nature dépuratoire, est toujours accompagnée d'un prurit plus ou moins violent ; elle laisse souvent à sa suite des alopécies partielles et persistantes, et les parties qu'elle affecte se montrent fréquemment baignées d'une humeur fétide assez analogue par son odeur à celle du beurre rance.

Description : Dans cette description, nous nous attacherons particulièrement à mettre sous les yeux du lecteur les caractères éruptifs signalés par Alibert, nous réservant ensuite d'établir la différence réelle qui existe entre ces phénomènes et d'autres analogues appartenant à des affections auxquelles on prétend, à tort selon nous, rattacher l'éruption porrigineuse.

Le porrigo est encore une maladie de l'enfance ; mais il se montre, en général, un peu plus tard que l'achore : on l'observe rarement avant la première dentition ; souvent il existe encore aux approches de la puberté, et parfois on ne doit sa guérison qu'au travail régénérateur qui s'opère à cette époque si importante de la vie de l'homme. Son développement, quelquefois précédé des symptômes de l'eczémation, n'est le plus ordinairement annoncé que par une démangeaison plus ou moins vive dans la partie qui va devenir le siége de l'éruption. A ces premiers symptômes succèdent de petites pustules blanches ou jaunâtres, dont la rupture laisse à la peau une légère excoriation et donne lieu à l'écoulement d'une matière visqueuse, généralement peu abondante, et qui, sous l'influence du contact de l'air, subit différentes transformations.

Remarquons, avant d'aller plus loin, que la pustule est l'élément éruptif du porrigo. Ce caractère est admis par les dermatologistes anglais, et ne se trouve contesté que pour la *porrigine tonsurante* d'Alibert, ou *porrigo de-*

calcans de Bateman ; et comme la couleur et la disposition des pustules porrigineuses, l'état des parties où se fait leur développement, et les différentes modifications que le contact de l'air fait subir aux humeurs que leur rupture laisse écouler, constituent les principales bases sur lesquelles reposent les diverses espèces ou variétés de *porrigo*, nous ne saurions apporter trop de soin à les signaler avec exactitude.

Nous nous attacherons principalement aux descriptions qu'Alibert nous a laissées du *porrigo*, comme étant celles qui nous donnent sur ce genre d'altération cutanée les notions les plus exactes et les détails les plus précis.

Le porrigo débute souvent à l'instar des maladies aiguës : des douleurs plus ou moins vives se font sentir deux ou trois jours avant l'éruption ; vient ensuite une démangeaison dont l'intensité varie, et enfin on voit surgir de petites pustules blanches qui ne tardent pas à se rompre et laissent écouler une matière ichoreuse généralement peu abondante, et qui forme, en se desséchant, tantôt de simples exfoliations écailleuses, tantôt des croûtes lamelleuses et minces, blanches ou roussâtres, adhérentes, et le plus ordinairement *imbriquées* et *groupées autour de la racine des cheveux*.

Les pustules se reproduisent à des époques irrégulières, l'écoulement se manifeste de nouveau, la matière purulente se forme sous les croûtes ; mais bientôt celles-ci se dessèchent et s'exfolient : c'est ainsi qu'on voit ces produits morbides, tantôt desséchés, se détacher et se réduire en parcelles tout-à-fait semblables à des écailles de son (ce qui a fait donner à cette forme du porrigo le nom de

furfuracé), tantôt persister plus ou moins long-temps,
tenir les cheveux agglutinés, et former sur la tête un cou-
vercle qui se laisse facilement déprimer.

Les produits morbides se composent donc ici des débris de la membrane épidermique et de l'humeur visqueuse qui s'échappe du tissu réticulaire enflammé ; mais
nous devons observer qu'ici l'*exfoliation épidermatique*
est, sans contredit, le phénomène prédominant ; et ce qui
prouve, d'un autre côté, que l'inflammation s'étend jusqu'aux bulbes pilifères, c'est la fréquence avec laquelle
on voit les cheveux et les poils se détacher du tégument,
emportant avec eux une *écaille d'épiderme* adhérente à
leur base. *Tels sont les principaux* caractères éruptifs de
la *porrigine furfuracée* d'Alibert.

Le même auteur a décrit, sous le nom de *porrigine
amiantacée*, une autre variété de porrigo, dont les caractères distinctifs reposent principalement sur le brillant
éclat des lamelles épidermiques, et sur leur disposition
singulière à l'égard des cheveux, qu'elles *unissent et séparent par mèches, qu'elles suivent dans leur trajet et souvent même dans toute leur longueur.*

Dans cette espèce d'éruption porrigineuse, les lamelles
ou les furfures de l'épiderme se montrent d'un éclat ar-
gentin et nacré qui, joint à leur aspect soyeux et chatoyant, les fait ressembler à l'amiante. Mais, ce qui doit
surtout ici fixer notre attention, c'est la disposition toute
particulière des produits morbides : les cheveux ne sont
plus cachés sous une calotte unique, mais disposés par
paquets distincts et cylindriques ; chacun de ces paquets
se trouve embrassé par les lames épidermiques disposées
en forme de gaines, qu'Alibert compare à ces pellicules

minces, fines et transparentes qui entourent les plumes des jeunes oiseaux.

Malgré la vérité et la fréquence de cette singulière disposition, comme dans beaucoup de cas de porrigo s'étendant à la plus grande partie du cuir chevelu, on ne la rencontre que dans quelques points isolés, nous pensons qu'il est permis de contester l'existence de la *porrigine amiantacée*, comme variété ou espèce distincte, et qu'on peut ne la regarder que comme un simple accident de la porrigine furfuracée, malgré l'exemple cité par Alibert d'un porrigineux de l'hôpital Saint-Louis, chez lequel on provoqua jusqu'à seize fois la séparation du produit morbide, à l'aide de cataplasmes émollients, sans pouvoir modifier la forme des écailles qui se reproduisirent constamment en volutes et conservèrent leur aspect soyeux et chatoyant.

Il n'en est pas de même de la *porrigine granulée* d'Alibert, autre variété dans laquelle le développement pustuleux est précédé de plaques érythémateuses avec ou sans gonflement et démangeaison plus ou moins vive dans les points qui vont devenir le siége de l'éruption : bientôt on voit s'élever de petites pustules jaunâtres, irrégulièrement disséminées sur les parties postérieure et supérieure de la tête, et peu profondément enchâssées dans l'épaisseur du derme.

Ces pustules fournissent une humeur visqueuse qui donne lieu, en se desséchant, à la formation de croûtes petites, brunes ou grisâtres, toujours irrégulières, et que Bateman compare aux semences du lupin, d'autres à des fragments de mortier ou de plâtre tombés des murs et salis par la poussière et l'humidité. Ces croûtes, dit Alibert, sont souvent très-dures et ont une consistance comme pierreuse que les cataplasmes peuvent à peine ramollir ; elles exhalent, comme celles des variétés déjà décrites, mais avec beaucoup plus d'intensité, l'odeur rance et nauséabonde caractéristique des affections teigneuses.

Il existe, d'après Alibert, suivi en cela par Willan et Bateman, une variété singulière de porrigo, dans laquelle l'éruption, bornée à une étendue peu considérable du cuir chevelu, affecte tout-à-fait la forme circulaire. Ici, l'éruption pustuleuse, bien qu'admise comme possible par Bateman, ne constitue pas dans l'opinion des dermatologistes un élément indispensable de l'affection qui est principalement caractérisée par des taches plus ou moins régulièrement circulaires et qui rendent chauve la partie sur laquelle elles ont leur siége ; on ne remarque effectivement sur ces plaques aucun cheveu, tandis qu'elles sont environnées d'un aussi grand nombre de cheveux que dans l'état naturel. La surface du cuir chevelu est, au centre des taches, unie, brillante et d'une blancheur remarquable. Quand le développement pustuleux a lieu, il ne subsiste que fort peu de temps, ne se manifeste que dans le commencement et ne donne issue à aucun fluide. Les aires des taches s'agrandissent progressivement : elles deviennent quelquefois confluentes, et la calvitie qu'elles déterminent peut s'étendre sur une grande partie du cuir chevelu.

Dans cette variété de porrigo, Alibert ne signale point la présence des pustules ; la partie malade, dit-il, d'abord plus ou moins enflammée, devient le siége d'une exsudation dont l'abondance varie et à laquelle succède bientôt

la furfuration de l'épiderme ; la peau se montre alors
d'une sécheresse extrême, prend une teinte légèrement
violacée et se couvre d'un grand nombre d'aspérités plus
sensibles au toucher qu'à la vue ; les cheveux se cassent
à une ou deux lignes au-dessus de l'épiderme et laissent
constamment, par leur chute, une calvitie partielle et circulaire.

Tels sont les principaux modes d'éruption qu'Alibert a
rattachés au genre du *porrigo* : les divisions de cet auteur sont loin d'être adoptées par tous les dermatologistes :
on ne peut nier cependant que chacune des variétés que
nous venons de passer en revue ne présente à l'observation une foule de points de contact et de traits communs,
d'où résulte un cachet de famille impossible à méconnaître : l'époque de développement est la même ; le mal ne
se montre jamais avant la première dentition ; il est surtout commun vers l'âge de quatre à six ans : souvent, on
le retrouve encore aux approches de la puberté, et on le
rencontre même chez beaucoup d'adultes.

L'éruption elle-même ne débute-t-elle pas de la manière la plus uniforme? Toujours une démangeaison plus
ou moins vive se fait sentir dans la partie qui doit en devenir le siége ; puis, survient une animation érythémateuse de la peau, parfois avec un peu de gonflement et de
douleur, comme cela se voit surtout dans les porrigines
amiantacée et granulée d'Alibert ; enfin, les pustules caractéristiques se montrent, tantôt très-superficielles, petites et blanchâtres, tantôt plus profondes, jaunâtres et
comme tuberculeuses ; ces produits pathologiques ont
eux-mêmes pour *caractère commun* de ne laisser écouler qu'une faible quantité d'un fluide facilement concres-

cible dont le mélange avec les débris épidermiques donne lieu à différentes transformations secondaires que l'auteur a prises comme principales bases de ses espèces ou variétés.

Nous n'ignorons pas que plusieurs dermatologistes distingués, et Alibert lui-même, refusent à la porrigine tonsurante (*porrigo decalvans*, Bat.) le caractère pustuleux. Bateman dit cependant positivement, en parlant de cette affection : *Il peut exister, quoique le fait ne soit point prouvé, une éruption de petites pustules autour des racines des cheveux; mais ces pustules ne subsistent que peu de temps ; elles se manifestent dès le commencement, et ne donnent issue à aucun fluide.* (Abrégé pratique des Maladies de la Peau). Peut-on accorder le caractère éruptif à ces aspérités, plus sensibles au toucher qu'à la vue, et qui donnent aux parties malades l'aspect d'une peau maroquinée, et mieux, de cet état vulgairement connu sous le nom de *chair de poule?* Ces granulations sont-elles le siége du léger suintement qui, d'après Alibert, s'opère constamment au début de cette affection? Quoi qu'il en soit de ces différentes suppositions, nous retrouvons ici, et même d'une manière beaucoup plus prononcée que dans les autres variétés de porrigo, cette altération du système pileux, qui nous prouve que si les bulbes pilifères ne sont pas le siége primitif et principal de l'irritation porrigineuse, ils subissent toujours plus ou moins son influence; car, dans la *porrigine furfuracée*, les cheveux tombent et entraînent fort souvent dans leur chute la squamme ou lamelle épidermique qui s'était fixée à leur base; leur organisation s'altère, leur teinte s'éclaircit. Les mêmes phénomènes se reproduisent, quoiqu'à

un degré moins prononcé, dans la *porrigine amiantacée*
et *granulée*. On sait quelle singulière forme la calvitie
affecte dans la *porrigine tonsurante* ; et cette chute des
cheveux, qui n'est que partielle et temporaire chez les
enfants soumis de bonne heure à un traitement convenable, ou chez lesquels le mal a pris peu de développement
et de gravité, s'opère souvent, dans les cas contraires, sur
une grande étendue du cuir chevelu, et les cheveux qui
leur succèdent se montrent clairsemés, lanugineux, pâles
et décolorés, et évidemment imparfaits ; souvent même
les bulbes pilifères se détruisent dans quelques points, qui
restent alors complétement et pour toujours dénudés.

Le *siége* du porrigo varie selon la forme éruptive qu'il
affecte : dans la porrigine furfuracée, le mal peut occuper
seulement les sourcils ou la barbe, mais son siége de prédilection est le cuir chevelu, dont il finit ordinairement par
envahir toute la surface; la porrigine amiantacée se manifeste communément à la partie antérieure et supérieure
de la tête, ainsi que la porrigine granulée; cette dernière
espèce n'est point susceptible d'attaquer le cou, le tronc
ni les membres; elle peut tout au plus gagner les confins
du front ou des tempes, ce qui est d'ailleurs infiniment
rare ; enfin, la porrigine tonsurante n'a point de siége
fixe et déterminé : il existe souvent à la fois plusieurs
plaques de cette singulière espèce, dont les aires s'a-
grandissent progressivement; celles-ci deviennent quelquefois confluentes, avons-nous déjà dit, et produisent
alors un état chauve sur une grande partie du cuir chevelu.

Les *produits pathologiques* secondaires du porrigo se
réduisent à des furfures, à des squammes ou lamelles

épidermiques, à des croûtes plus ou moins épaisses : l'état de sécheresse habituel de ces différentes productions constitue, pour le porrigo, un caractère distinctif bien tranché ; parfois cependant les surfaces malades se montrent le siége d'une légère humidité ; c'est même alors qu'il s'en exhale avec plus de force cette odeur de rance et nauséabonde, caractéristique des affections teigneuses, et que nous avons signalée dans notre description de l'achore. La même odeur existe toujours, lors même que les produits de l'éruption porrigineuse sont arrivés à un état de dessiccation complète, et ont acquis une consistance qui les fait ressembler à une matière gypseuse, crétacée, lapidescente, comme cela arrive, par exemple, dans certains cas de porrigine granulée, mais alors elle est faible, et réclame souvent l'attention de l'observateur pour être reconnue, tandis que, dans le premier cas, elle peut être d'une fétidité repoussante.

Les surfaces malades une fois débarrassées, à l'aide de cataplasmes émollients, des produits secondaires de l'éruption, ne présentent tantôt qu'un peu de gonflement et de rougeur, tantôt des gerçures et des sillons, d'autres fois seulement un état de sécheresse qui lui donne l'aspect d'un parchemin fortement tendu.

Les mêmes sensations qui précèdent le développement du *porrigo* (le prurit et la chaleur de l'irritation) sont encore celles qui l'accompagnent dans sa marche et jusqu'à sa terminaison ; mais, disons-le, la première est bien plus vive et plus constante que l'autre ; la démangeaison est souvent portée au point de devenir, pour les malades, un supplice difficile à supporter ; cela se voit surtout dans la porrigine furfuracée, et cependant alors

la peau, continuellement labourée par les ongles, se dépouille bien plus des cheveux qui la couvrent, qu'elle ne
se creuse d'ulcérations, ce qui vient d'abord nécessairement
de ce que le derme a pris, en raison des progrès de l'âge,
plus d'épaisseur et de consistance, et aussi de ce qu'il n'est
plus continuellement imbibé, comme dans l'achore, par un
fluide muqueux et dissolvant.

Le porrigo suit le plus ordinairement une marche simple et exempte de complication : cette préférence s'explique facilement par le peu d'abondance et la nature de
ses produits pathologiques ; par l'absence de toute inflammation vive dans les parties qu'il occupe ; cette double condition le rend aussi moins sujet à délitescence, et
donne moins de gravité à ses répercussions spontanées
ou résultat d'une médication intempestive. Chez certains
sujets cependant, surtout lorsque le mal est combattu par
des topiques irritants ou des répercussifs, l'inflammation
peut s'accroître au point de provoquer un mouvement
fébrile plus ou moins violent, et l'obstacle qu'on apporte
aux efforts d'un travail dépuratoire et à la sortie d'une
humeur nuisible peut déterminer l'engorgement des ganglions lymphatiques voisins, des ophthalmies rebelles,
des irritations thoraciques ou abdominales ; du reste, le
porrigo ne peut devenir un sujet d'épuisement que dans
quelques cas exceptionnels, et chez des enfants affaiblis
et cacochymes.

La *durée* du porrigo est extrêmement variable : cette
affection persiste généralement pendant quelques mois,
souvent même plusieurs années ; elle est loin de disparaître toujours, comme les achores, sous l'influence du
travail de la puberté, et il est à remarquer qu'une fois

parvenu à l'âge adulte, on éprouve, dans bien des cas,
la plus grande difficulté à en obtenir la guérison; cela est
vrai, surtout pour la *porrigine furfuracée*, qui porte, à
juste titre, le nom de *teigne* chez la plupart des anciens
auteurs : *car*, dit Alibert, *aucune éruption ne se manifeste avec un caractère plus tenace, particulièrement
chez les adultes. La porrigine des sourcils et celle de la
barbe se montrent souvent d'une incurabilité absolue
chez les peuples qui laissent croître leurs moustaches et
les poils de leur menton.* Le même auteur cite l'histoire
d'un jeune militaire qui, désespéré de ne pouvoir guérir
d'une semblable affection, tomba dans une mélancolie
profonde, s'imagina être l'objet de la malédiction céleste,
et se retira pour toujours au monastère de la Trappe.

Ce fait et mille autres semblables nous prouveront
qu'une affection qui a dépassé, sans guérir, l'époque de
la vie avec laquelle elle coïncide le plus ordinairement,
doit généralement être regardée comme offrant le *summum* de ténacité dont elle est susceptible; on devra donc
s'attacher à la combattre par tous les moyens d'une thérapeutique active et appropriée, les seuls capables sinon
de la guérir constamment, du moins de la rendre toujours
supportable.

La tendance à la guérison, qu'elle soit ou non spontanée, s'annonce, dans le porrigo, par la chute de l'inflammation qui peut exister, et par la disparition de toute
humidité dans les parties affectées : plus de traces d'injection érythémateuse; les furfures, les squammes et les
croûtes se présentent dans un état de complète siccité;
tous ces produits de l'éruption tombent en poussière et
se détachent de plus en plus facilement; on les voit en-

suite diminuer graduellement de quantité, et ils finissent par disparaître entièrement; l'épiderme reprend peu à peu son aspect normal et sa consistance; les parties dénudées se recouvrent de poils ou de cheveux; mais cette première pousse est souvent très-imparfaite : les bulbes pilifères, fatigués et affaiblis, ne donnent naissance, dans beaucoup de cas, qu'à des cheveux ou des poils courts, décolorés et sans consistance, qui cèdent à la traction la plus légère, et tombent fort souvent d'eux-mêmes, pour repousser avec les caractères qu'ils possédaient avant la maladie. Disons aussi que, dans beaucoup de cas, ces mêmes bulbes pilifères se trouvent corrodés et détruits par l'inflammation porrigineuse; alors, les alopécies restent pour toujours, et la partie du cuir chevelu qui en est le siége se présente amincie, d'un blanc mat ou bleuâtre, et dans un état de sécheresse habituelle fort remarquable.

Le *siége anatomique* du porrigo paraît être primitivement le même que celui de l'inflammation achoreuse; mais ici le mal ne se borne pas évidemment aux *follicules sébacés* de la peau, il s'étend presque toujours jusqu'aux *bulbes pilifères*, comme le prouve la chute et l'altération des cheveux et des poils que nous avons vus, tantôt tomber avec les furfures ou les croûtes, tantôt se tordre et se briser près de leurs racines, comme dans la porrigine amiantacée; ici, l'inflammation bulbeuse n'est point, comme dans l'achore, une complication et un accident : elle fait, pour ainsi dire, partie intégrante de la maladie, et doit être rangée au nombre de ses symptômes les plus constants, et jusqu'à un certain point caractéristiques. Du reste, le siége anatomique du porrigo semble varier dans chacune de ses espèces.

Alibert plaçait le siége de la porrigine granulée dans les *capillaires sanguins* ; celui de la porrigine amiantacée, dans les *sacs membraneux des poils* ; celui de la porrigine tonsurante, dans les *cystes pilifères*. Quant au porrigo furfuracé, Alibert plaçait son siége anatomique dans le *corps papillaire*, et M. Mahon le place dans la *couche albide superficielle*.

Nous croyons à la vérité de ces différentes assertions, et nous nous expliquerons la mobilité du siége anatomique dans le porrigo, en admettant, ce qui nous paraît du reste incontestable, que le principe morbide, introduit par les absorbants, peut et même doit se trouver successivement en rapport de contact avec chacun des éléments qui constituent le derme, surtout s'il est absorbé en quantité telle qu'il puisse se diviser et s'étendre avec facilité.

Diagnostic. Le porrigo se distingue de l'achore par des caractères assez tranchés, et qu'on peut tirer de chacun de ses éléments éruptifs : ses pustules sont généralement plus volumineuses que celles de l'achore, et si, dans quelques-unes de ses variétés, elles offrent la même forme et la même blancheur, le peu d'humeur visqueuse qu'elles fournissent dans le porrigo établit rapidement une différence facile à saisir.

La sécheresse et l'aridité des produits porrigineux constituent, en effet, un second signe différentiel qui suffirait à lui seul, le plus souvent, pour empêcher toute méprise. Toutefois, l'achore lactumineux et la porrigine furfuracée ont cela de commun que, dans l'une comme dans l'autre éruption, l'humidité est presque nulle, et que les produits pathologiques ne se composent guère que de simples débris épidermiques ; j'avoue même que, dans certains cas de ce genre, le diagnostic peut devenir fort obscur : cependant, si l'on se rappelle que les squammes ou les furfures du porrigo sont toujours précédés d'une éruption de petites pustules qui donnent naissance à un écoulement peu abondant et à des excoriations, tandis que les mêmes produits, dans l'*achore lactumineux*, ne sont que le résultat d'un léger *suintement ichoreux*, ou d'une simple exfoliation épidermatique, sans pustulation, ni écoulement véritable, ni ulcération ; que les lamelles ni les furfures de la *croûte de lait* ne sont jamais si abondants, ni si ténus que dans la porrigine furfuracée ; que l'époque de développement est bien différente pour chacune de ces affections, puisque l'achore précède ou accompagne le plus souvent la première dentition, au lieu que le porrigo ne se remarque ordinairement qu'après la première évolution dentaire ; que les achores ne dépassent guère l'âge de six à sept ans, et qu'on voit, au contraire, le porrigo atteindre fort souvent, et même dépasser l'âge nubile, il ne restera plus aucun doute, je l'espère, sur la nécessité de maintenir, entre ces deux genres d'éruption, la ligne de démarcation établie par Alibert.

Cette partie de la belle classification d'Alibert a néanmoins été contestée par plusieurs dermatologistes, modifiée par quelques-uns, mutilée et même tout-à-fait détruite par d'autres ; nous exposerons, avant de terminer ce qui a rapport à notre premier groupe, les raisons de chaque opposant, et nous laisserons le lecteur juge dans cette question, d'autant plus importante à nos yeux, qu'ici l'on peut dire que *la forme emporte le fond*.

La porrigine furfuracée peut encore être confondue

avec la dartre furfuracée volante (pityriasis) ; mais on peut facilement rétablir le diagnostic par la considération que cette dernière affection n'a jamais, à son début, le caractère pustuleux ; que les squammes ou furfures qui la distinguent sont uniformément répandus à la surface du cuir chevelu, et non groupés, comme dans le porrigo, autour de la base des cheveux ou des poils, qui entraînent fort souvent, dans leur chute, ces soulèvements épidermatiques ; d'ailleurs, les cheveux ne tombent point dans la dartre, leur organisation ni leur couleur ne s'altèrent point, tandis que, dans le porrigo, ces désordres sont, pour ainsi dire, constants : les autres différences se tirent de l'âge, du siége qui, fixé au cuir chevelu et aux régions garnies de poils pour le porrigo, peut se trouver, dans la dartre furfuracée, sur toute autre partie du corps, etc.

Ces dernières considérations peuvent également servir à différencier le porrigo de certaines variétés de la dartre furfuracée arrondie d'Alibert (*psoriasis* des Anglais).

La porrigine tonsurante (*porrigo decalvans*, Bat.) se distinguera toujours par la forme régulière de ses dénudations et l'espèce toute particulière d'altération offerte par les cheveux sur les parties affectées : ils ne sont pas déracinés, mais seulement tordus et comme coupés à une certaine distance de leur implantation.

On a prétendu pouvoir confondre la porrigine granulée avec certaines formes de la dartre mélitagreuse d'Alibert (*impetigo* des Anglais) ; mais ce que nous devons remarquer avant tout, c'est que les partisans de la classification anglaise sont eux-mêmes forcés de considérer comme une forme particulière l'une des variétés de leur impetigo, qu'ils appellent *impetigo sparsa*. M. Gibert convient lui-même qu'on pourrait lui conserver le nom d'*impetigo granulé* : pour nous, qui tenons beaucoup plus à la constance des caractères qu'à de mobiles dénominations, nous continuerons de donner le nom de *porrigine granulée* à cette variété de porrigo qui s'attache plus exclusivement qu'aucune autre au cuir chevelu ; qui ne s'observe que chez les enfants de deux à six ou huit ans ; qui prend le plus ordinairement, dès son début, une marche chronique, et qui seule fournit de ces croûtes brunâtres, bosselées, et qu'on prendrait, comme le dit fort bien Alibert, pour des *fragments de mortier grossièrement brisé, ou du plâtre tombé des murs et sali par l'humidité et la poussière.*

Les gaines épidermiques que les cheveux, réunis en mèches ou isolés, reçoivent dans la porrigine amiantacée, serviront le plus souvent à la distinguer de certains cas de dartre squammeuse humide (eczéma des Anglais), qui n'est point d'ailleurs une éruption de l'enfance, et ne porte jamais avec elle cette odeur de rance des affections teigneuses, dont la présence est constante, et qui ne varie qu'en intensité selon l'état de sécheresse ou d'humidité des produits pathologiques.

Étiologie. Lorry ne nous donne sur les causes du porrigo, que quelques notions vagues et incertaines : « Les femmes, dit-il, y sont plus exposées que les hommes, surtout celles qui ont une chevelure abondante ; une diathèse scrofuleuse ou lymphatique paraît également y disposer. Souvent le mal diminue pendant l'hiver et l'été, sans toutefois disparaître entièrement, et sévit avec une nouvelle violence au retour de l'automne. » Quant aux causes différentes, nous devons les ranger en deux classes : les unes, en effet, n'exercent qu'une action locale et extérieure, comme la négligence et la malpropreté, l'usage de cosmétiques irritants : Lorry cite l'exemple d'une réunion de jeunes personnes qui furent toutes affectées de porrigo pour s'être servies d'un même cosmétique ; et ce qui prouve que cette commune éruption était réellement causée par l'usage d'une poudre, sans aucun doute mal préparée, c'est que le parfumeur ayant été changé, le porrigo disparut, et les cheveux qui tombaient en abondance se raffermirent. Le mal peut encore être dû, surtout au printemps, à l'action directe et prolongée des rayons solaires sur la tête d'une personne faible ou convalescente.

Mais chez l'enfant les causes les plus capables d'engendrer les affections porrigineuses sont toutes celles qui ont pour effet inévitable l'énervation de l'organisme et l'altération des humeurs, telles que le mauvais air, une habitation basse, humide et insalubre, les privations de l'indigence, l'usage habituel d'aliments grossiers et indigestes : le porrigo est effectivement très-rare chez les enfants des riches, et se trouve, au contraire, fort répandu dans les classes inférieures de la société.

Il est encore à remarquer que le porrigo paraît attaquer de préférence les enfants de personnes qui ont été elles-mêmes scrofuleuses et herpétisées ; et Lorry indique la *contagion* comme une voie fort commune de transmission du porrigo : le caractère contagieux de cette affection est attesté par un grand nombre de médecins célèbres, à la tête desquels se trouve Mercurialis. Nous avons fait connaître, à cet égard, l'opinion confirmative de Chiarugi et de M. Fautrel ; Alibert, de son côté, nie la transmission contagieuse du porrigo. En présence de ces avis contradictoires, le plus sage est d'attendre que de nouveaux faits soient venus trancher la question, et d'empêcher, autant que possible, que des enfants sains se servent des mêmes ustensiles de table, et surtout des mêmes vêtements que les enfants porrigineux.

Ce que nous disons ici de la contagion du porrigo ne peut s'appliquer qu'à celle de cause externe, et que produit un contact plus ou moins répété : je ne pense pas, en effet, que la transmission héréditaire puisse être l'objet d'un doute sérieux pour tout esprit philosophique et observateur. La porrigine n'est qu'une dartre du premier âge, une des formes du *vice herpétique.* Les malades qui ne guérissent pas avant la puberté, et qui portent jusque dans l'âge adulte les gourmes de l'enfance, ne les conservent jamais avec leurs caractères primitifs : la peau ne subit-elle pas, comme les autres organes, les effets naturels de l'accroissement ; son tissu prend de la consistance ; les vaisseaux qui la parcourent acquièrent la faculté de choisir, parmi les fluides, les parties qui se trouvent en rapport avec leur sensibilité particulière ; toutes les *glandules* ou *sacs folliculaires* de la peau ne sécrètent plus que des humeurs véritablement élaborées et à caractères distincts, et les produits dartreux ne sont, le plus souvent, que l'exagération ou la perversion de ces mêmes humeurs ; ils doivent donc, dans l'un comme dans l'autre cas, subir eux-mêmes les conséquences des changements survenus dans le tissu cutané, et c'est effectivement ce qui a lieu.

Observons encore, avant de terminer ce paragraphe,

que les sécrétions porrigineuses ne reconnaissent déjà plus, parmi leurs causes productrices, la surabondance de l'alimentation; elles ne sont jamais, comme certains achores, une déplétion normale établie par la nature elle-même pour lutter contre la pléthore. Le cachet morbide existe dans toutes les formes éruptives du porrigo, et le caractère de dépuration, que la plupart des auteurs s'accordent à lui reconnaître, doit s'appliquer à chacune d'elles sans exception.

Des accidents plus ou moins graves suivent le plus souvent la suppression brusque ou intempestive de l'excrétion porrigineuse; et n'a-t-on pas signalé, de tout temps, la prompte dégénérescence que contractent les diverses excrétions chez les enfants, quand cette espèce de teigne se trouve trop brusquement supprimée? Celse observa, qu'en pareil cas, les urines des porrigineux peuvent charrier une matière furfuracée et analogue, par sa nature, à la matière albumineuse qui transsudait du cuir chevelu. Alibert signale ce fait comme journalier, et ajoute une remarque importante, c'est que la même fétidité porrigineuse semble abandonner la peau, et venir imprégner les urines et toutes les déjections excrémentitielles des malades.

Pronostic. Il résulte de tout ce qui précède que le porrigo, malgré sa nature évidemment dépuratoire, ne peut pas, à cause de sa constante ténacité, de la virulence inflammatoire qui parfois le complique, et surtout des alopécies fréquentes qu'il détermine, et qui dégradent souvent une portion plus ou moins étendue du cuir chevelu, être considéré comme une affection légère, et qu'on puisse, dans aucun cas, abandonner à elle-même; nous avons vu d'ailleurs que le porrigo est fort rarement susceptible d'une guérison spontanée : rien ne peut donc, en pareil cas, justifier l'abandon ou la négligence.

Reconnaissons toutefois que la nature de la cause influe beaucoup sur la gravité du porrigo, et par conséquent sur son pronostic : celui de cause externe est d'une guérison généralement prompte et facile, tandis que le mal offre souvent, dans les conditions opposées, la résistance la plus opiniâtre à tous les moyens de traitement.

Le pronostic doit également varier selon qu'il est récent et vierge de tout traitement antérieur, ou déjà ancien et vainement combattu ; selon qu'il existe chez un sujet d'ailleurs sain et vigoureux, ou qu'il se complique d'une constitution grêle et chétive.

Enfin la forme de l'éruption n'est pas elle-même sans influence sur le pronostic, puisque nous avons vu la porrigine furfuracée offrir généralement plus de ténacité que les autres variétés de porrigo.

Traitement. L'absence de principes arrêtés et d'idées précises sur la nature des affections porrigineuses a fait errer les anciens, dès qu'il s'est agi des applications thérapeutiques.

D'un côté, en effet, nous voyons Celse, se fondant sur le caractère dépuratoire du porrigo, conseiller d'abandonner cette affection à elle-même et vouloir qu'on se contente de nettoyer les régions affectées par l'usage répété du peigne.

Et, d'une autre part, nous n'apprenons pas sans surprise que c'est primitivement contre les différentes espèces de porrigine qu'a été inventé le traitement barbare de la calotte, transporté plus tard au favus, et fort heureusement condamné, depuis plusieurs années déjà, à ne plus figurer au nombre des secours de l'art.

C'est donc principalement aux recherches des dermatologistes modernes qu'est dû l'abandon des arcanes sans nombre préconisés par la médecine ancienne, et le retour du traitement de la porrigine aux saines lois de la raison et de l'expérience.

Reconnaissons toutefois que la plupart des auteurs de notre époque, en séparant arbitrairement les variétés du porrigo, et les accolant à des altérations cutanées qui n'ont le plus souvent avec elles qu'une simple ressemblance de forme éruptive, se sont exposés à induire en erreur ceux de leurs lecteurs ou de leurs adeptes qui, faute d'apporter, dans l'étude de leurs descriptions, toute l'attention nécessaire, pourraient laisser passer inaperçues les différences de caractère signalées par l'écrivain lui-même, et les modifications de traitement qui n'en sont qu'une conséquence rigoureuse.

En tête de ceux qui ont su se garantir de l'erreur commune se distingue Alibert : aussi trouvons-nous, dans son *Traité des Dermatoses*, les notions les plus complètes et les prescriptions les plus rationnelles, concernant la médication du porrigo ; le seul reproche qu'on puisse faire à la description qu'il nous a laissée de cette maladie, consisterait peut-être à dire que, dans la partie qui traite de la thérapeutique, cet homme célèbre n'a pas établi de divisions assez tranchées entre les différentes indications curatives qui s'appliquent à telle forme plutôt qu'à telle autre de l'éruption porrigineuse.

Quant au conseil d'une médecine purement expectante donné par Celse, il n'est évidemment que le résultat d'une interprétation erronée, et qui met ce grand écrivain en contradiction avec lui-même. Nous reconnaissons comme lui que le porrigo se présente fort souvent avec les caractères d'une sécrétion dépuratoire; mais nous ne pouvons en conclure que, même dans ce cas, ce soit une raison pour l'abandonner à lui-même : ne savons-nous pas maintenant que la dépuration est le résultat d'un travail actif, qui ne peut s'effectuer convenablement s'il n'est maintenu dans certaines limites, que nous nous sommes efforcé de reconnaître et de préciser, et qui, par cela seul, réclame une surveillance active et de chaque instant?

D'ailleurs, le porrigo se montre, dans bien des cas, dépourvu des caractères de la dépuration, comme simple affection locale développée, et entretenue par l'influence des agents extérieurs; alors ne doit-on pas se hâter de le soumettre à un traitement curatif pour l'empêcher de prendre, avec le temps, plus d'extension et d'acrimonie, de subir la dégénérescence virulente, de pénétrer l'organisme, de devenir, en un mot, une affection générale et constitutionnelle.

Mais il existe encore un autre motif qui rendrait dangereuse la négligence des parents, et bien coupables l'indifférence et l'inaction du praticien : ne savons-nous pas qu'abandonné à lui-même, le mal, quelle que soit son origine, ne reste pas long-temps borné aux follicules sébacés; qu'il gagne rapidement les follicules pileux, et que les conséquences trop fréquentes de cette extension sont des alopécies plus ou moins étendues, et quelquefois persistantes? Nous exposerons donc, de la manière suivante, les considérations thérapeutiques relatives au porrigo.

D'abord nous considérerons cette affection comme une simple inflammation, aiguë ou chronique, du cuir chevelu, purement locale, et n'entretenant avec l'organisme que des rapports sympathiques.

Nous traiterons ensuite le porrigo comme une maladie constitutionnelle, liée, par conséquent, à une disposition générale et virulente de l'économie.

Enfin nous rechercherons ce que la présence d'un vice héréditaire peut ajouter à la gravité du mal, et, par suite, à l'énergie et à la durée du traitement.

Si nous nous reportons à l'étiologie du porrigo, nous voyons figurer parmi les influences capables d'en déterminer le développement la plupart des causes que nous avons déjà signalées dans le chapitre précédent, et qui toutes ont pour effet d'irriter le cuir chevelu, telles que l'insolation, les topiques irritants, la malpropreté, etc. ; aussi arrive-t-il souvent alors que la sécrétion porrigineuse est accompagnée des phénomènes d'eczémation déjà signalés par Trallian, etc.

Dans ce cas, la première chose à faire est de soustraire le malade à l'influence de la cause morbide : ainsi, on évitera de l'exposer au soleil, la tête découverte ; on aura soin d'entretenir le cuir chevelu dans un état d'extrême propreté; on évitera tous les topiques irritants, toutes les applications de corps gras qui, joignant à l'inconvénient de se rancir avec rapidité, celui d'obstruer l'orifice des vaisseaux sécréteurs et absorbants, nuisent aux fonctions de la peau, si actives et si importantes dans le premier âge.

Pour dissiper l'injection et calmer la chaleur et l'irritation dont la peau peut être le siége, on aura recours

aux lotions et aux applications émollientes indiquées dans
le traitement de l'achore : ces moyens auront encore pour
effet de débarrasser le cuir chevelu des produits secondaires de l'éruption, convertis soit en lamelles ou furfures
épidermiques, soit en débris croûteux, etc. Pour cela,
l'usage du peigne est souvent aussi nécessaire, et devient
beaucoup moins dangereux, à cause de la consistance
plus grande du tissu cutané. Il est rare de rencontrer dans
le porrigo une irritation de la peau développée au point
d'être nécessairement combattue par les émissions sanguines : c'est toutefois un moyen puissant auquel on peut
recourir avec avantage, chez certains sujets sanguins et
pléthoriques, et principalement au début de la maladie,
quand il est donné au praticien d'y assister, ce qui est
fort rare. S'il est effectivement une époque à laquelle il
est permis d'espérer la résolution de l'irritation porrigineuse, c'est, sans contredit, dans les premiers temps de
son apparition, alors que l'éruption paraît n'avoir son
siége que dans les follicules sébacés : le mal, une fois
étendu aux follicules et aux bulbes pilifères, revêt, par le
fait même de cette extension, un nouveau caractère
d'opiniâtreté, et, dans ce cas, la résolution cesse d'être la
voie de guérison sur laquelle on puisse compter ; mais
tant que le mal est récent, tant que l'altération du système pileux ne vient point compliquer celle des follicules
sébacés, on doit tout mettre en œuvre pour obtenir ce
mode heureux de terminaison. Ainsi les symptômes d'inflammation seront combattus par des émissions sanguines
locales, toujours pratiquées dans les points les plus rapprochés du siége de la maladie, chez les sujets qui s'y
prêteront, par les lotions et les topiques émollients et ano-

dins, par les révulsifs intestinaux, qu'on devra, en raison
de l'âge plus avancé des malades, choisir parmi des purgatifs plus actifs, administrés à des doses plus élevées. On
se trouve généralement bien, dans ce cas, de préférer les
purgatifs amers, comme la rhubarbe, la fleur de pêcher,
l'aloès, etc. On devra se guider sur l'âge et la constitution des malades pour les doses médicamenteuses, l'intervalle qu'il faut mettre entre chacune d'elles, la durée
de ce mode de traitement, etc. Lorsque la période inflammatoire paraît sur son déclin, il est souvent avantageux de substituer localement aux topiques émollients
des lotions résolutives préparées, soit avec une légère eau
de savon, ou une solution sulfureuse mitigée ou non par
l'addition d'une quantité convenable de gélatine, etc.,
soit avec des sels de potasse ou de soude; parfois on se
trouve bien d'unir entre eux les principes alcalins et sulfureux; on peut, dans quelques cas, se permettre sans
inconvénient et même retirer de bons effets de l'emploi
des substances dites répercussives, comme, par exemple,
les lotions avec le sous-acétate de plomb liquide, etc. En
effet, dans le cas dont nous parlons, il s'agit d'une affection purement locale, due à l'influence d'un agent extérieur dont l'action ne s'est exercée qu'à la surface des téguments et n'a pas eu le temps de pénétrer l'organisme :
il faut attaquer le mal là où il existe, et s'efforcer de
l'éteindre au siège même de son premier développement :
on peut, dans ce but, remplacer les lotions sulfureuses
et alcalines par des pommades de même nature. On trouvera, à la fin de notre Traité des Gourmes, un certain
nombre de formules extraites de notre *Nouveau Manuel
des Dermatoses*, et qui mettront le lecteur au courant

des principales préparations usitées en pareil cas, et dont les bons effets se trouvent constatés par l'expérience.

Ajoutons toutefois, au sujet des répercussifs, que leur emploi n'est véritablement exempt de tout danger que dans les cas où l'affection cutanée est non-seulement récente et de cause externe, mais encore exempte de toute lésion intérieure plus ou moins grave.

Ceci nous conduit à demander si le porrigo peut, dans certains cas, prendre le cachet d'une éruption critique, et servir à déplacer ou à éteindre un foyer morbide ayant son siége dans quelque organe important. Plusieurs, parmi les anciens, se prononcent pour l'affirmative, et Lorry lui-même ne balance pas à se ranger de cet avis. N'a-t-on pas un exemple de ce genre de porrigo dans celui qui survient fréquemment chez les femmes en couches, ou bien à l'époque de la cessation des règles? On conçoit bien encore que les individus disposés aux affections porrigineuses par l'organisation particulière du cuir chevelu, que dénotent, comme nous l'avons déjà dit, des cheveux abondants, une grande énergie des organes sécrétoires et exhalants, enfin, ce que les anciens appelaient une tête humide, présentent dans cette région tous les attributs d'un travail critique et dépuratoire, soit sur le déclin de *fièvres continues*, soit à la période de résolution de quelque engorgement organique, et que, dans ce cas, il soit important de respecter et d'abandonner à elle-même la maladie cutanée, ne serait-ce que le temps jugé nécessaire à la guérison de l'affection première : mais, nous devons le dire, l'histoire du porrigo nous offre plus rarement des observations de ce genre que celle des éruptions achoreuses, ce qui tendrait à prouver, comme cela est

effectivement, que le porrigo est une affection plus extérieure, plus locale que l'achore, et qui n'entretient avec
l'organisme que des sympathies moins vives et plus éloignées.

Lorry conseille l'établissement et l'entretien d'un exutoire, comme un des moyens les plus capables de contribuer à la résolution de l'inflammation porrigineuse. Les
faits nombreux dont nous avons été témoin ne nous permettent pas d'adopter cette opinion sans réserve ; les vési-
catoires nous ont toujours paru, dans ce cas, d'un faible
secours, et cela ne nous a point surpris : car le porrigo
n'est point, comme l'achore, le résultat d'une alimentation surabondante, d'une turgescence des fluides. Aussi,
la diète devient-elle ici moins indispensable. Tout en
évitant de donner à l'enfant aucune boisson ni aliment
échauffants, on peut, sans inconvénient, le laisser manger à son appétit, surtout si on le nourrit de mets simples
et rafraîchissants, et on se contentera de mettre entre ses
repas l'intervalle nécessaire à une bonne digestion.

On aidera l'action des médicaments par l'usage d'une
boisson légèrement diaphorétique, prise de préférence le
matin à jeûn, mais qu'on peut également donner entre
les repas.

On peut choisir entre la bourrache, la bardane, la
canne de Provence (*arundo donax*), la douce-amère,
(*solanum dulcamara*), la scabieuse, la saponaire (*sapo-
naria officinalis*), les fleurs de sureau, etc. En général,
toutes les boissons aromatiques chaudes portent à la peau,
et peuvent être classées parmi les diaphorétiques.

Chez les sujets qui ont dépassé la seconde dentition,
ou qui approchent de la puberté, on est souvent forcé de

recourir à des tisanes plus actives, et d'employer les sudorifiques proprement dits ; tels que le sassafras (*laurus
sassafras*), le gaïac (*gaïacum officinale*), la squine
(*smilax China*), la salsepareille (*smilax sarsaparilla*),
le buis (*buxus sempervirens*), la calaguala (*polypodium
calaguala*), l'astragale sans tige (*astragalus exscapus*) ;
l'ammoniaque et ses préparations, le soufre, l'antimoine diaphorétique (*deutoxide d'antimoine*), etc. Le
choix du médicament doit être subordonné au degré d'action qu'on veut produire, à la durée présumée nécessaire
du traitement, à la constitution du sujet, etc.

L'emploi méthodique et suffisamment prolongé de ces
différents moyens, dont la réunion est loin d'être toujours indispensable, empêchera, dans la plupart des cas,
les progrès ultérieurs de l'irritation porrigineuse, et souvent même obtiendra rapidement la résolution désirée ;
mais si le mal, déjà parvenu au second degré, s'est étendu
jusqu'au système pileux, le succès devient plus incertain,
et la médication, pour être efficace, demande à être continuée beaucoup plus long-temps.

Nous devons également observer, avant d'aller plus
loin, que la forme de l'éruption doit apporter dans le
traitement certaines modifications qu'il importe de ne pas
négliger : ainsi, dans la porrigine furfuracée, les phénomènes d'eczémation ont généralement peu de durée ; on
peut abandonner de bonne heure les topiques émollients
pour recourir aux légers excitants et aux résolutifs ; mais,
en revanche, ces derniers demandent à être continués
plus long-temps que dans les autres variétés.

La persistance et la ténacité de la porrigine furfuracée
dénotent évidemment le besoin d'insister, de préférence,

dans son traitement sur l'emploi des moyens locaux. Le défaut de mobilité dans cette espèce d'éruption, et, par suite, la faible influence des dérivatifs, tiennent-ils au caractère particulier de l'irritation, ou ne sont-ils que la conséquence du siége qu'elle occupe? C'est une question que l'état actuel de la science ne permet pas encore de résoudre d'une manière satisfaisante; tout nous porte à croire que le siége anatomique du porrigo n'est pas identique dans chacune de ses variétés; telle était, avons-nous dit, l'opinion d'Alibert; les travaux récents des anatomistes sur l'organisation de la peau ne nous permettent pas d'admettre que le *corps papillaire* soit constamment le siége de la porrigine furfuracée, pas plus que la couche albide superficielle, comme le veut M. Mahon. De toutes nos recherches sur ce sujet, il nous est resté la pensée que ce siége est multiple; le mal, ou plutôt son principe, absorbé d'abord et mis en contact avec le système capillaire sanguin, se communique bientôt, en suivant les dispositions de chaque partie constitutive du derme, soit au corps papillaire, soit aux follicules, aux cystes et aux bulbes pilifères, soit aux appareils sécréteurs des différentes couches inorganiques qui entrent dans la composition de la peau. Nous savons que l'épiderme est un produit de sécrétion, et comme le principal caractère morbide du porrigo furfuracé est une surabondance de produits épidermiques, nous pouvons en conclure que, selon toute probabilité, le siége principal de la maladie se trouve dans l'appareil sécréteur de l'épiderme. Cet appareil est, en outre, supposé de nature glanduleuse, et nous savons qu'en général le traitement des altérations du système glanduleux demande plus de longueur et présente plus de difficultés. Est-ce ainsi qu'on peut se rendre compte de la fréquente opiniâtreté de la porrigine furfuracée? Nous le supposons, sans vouloir aucunement l'affirmer.

Les considérations que nous venons d'émettre s'appliquent encore au traitement de la porrigine amiantacée; mais il n'en est plus de même du porrigo granulé. Ici, en effet, les phénomènes d'eczémation sont généralement plus prononcés et plus persistants, les sécrétions humoriformes plus abondantes. Les croûtes qui résultent de la dessiccation de ces produits sont dures et difficiles à ramollir; après leur chute, on rencontre fréquemment le cuir chevelu vivement injecté. C'est dans cette forme du porrigo qu'on est souvent obligé de recourir aux émissions sanguines locales, et aux applications émollientes prolongées; on ne doit même les abandonner qu'après avoir obtenu par leur moyen l'extinction de la sensibilité, la diminution des sécrétions morbides et la chute de la pyrexie.

Ici, l'inconvénient d'une excitation trop vive se trouve balancé par une plus grande facilité de déplacement; les révulsifs intestinaux ont, dans beaucoup de cas, une influence rapide et favorable, et si l'on se décidait à ouvrir un exutoire à la peau, ce serait, sans contredit, dans la porrigine granulée qu'on en obtiendrait le plus d'efficacité.

Dans la porrigine tonsurante, les phénomènes d'irritation sont souvent nuls, et, lorsqu'ils existent, toujours légers et de courte durée. Ici, en effet, le mal paraît plutôt consister dans la faiblesse et l'atrophie du système pileux que dans l'inflammation de ses organes sécréteurs; les émollients sont donc rarement indiqués, et l'on doit, dès le principe, recourir de préférence aux toniques et aux stimulants.

Les différents moyens de traitement qui viennent d'être énumérés suffiront, dans tous le cas, pour guérir, ou du moins, arrêter les progrès de l'éruption porrigineuse due à l'influence d'une cause extérieure, et qui se présente avec tous les caractères d'une simple affection locale.

Mais, souvent aussi, ils se montreront insuffisants lorsqu'il s'agira de combattre une porrigine constitutionnelle, surtout s'il s'y joint un cachet évident d'hérédité.

Chez beaucoup d'enfants, le porrigo n'est qu'une véritable transformation d'un achore ancien et négligé ou mal combattu, dont les caractères primitifs se trouvent modifiés par suite des progrès de l'âge et des changements qu'ils amènent dans l'organisation de la peau ; cette persistance de la maladie, qui, malgré les efforts de la nature et de l'art, a dépassé l'époque à laquelle on la voit ordinairement s'user et s'éteindre, dénote la virulence de son principe et la profondeur de ses racines dans l'organisme ; dans ce cas, le malade a souvent éprouvé de nombreuses rémissions, également suivies de récidives, surtout si à l'action de l'agent morbide s'est joint l'oubli des principales lois de l'hygiène. On a vu se succéder tous les symptômes par lesquels le vice dartreux manifeste sa présence ; des déplacements plus ou moins graves se sont parfois effectués entre la peau et d'autres systèmes organiques. Ces échanges, dans certains cas si funestes, portent chez quelques sujets sur les appareils des fonctions les plus importantes ; comment alors espérer la guérison, si ce n'est à l'aide d'une médication complète, intérieure, et dont les effets doivent se porter successivement sur toutes les parties du corps?

L'hérédité ne peut qu'ajouter encore à la gravité du mal, et rendre plus indispensable ce traitement modificateur, que nous appellerons dépuratif, et à l'efficacité duquel doivent concourir toutes les conditions d'air, d'habitation, de vêtement, de nourriture, etc.

Mais ici les principes hygiéniques servent plutôt à préparer les éléments réparateurs qu'à les identifier avec nos tissus. L'élaboration dépuratoire restera incomplète tant qu'une salutaire activité n'aura pas été imprimée au mouvement fonctionnel. Nous savons, en effet, que la plupart des sujets qui vivent sous l'influence de ces éruptions chroniques du cuir chevelu sont faibles, ont la fibre molle, les chairs pâles et flasques, un cachet de débilité générale; chez ces malades, la nature organique est dans un état d'oppression manifeste; les fonctions languissent, les digestions sont imparfaites; tout indique la nécessité de relever les forces et de rendre au principe vital son énergie, toujours plus ou moins gravement compromise.

A cette première et importante indication, se joint la nécessité d'agir sur les principaux organes des sécrétions. Nous savons que les *systèmes cutané et muqueux* sont les deux grandes voies que la nature employe souvent d'elle-même pour débarrasser l'organisme de ces principes superflus ou nuisibles; c'est donc imiter sa marche que porter principalement son action thérapeutique sur ces véritables émonctoires. Ne savons-nous pas d'ailleurs que les *éléments anatomiques* de beaucoup de maladies ne sont que des produits de sécrétions incomplètes, ou exagérées, ou dépravées.

C'est donc moins sur l'agent morbide lui-même, dont la nature intime nous est inconnue, quoique ses effets se montrent identiques et puissent être chaque jour facilement constatés, que sur les tissus lésés par sa funeste influence, que doit s'exercer notre médication ; et comme l'altération des fonctions n'est qu'une conséquence de l'état pathologique des organes chargés de leur exécution, en traitant ces derniers, et les ramenant à l'état normal, on doit nécessairement dissiper le trouble fonctionnel, et rendre aux fluides sécrétés les conditions sans la réunion desquelles ils ne peuvent être utiles.

Nous employons depuis plusieurs années, avec le plus grand succès, pour notre traitement intérieur et dépuratif, deux préparations doubles, dont l'une, appelée *sirop anti-herpétique*, est composée d'*iodure de fer*, comme base principale, et l'autre, de *sulfure de fer ;* qui ne sait que le fer exerce sur nos tissus, quels qu'ils soient, une tonicité devenue proverbiale? D'un autre côté, l'*iode* porte principalement son action sur le système lymphatique, qui souffre ordinairement le plus dans l'état d'atonie générale qui vient d'être signalé et qui remplit un rôle si important dans toutes les sécrétions.

Le *soufre* a toujours été placé en tête des médicaments les plus efficaces dans le traitement des maladies de la peau, et l'expérience justifie chaque jour cette brillante renommée.

Un fait fort remarquable, c'est que chacune de ces deux dernières substances paraît conserver intacte, malgré son union avec le fer, l'influence thérapeutique qui lui est propre : aussi l'iodure de fer et le sulfure de fer ne peuvent-ils pas être employés indifféremment l'un pour l'autre, et doit-on les réserver chacun pour remplir des indications non opposées, il est vrai, mais cependant dissemblables.

La grande solubilité de l'iodure de fer nous a permis d'en faire un sirop, et par conséquent de l'administrer aux enfants sous la forme la plus commode. Les différences d'âge, de constitution, d'irritabilité organique qu'on rencontre chaque jour dans la pratique nous ont imposé la nécessité d'avoir plusieurs préparations, de force et d'activité inégales; toutefois, après des expériences multipliées, nous avons acquis la conviction que toutes les indications principales pouvaient être remplies par les deux préparations suivantes.

Dans la première, qui a pour titre : *sirop anti-herpétique* n° 1, la solution d'iodure de fer se trouve étendue dans une décoction concentrée de plantes amères, et jointe à un principe purgatif amer, la rhubarbe. Cette addition est motivée sur ce que l'iodure de fer donné seul porte souvent la constipation au point de la faire dégénérer en un symptôme grave : l'adjonction de la rhubarbe nous a toujours paru combattre avantageusement cette disposition du gros intestin, sans nuire à l'absorption du principe fortifiant et à son action sur nos tissus.

Ce sirop agit principalement comme tonique, et l'effet dépuratif qui résulte de son emploi est une conséquence toute naturelle du rétablissement des forces et du retour des fonctions digestives. C'est cette préparation que nous donnons de préférence aux enfants du premier âge et aux personnes délicates; elle nous est aussi fort souvent utile chez beaucoup de sujets qui, quoique robustes, se trouvent sous l'influence d'une irritabilité nerveuse qui les

rend fortement impressionnables, et empêche l'estomac
de supporter le n° 2, ou la préparation la plus active.

Le sirop n° 1 suffit aux enfants qui n'ont pas dépassé
la première dentition; chez ceux, plus âgés, qui ont,
comme nous l'avons déjà dit, une constitution délicate
ou le tube digestif facilement impressionnable, dans les
cas morbides peu graves, dans ceux où l'éruption a le
moins d'étendue et de virulence, etc.

Les proportions médicamenteuses sont établies de telle
sorte que la dose quotidienne peut varier depuis une
cuillerée à café jusqu'à deux cuillerées à bouche. Le moment le plus favorable pour administrer ce médicament
est le matin à jeûn et le soir, trois heures après le dernier repas, ou seulement deux heures après avoir tété, si
l'enfant est encore à la mamelle. Nous parlons d'enfants
allaités, parce que ce sirop convient non-seulement dans
la porrigine, mais aussi dans tous les cas d'achore virulent et constitutionnel; à plus forte raison, s'il s'y joint la
condition d'hérédité : les petits malades prennent volontiers ce médicament, dont la saveur dominante est celle
du sirop de sucre. On peut laisser manger une heure
après qu'il a été administré. On doit toujours le donner
pur, à moins toutefois de répugnance trop forte, et alors
on l'étendra dans la plus petite quantité possible d'une infusion de scabieuse des bois, ou de violette, ou de tilleul,
ou de toute autre plante diaphorétique.

Mais cette préparation, qui suffit à la première enfance
dans tous les cas d'achore, et même plus tard contre les porrigines qui ne présentent qu'un faible degré de virulence,
devient impuissante chez les sujets qui ont dépassé la seconde dentition; à plus forte raison, s'ils approchent déjà

de la puberté ; contre les porrigines étendues et de mauvaise nature, surtout contre celles qui ont été déjà plusieurs fois tourmentées par des traitements incomplets ou intempestifs ; dans tous les cas enfin où le principe virulent abonde dans l'économie, et ne peut être poussé au dehors par les seules forces de la nature.

C'est pour ces cas rebelles et assez communs qu'est principalement réservé le sirop *anti-herpétique* n° 2 : ce dernier conserve toujours pour base l'iodure de fer, mais cette substance n'est pas le seul principe actif qu'il renferme. Il ne suffit pas toujours, avons-nous dit, de relever les forces de l'organisme, il faut même, dans certains cas, exciter plus ou moins fortement les principaux appareils sécréteurs. Ne pouvant agir à la fois sur tous les organes des sécrétions, nous avons cherché à concentrer nos efforts thérapeutiques sur les plus importants, et nous nous sommes particulièrement adressé aux systèmes cutané et muqueux, ainsi qu'à l'appareil urinaire.

Parmi les substances sudorifiques, purgatives et diurétiques, nous avons choisi d'abord celles qui, de l'aveu de tous les praticiens, possèdent au plus haut degré l'une ou l'autre de ces propriétés, et, dans ce premier choix de médicaments actifs, nous avons donné la préférence à ceux que l'eau dissout avec le plus de promptitude et de facilité.

La solubilité des substances n'a cependant pas été pour nous la seule considération importante ; nous pouvons même dire que nous avons cherché plus encore à ne réunir que des agents thérapeutiques, dont les éléments se trouvent liés entre eux au point qu'ils semblent échapper à l'attraction des affinités chimiques, et conserver chacun, malgré leur mélange, le mode particulier d'influence qui leur est propre. Nous n'avons négligé aucune expérience capable de nous éclairer sur cet état d'isolement et d'indépendance, et la médication elle-même nous a fourni des renseignements que nous n'avions pu obtenir par aucun autre moyen. L'*aloès succotrin*, le *daphné mezereum*, la *salseparcille*, le sel végétal, etc., ont merveilleusement répondu à notre attente, tant par leur manière d'agir sur l'organisme, que par la facilité avec laquelle ils se sont prêtés à nos combinaisons.

Nous avons suivi, pour la dose proportionnelle de chaque substance, les données fournies par les formulaires les plus estimés et les traités de matière médicale le plus en vogue. Nous avons maintes fois aussi consulté l'expérience avant d'arrêter notre formule, et ce n'est qu'après un certain nombre de modifications, portant principalement sur les substances sudorifiques et purgatives, que nous pensons être arrivé à une solution satisfaisante, et qui permet à chaque médicament d'exercer sur son système organique, ou appareil privilégié, une influence à peu près égale; voici, du reste, le résultat de nos observations sur les effets du sirop anti-herpétique n° 2.

Le tube digestif qui reçoit le premier contact du médicament est aussi la partie sur laquelle on peut en étudier les premiers effets. Nous admettons d'abord que l'estomac et les intestins se trouvent dans l'état normal; mais selon que le malade aura ces organes robustes, ou faibles et irritables, il ressentira à peine, dans le premier cas, la présence du médicament, et ce n'est généralement alors qu'après le premier et souvent même le second septénaire, que son influence se manifeste par un surcroît d'énergie des facultés digestives et dans les sécrétions intestinales, comme le prouvent le retour plus rapproché du sentiment de la faim, le besoin de prendre une nourriture plus abondante ou plus substantielle, des digestions plus rapides et des déjections plus fréquentes.

Chez les sujets dont l'estomac est facile à impressionner, les premières doses du médicament laissent un sentiment de chaleur et quelquefois même de pesanteur pénible dans la région épigastrique ; d'autres se plaignent en outre de coliques plus ou moins vives, et souvent d'un peu de diarrhée bilieuse ; mais ces légers accidents disparaissent ordinairement après le premier septénaire, et les phénomènes de surexcitation que nous avons signalés dans les fonctions du tube digestif ne s'en produisent pas moins généralement avec la plus entière évidence.

Le système circulatoire ne tarde pas à prendre part à ce redoublement d'activité fonctionnelle, les battements du cœur deviennent plus sensibles, le pouls se montre plus ferme et plus accéléré ; mais ces derniers symptômes ne sont pas de longue durée : les vaisseaux sanguins paraissent s'habituer assez promptement au contact des substances médicamenteuses, et quelques jours suffisent pour voir le cœur et les artères revenir à leur rhythme habituel, à moins cependant que l'économie ne se trouve, dès le début du traitement, dans un état de faiblesse et d'atonie générale ; car, alors, la circulation du cœur et des artères reste plus long-temps le siége des phénomènes d'excitation, qui, même dans ce cas, persistent souvent jusqu'au retour complet des forces et au rétablissement de l'équilibre fonctionnel.

A ces deux ordres de phénomènes, succèdent bientôt

d'autres effets moins généraux, et d'où paraît dépendre principalement l'efficacité de la médication. Leur siége varie en raison des prédispositions organiques propres à chaque individu; ainsi, la dépuration s'effectue tantôt par le tube digestif, qui devient alors le siége d'un flux diarrhéique plus ou moins abondant, avec peu ou point de coliques, et sans qu'il en résulte aucun trouble dans les fonctions digestives.

Tantôt, les reins paraîtront le siége principal, sinon exclusif, de la surexcitat ou médicamenteuse; l'urine est sécrétée avec plus d'abondance; le besoin d'éjection devient, en conséquence, plus fréquent; le liquide pourra conserver sa teinte normale, mais, en général, il se montre plus coloré, surtout pendant les premiers temps de la médication; souvent aussi, un sentiment de pesanteur et de malaise occupe quelque temps les régions lombaires. Des malades éprouvent encore des pincements à l'ombilic, et plus ou moins de chaleur dans le canal de l'urètre pendant l'émission des urines.

Ce n'est qu'après un certain temps de médication dont la durée varie, mais qui n'est généralement pas moindre de deux septénaires, qu'on voit les régions affectées de *dartres* devenir elles-mêmes le siége de changements qui attestent l'efficacité de cette révulsion dépuratoire. On voit alors, suivant la forme de l'affection herpétique, soit les écoulements diminuer et prendre en même temps plus de consistance, puis se tarir et disparaître, soit les squammes et les furfures se détacher d'eux-mêmes pour se reproduire encore, il est vrai, mais toujours alors moins abondants et plus minces, puis, enfin, ne plus laisser à leur place qu'une teinte d'un rose violacé, qui persiste quelquefois fort long-temps, et finit cependant par disparaître entièrement.

Nous avons vu, dans bien des cas, la peau paraître subir seule l'influence thérapeutique, et le malade ne reconnaître l'action des médicaments qu'aux modifications survenues dans les parties affectées ; mais ces dernières sont souvent alors de nature à donner le change et à inspirer des craintes sur le résultat du traitement ; car la maladie, loin d'éprouver, dans le principe, aucun amendement, paraît, au contraire, s'étendre et s'aggraver. Les plaques existantes gagnent et s'épaississent ; les surfaces qui laissent échapper l'humeur dartreuse semblent animées d'une nouvelle activité sécrétoire, et les personnes non prévenues doivent se montrer naturellement portées à quitter de suite, comme dangereux, un médicament qui, loin de les soulager, paraît ajouter encore à leur état de souffrance. Mais cette exaltation des propriétés vitales de la peau n'est que momentanée ; les phénomènes de résolution ne tardent pas à se montrer, et ce mode de médication, que nous pouvons appeler *direct*, est généralement le plus court et le moins fatiguant.

Ces différentes considérations sur les effets du sirop anti-herpétique s'appliquent principalement au n° 2, et sont le résultat d'un grand nombre d'observations faites sur des personnes d'âge et de sexe différents, et qui toutes étaient évidemment affectées de dermatoses virulentes et constitutionnelles.

Elles nous démontrent que cette préparation agit à l'instar des toniques et des excitants ; mais que la propriété qu'elle possède de concentrer son action sur un petit nombre de systèmes, et de stimuler principalement les appareils des principales sécrétions, l'empêche d'être confondue avec un grand nombre de prétendus spécifiques qui ne dissimulent que trop souvent sous un nom emphatique, la nullité de leur action, et sont bien plus un objet de commerce que l'expression d'une pensée philanthropique et le résultat d'expériences multipliées.

Le sirop n° 2 étant beaucoup plus actif que l'autre, ses doses sont nécessairement plus faibles. Nous ne le donnons jamais chez l'enfant qu'après le complément de la première dentition, et encore nous bornons-nous, dans ce cas, à une cuillère à café dans les vingt-quatre heures, et quelquefois même tous les deux jours seulement.

Après la seconde dentition, lorsque le tube digestif cesse d'être aussi impressionnable, nous ne craignons pas de donner chaque matin une cuillerée à café de sirop n° 2, et chez un grand nombre de sujets mous et peu irritables, nous nous trouvons bien d'administrer une seconde cuillerée à café, le soir, trois heures au moins après le dernier repas.

Ajoutons, en passant, que nous réservons principalement cette active préparation pour l'adulte et l'homme fait; la dose ordinaire est une cuillerée à bouche matin et soir; beaucoup de personnes en prennent trois et quatre cuillerées par jour : mais, à cette dose, les sécrétions intestinales se trouvent en général trop fortement excitées, et le dérangement de corps qui en résulte, entraînant à sa suite une partie du médicament, nuit à son absorption, et par conséquent à ses effets.

Cet inconvénient disparaît dans certains cas d'obésité et de pléthore bilieuse; mais nous avons observé qu'on guérissait généralement plus vite en évitant d'abondantes évacuations alvines, et que la simple liberté du ventre était une des conditions les plus favorables à l'efficacité du traitement.

Il est bon d'interrompre tous les huit jours, pendant deux fois vingt-quatre heures seulement, l'usage du sirop anti-herpétique : c'est le meilleur moyen d'éviter la fatigue des organes digestifs, et de reculer les conséquences de l'habitude qu'entraîne toujours, surtout chez les enfants, l'usage non interrompu du même médicament. L'interruption sera plus prolongée s'il survient quelques symptômes d'irritation gastro-intestinale, et l'on devra s'en tenir à la préparation la plus douce, quelle que soit la gravité de l'affection, si le tube digestif supportait trop impatiemment le numéro le plus actif.

Le sirop anti-herpétique n° 2 doit aussi se prendre pur ; lorsqu'il inspire une répugnance trop prononcée, on l'étendra dans une tasse à thé, soit d'infusion de capillaire, de scabieuse des bois, de fumeterre, de petite centaurée, ou dans une décoction de douce-amère, de chicorée, de racines de bardane, de patience, etc. Beaucoup d'enfants le prennent volontiers dans une infusion légère de thé, de camomille ou de café : cette dernière surtout possède l'avantage de masquer la couleur du médicament, et d'éloigner ainsi une des causes les plus actives de la répugnance qu'éprouvent beaucoup de malades.

Un morceau de sucre donné aux enfants leur fait bien vite oublier la saveur désagréable du sirop, et pour toute personne, le moyen le plus certain de s'en débarrasser promptement, consiste à prendre et promener dans la bouche quelques gorgées d'eau fraîche aussitôt après

avoir bu. Le remède, une fois arrivé dans l'estomac, ne
donne ni nausées ni rapports, et la digestion s'en fait,
en général, avec promptitude et facilité.

On rencontre cependant encore des malades tellement
difficiles ou impressionnables, que la vue seule d'un médicament qui leur répugne détermine chez eux des nausées et un état de coarctation nerveuse des organes chargés de la déglutition, tellement prononcé que celle-ci
ne peut s'effectuer. Dans ce cas, le plus sage est de ne pas
insister, et l'on doit changer la forme du médicament.

C'est pour ces malades exceptionnels que nous faisons
préparer des bols dépuratifs, dans la composition desquels
le *sulfate de fer* se trouve substitué à l'iodure Du reste, ce
changement n'est pas le seul : les *bols dépuratifs* n° 1, qui
sont ceux que nous donnons pour remplacer le sirop anti-
herpétique n° 1, sont bien uniquement composés de sulfure
de fer et de poudre de rhubarbe, avec quantité suffisante
de sirop de fumeterre ; mais les bols n° 2 comprennent le
sulfure de fer, l'aloès, la rhubarbe, le quinquina rouge, etc. ;
leur composition diffère, comme on voit, de celle du sirop anti-herpétique n° 2. Aussi avons-nous égard, dans
la prescription de ces différentes préparations, à certaines
particularités d'organisation qui nous ont paru mériter
l'attention du praticien.

L'iodure de fer et le sulfure de fer, qui restent pour chaque médicament la base essentielle et dominante, n'exercent pas dans l'économie une action identique ; on sait
que les préparations iodorées, quelles qu'elles soient, portent principalement leur influence sur les systèmes glanduleux et lymphatique : cette action sera principalement
étudiée quand nous en serons au traitement des gourmes

scrofuleuses : mais nous pouvons dire, dès à présent, que l'iode détermine dans ces parties une surexcitation fonctionnelle tellement active, qu'il en résulte parfois, lorsqu'on l'abandonne à elle-même, une véritable atrophie.

Le sulfure de fer paraît agir de préférence, d'abord sur le système circulatoire, et ensuite sur la peau, dont les fonctions exhalantes se montrent dans bien des cas évidemment exaltées : tout nous autorise à regarder cette substance comme un excellent sudorifique ; aussi pensons-nous qu'on doit la préférer toutes les fois qu'il s'agit de prendre la peau pour émonctoire, et de concentrer sur cette vaste membrane les principaux efforts de la médication. La présence du sulfure de fer rendait inutile l'adjonction du *daphne mezereum*, employé également comme sudorifique, et nous n'avons pas cru que l'addition d'une faible quantité de quinquina, comme tonique pur, fût contre-indiquée par l'action possible de l'acide kinique sur le fer.

Nous donnons de préférence les sirops d'iodure de fer additionnés aux sujets pourvus d'embonpoint, et chez lesquels le système lymphatique prédomine, surtout lorsqu'il y a complication d'engorgement des organes glanduleux ; tandis que nous réservons les bols au sulfure de fer pour les malades qui s'offrent à notre observation dans des conditions opposées. La forme pilulaire était d'ailleurs la seule que nous pussions adopter pour le sulfure de fer, à cause de son insolubilité.

Il reste une dernière question à laquelle nous regrettons de ne pouvoir faire qu'une réponse approximative, c'est celle qui a trait à la quantité absolue des médicaments

nécessaires à chaque médication. Le lecteur concevra facilement qu'il est presque impossible d'obtenir à cet égard
des données positives, la durée d'un traitement devant
nécessairement varier en raison de l'âge du malade, de la
nature et du degré de la maladie, de la constitution, qui
varie elle-même dans chaque individu, et le rend plus ou
moins impressionnable à l'action des agents thérapeutiques. Les notions fournies par les faits nombreux que
nous avons recueillis, nous autorisent seulement à avancer : 1° qu'en général, la durée du traitement est d'autant
plus courte que le sujet est plus jeune ; 2° que le mal est
naturellement d'autant plus lent à disparaître qu'il existe
depuis plus long-temps, et qu'il a par conséquent poussé
dans l'organisme des racines plus profondes ; 3° que l'hérédité, la plus funeste de toutes les conditions morbides,
doit engager, lorsqu'elle est constatée, à continuer le
traitement long-temps encore après la disparition de tout
symptôme extérieur ; 4° enfin, que les tempéraments
mous et lymphatiques, qui se montrent en général les
moins impressionnables, nous ont paru les plus favorables
pour ce genre de traitement.

Notre habitude a toujours été de continuer le traitement
pendant un ou deux mois après que toute trace apparente
de la maladie a disparu. Cette précaution nous suffit dans
les cas ordinaires ; mais lorsqu'il s'agit d'un mal ancien et
virulent, ou d'une affection héréditaire, notre opinion
est qu'on doit s'astreindre, pour prévenir toute récidive, à
donner pendant plusieurs années consécutives, au printemps et à l'automne, une certaine quantité de sirop ou
de bols, en se tenant au numéro qui aura été employé
pendant le traitement.

Maintenant, quels sont les cas qui peuvent contre-indi-
quer l'emploi des médicaments dont nous venons de parler ? Ils sont assez nombreux, et, du reste, faciles à préciser ?

Le seul examen des différentes formules que nous venons de donner suffit pour ne laisser aucun doute sur la
manière d'agir du sirop anti-herpétique et des bols dépuratifs : chaque médicament se comporte, au degré d'activité près, à l'instar des toniques et des stimulants : la
première influence s'exerçant sur le tube digestif, on comprendra facilement qu'il faut s'en abstenir dans tous les
cas où l'estomac et les intestins se trouvent le siége d'une
inflammation aiguë. L'inflammation chronique de ces parties est souvent aussi une contre-indication : mais il faut
bien se garder de confondre ce dernier état, qu'accompagne le plus ordinairement un certain ordre de signes
pathognomoniques, comme l'existence antérieure d'une
affection franchement aiguë, la persistance de la sensibilité à la pression, une chaleur sourde, une douleur obtuse et profonde, un désordre fonctionnel principalement
caractérisé par l'exaltation ou l'affaissement, avec ces né-
vroses du tube digestif si fréquentes chez l'adulte et qu'on
rencontre aussi quelquefois chez l'enfant, et qui, pour
le praticien inexpérimenté ou l'observateur superficiel,
peuvent facilement donner le change et faire persévérer
dans une médication anti-phlogistique, alors toujours insuffisante et souvent même fort nuisible ; tandis qu'on
voit les accidents se calmer comme par enchantement dès
les premiers essais d'un traitement tonique approprié à la
nature de la maladie, surtout lorsque celle-ci reconnaît
pour cause l'influence d'un agent spécifique ; et s'il nous

était permis de traiter d'autre chose dans cet ouvrage que des maladies du premier âge, nous ajouterions que nous avons souvent été utile à des personnes affectées de couperose chronique (*varus rosacea*, chronique, Alib.), ou de prurigo également passé à l'état chronique (*lichen agrius*, Will.), et qui s'inquiétaient beaucoup plus d'une affection consécutive du tube digestif que de l'altération cutanée dont la précédente n'est souvent alors qu'une conséquence sympathique.

Ces personnes paraissent fort surprises de nous entendre leur conseiller des moyens de traitement qui ne peuvent, disent-elles, qu'aggraver leur état : plusieurs même ne s'y soumettent qu'avec une certaine hésitation : mais les bons effets qu'elles éprouvent ne tardent pas à changer leur manière de voir. Le tube digestif revient rapidement à de meilleures conditions, et les fonctions de l'estomac une fois bien rétablies, on ne tarde pas à voir les rougeurs de la face perdre de leur vivacité, ou les papules s'affaisser et s'éteindre avec la démangeaison.

Ces dernières considérations doivent également s'appliquer à tout foyer d'inflammation, quel que soit son siége. En effet, une maladie due primitivement à l'action d'une cause accidentelle et locale, et qui, entretenue seulement par l'abord incessant d'une quantité de sang trop considérable dans la partie lésée, ne constitue, à proprement dire, qu'une congestion sanguine inflammatoire, devra nécessairement s'aggraver sous l'influence d'un médicament que nous savons activer énergiquement la circulation du cœur et des artères.

Il résulte évidemment de ce qui précède que nous devons commencer par exclure du cadre des maladies dans le traitement desquelles il convient de recourir au sirop anti-herpétique et aux bols dépuratifs, toutes les affections véritablement aiguës et inflammatoires, quels que soient du reste leur origine et leur siége : et parmi les maladies chroniques, toutes celles qui, résultat d'un travail inflammatoire primitif, restent fixées à la région qui les a vues naître, et n'entretiennent avec l'organisme que des rapports nuls ou insignifiants.

Mais, dans la porrigine, les conditions sont bien différentes : dès le début, marche chronique, progrès lents et insidieux ; pour causes ordinaires, oubli souvent prolongé des préceptes de l'hygiène, introduction dans l'économie de principes étrangers et virulents. Cette affection a constamment une durée fort longue ; la guérison spontanée est ici moins fréquente que dans l'achore. Le porrigo paraît souvent lié à un état morbide général ; ses produits dénotent des sécrétions viciées, et sa guérison ne peut être obtenue complète et durable sans le rétablissement de ces dernières et importantes fonctions.

Tels bons effets que nous ayons obtenus de l'emploi de ces différentes préparations plus ou moins complexes, et telle confiance que nous ayons dans leur énergique efficacité, nous n'admettons pas qu'elles puissent suffire à toute une médication. Pour nous, elles remplacent avantageusement la plupart des tisanes dites amères et dépuratives, qu'il faut toujours prendre à grand volume, et qui, outre la répugnance qu'elles inspirent généralement, contiennent fort souvent beaucoup plus d'eau et de parties ligneuses que de principes médicamenteux ; elles n'ont pas, comme beaucoup de sirops ou robs, l'inconvénient d'irriter le tube digestif et de porter à la constipation en supprimant les sécrétions intestinales. Mais, nous le répétons, on doit surtout, lorsqu'il s'agit de maladies anciennes et opiniâtres, favoriser leur action en leur adjoignant l'application toujours indispensable des préceptes d'une sage hygiène, l'emploi des bains simples et composés, des liniments, des pommades, et de tous ces moyens extérieurs indiqués dans la science et dont l'usage approprié se trouve chaque jour suivi des plus heureux résultats.

Disons, à propos des topiques, qu'il est un symptôme souvent fort grave du porrigo (la démangeaison) qu'on ne combat avantageusement et qu'on ne détruit dans beaucoup de cas qu'à l'aide d'applications locales appropriées : de toutes les pommades que nous avons eu l'occasion d'employer à ce sujet, celle préparée avec le *goudron*, soit seul, soit additionné d'une faible quantité de camphre, est sans contredit celle qui réussit le mieux. Le goudron, dont j'ai démontré *un des premiers* les bons effets dans toutes les affections éminemment prurigineuses, convient surtout dans la porrigine furfuracée, variété dans laquelle le prurit prédomine ordinairement, et qui offre en outre une certaine ressemblance de forme avec plusieurs dermatoses, que les préparations de goudron combattent avec le plus de succès.

On s'étonnera sans doute de ne trouver ici que des formules énumératives pour chacune de nos préparations. Ce n'est qu'après mûre réflexion que nous nous sommes déterminé à en agir ainsi : notre désir est d'éviter que ces médicaments ne deviennent un objet de commerce et de falsification; nous en avons confié la préparation à M. Mette, pharmacien (29, rue des Lombards). M. Mette fait lui-même chaque préparation : nous avons tout lieu

de compter sur son désintéressement et son exacte fidélité. Ces conditions nous ont paru les plus heureuses
pour obtenir de préparations identiques des effets qui
ne peuvent tromper notre attente ni l'espérance du malade.

Mais, nous le répétons, un traitement dépuratif, pour
être efficace, doit être nécessairement complexe : à quoi
servira-t-il, en effet, de fortifier le tube digestif, si l'on
ne donne en même temps au malade des aliments qui
puissent fournir à chaque organe un chyle nutritif et réparateur? A quoi bon activer la circulation, si le sang,
avant de rentrer dans les cavités gauches du cœur, n'a
puisé dans un air pur les éléments qui doivent lui donner
une nouvelle vie? Suffira-t-il ensuite que des principes
nutritifs pénètrent nos tissus si un exercice journalier et
convenable n'entretient la force et la souplesse des membres, et n'imprime à chaque organe des frottements salutaires et qui ont pour effet d'accélérer les phénomènes
d'exhalation et de résorption indispensables au maintien
fonctionnel, etc.

Disons, en terminant ce qui a rapport au traitement
du porrigo, que la fréquente opiniâtreté et la nature de
ses désordres cutanés nous ont forcé d'insister, beaucoup plus que nous ne l'avions fait pour l'achore, sur
l'emploi des moyens extérieurs ; l'usage approprié des
topiques constitue dans le porrigo une partie fort importante de la médication : nous verrons ces moyens prendre
plus d'importance encore lorsque nous en serons au traitement du favus ; nous examinerons alors jusqu'à quel
point la nouvelle théorie de M. Gruby devrait influer sur
la thérapeutique de cette vraie teigne ; quelles concessions

la prudence et l'observation nous permettent de faire aux partisans exclusifs de la méthode curative externe, et si nous pouvons sans crainte abandonner à elles-mêmes toutes les influences intérieures dues à l'extension de la maladie, et qui présentent avec elle des rapports, sinon très-intimes, du moins d'un caractère de coïncidence fort remarquable. Mais occupons-nous d'abord des principaux phénomènes qui se rapportent à l'élément faveux.

DU FAVUS.

Etymologie. Le mot *favus*, avec l'acception qu'on lui reconnaît généralement aujourd'hui, est, on peut le dire, un mot de création toute moderne, qui sert à désigner un genre d'affection chronique, propre à l'enfance et au jeune âge, et dont Alibert nous a laissé une description pleine d'exactitude et de vérité. Les Grecs appelaient *achores* (ἀχωρες), et les latins *favi*, un certain ordre d'éruptions, parmi lesquelles figurait le favus proprement dit. Le mot *favus*, qui répond au κηριον des anciens, exprime la ressemblance qui existe entre la forme des produits pathologiques de la maladie qu'il désigne, et celle des alvéoles des abeilles.

C'est également au *genre favus* d'Alibert que quelques auteurs modernes voudraient qu'on restreignît le nom de *teigne*. D'autres prétendent que ce dernier nom doit encore être donné à un certain nombre d'affections qui, sans être identiques, se trouvent cependant liées au genre favus, par les rapports d'une étroite analogie. Telle est aussi notre opinion.

Mais comme la science n'a pas, jusqu'ici du moins, fixé d'une manière irrévocable le nombre ni la nature des affections véritablement teigneuses, nous pensons devoir exposer dès à présent l'état actuel de nos connaissances sur cet important sujet.

Des teignes. Lorry, dans ce qu'il nous a laissé sur la teigne, s'attache bien plus à nous faire connaître le sens étymologique du mot, qu'à réunir les symptômes caractéristiques de l'affection pour laquelle on doit le réserver.

« Le mot *teigne*, nous dit-il, est nouveau et barbare, »inconnu chez les Latins ; la maladie qu'il nous sert à dé-»signer était confondue par les Grecs avec les *favus* et »les *achores* ; on l'appelait *lèpre de la tête*, etc. Chez les »Arabes, Avicenne, le premier, paraît avoir désigné notre »teigne sous le nom de *sahafati* ; il en parle comme d'une »affection ulcéreuse et croûteuse du cuir chevelu, qui laisse »échapper une matière virulente. Il distingue le *sahafati* »humide et le *sahafati* sec et chronique, qui est aussi le »plus dangereux ; il tire sa source de *l'humeur mélancoli-*»*que* qu'il appelle *alcathim*, et dont on a fait, à ce qu'il »paraît, *thim*, *thineum* et *tinea.*

» Mésue pense que le *saphatin* et le *sahafati* d'Avicenne, »l'*albacore* et l'*albathin* de Rhasès, ne sont qu'une seule »et même affection, etc., tandis que les interprètes d'A-»venzoar distinguent, comme cet auteur lui-même, l'*alsa-*»*fati* de la teigne. Mais nous voyons ce dernier mot pré-»valoir dans tous les écrits des auteurs de l'époque sui-»vante, ainsi que le prouvent les traités de Gordon, Ni-»colas Florentin, Arnauld de Villeneuve, et particulière-»ment Gui de Chauliac, qui décrit, dans des articles sépa-»rés et distincts, l'*alsafati* ou le *sahafati* des Arabes et la »*teigne.* Je ne vois cependant pas, dit Lorry, en quoi »ces maladies diffèrent, soit par leurs symptômes, soit »sous le rapport du traitement conseillé par l'auteur lui-»même, soit, enfin, par la comparaison la plus réfléchie »de ses descriptions. Gui de Chauliac est, sans contredit,

»le plus grand écrivain du moyen-âge; presque tous ceux
»qui sont venus après lui l'ont pris pour guide, et cepen-
»dant on trouve encore souvent employé dans leurs
»ouvrages, et cela indistinctement, tantôt le nom arabe,
»tantôt le mot *teigne*, et même celui de *serpigo*, de *serpo*,
»mot latin qui signifie ramper, et qui répond à l'*herpès*
»des Grecs, et nullement au mot *teigne*, indiquant une af-
»fection qui ne dépasse que fort rarement le cuir chevelu
»et ne s'étend généralement sur d'autres parties, et même
»à la barbe, que dans les cas où le mal est abandonné à
»lui-même.

»La *teigne*, dit Turner, cette maladie familière aux
»nourrissons et aux enfants, est appelée *tinea* par les La-
»tins, à cause des petits trous creusés dans la peau de la
»tête, à la manière de ceux des livres et des hardes, faits
»par le ver nommé *tinea*. La sanie qui coule de ces mêmes
»trous lui a fait donner par les Grecs, selon quelques-
»uns, le nom d'*achor*, *quasi ichor*. Si ces creux, faits par
»une humeur âcre et corrosive, sont plus grands et four-
»nissent une espèce de liqueur plus épaisse, et semblable
»à du miel, la maladie prend le nom de κηρίον, *favus*, ou
»de *meliceris*, quoique cette dernière incommodité soit
»généralement rapportée à une des tumeurs *enkystées*.

»Quelques anciens font mention de la *teigne* sous le
»nom de *lactumen*, ou croûte lactée, parce qu'ils l'at-
»tribuent à quelque vice du lait de la nourrice, ou à quel-
»que excès de nourriture de la part de l'enfant, etc. »

Ne résulte-t-il pas évidemment de tous ces vains efforts
d'érudition étymologique, que le *favus* n'a jamais été pour
les anciens une affection à caractères distincts et tranchés; que ce mot n'avait le plus souvent dans leurs ou-

vrages, qu'une signification générique, et qu'aucun d'eux, même sans en excepter Lorry, n'a su établir entre les nombreuses affections chroniques du cuir chevelu dans le premier âge, un *diagnostic différentiel* satisfaisant.

Cette dernière assertion trouve un nouvel appui dans la diversité des divisions établies par les auteurs, et dans leur peu d'accord dès qu'il s'agit de fixer le nombre des espèces de *teigne*. Seunert, Gui de Chauliac, Gordon, Laforest, etc., admettent cinq espèces de *teigne*, savoir : *tinea favosa*, laquelle laisse exsuder par d'étroites ouvertures un *fluide melliforme*; *tinea ficosa*, à cause des granulations rouges et charnues qui la caractérisent et qu'on a comparées aux grains des *fics*; *tinea amedesa*, dans laquelle des ouvertures plus petites que celles qui existent dans la teigne faveuse, livrent passage à une exsudation carniforme (*humiditas carni similis*); *tinea uberosa*, dont les produits pathologiques, rouges et granulés, ressemblent, dit-on, au bout des mamelles, et laissent écouler un véritable *ichor*; enfin, *tinea lupinosa*, à cause de la ressemblance de ses productions morbides avec les semences du *lupin*.

Plus tard, Ambroise Paré, dont Lorry se plaît à vanter la sagacité et l'esprit observateur, réduisit à trois les cinq espèces de *teigne* que nous venons d'indiquer; il admit la *teigne furfuracée*, qu'Alibert, d'accord en cela avec l'immortel Lorry, a réunie au genre *porrigo*; la *teigne fiqueuse* et la *teigne corrodante*, dont l'une, dit Lorry, constitue les *fœus*, tandis que l'autre doit être rapportée aux *herpes* ou au *serpigo*. Il ne fait, du reste, aucune mention de l'espèce dite *lupineuse* (*lupinosa*), que Lorry prétend être la seule *vraie teigne*, et dont il ne nous a laissé toutefois qu'une description fort incomplète.

On voit, par ce qui précède, que la question des *tei-gnes* est échue aux auteurs de notre époque, encore toute hérissée d'incertitude et de difficultés nombreuses. Aussi, ne devons-nous pas être étonnés de la retrouver, même aujourd'hui, l'objet de nouvelles controverses pour la solution desquelles de nouveaux faits et de nouvelles recherches sont encore indispensables.

Observons toutefois, avant de terminer ce qui a trait aux anciens, que pas un d'eux n'a songé à contester l'analogie qui existe entre ces différentes affections chroniques du cuir chevelu; et que tous leurs ouvrages nous les présentent réunies en un faisceau commun, dont les parties constituantes ne varient que par le nombre et la diversité des dénominations.

L'explication de ce fait important est des plus faciles à donner : l'étude sérieuse et approfondie des ouvrages anciens nous prouve que leurs auteurs ne voyaient pas seulement la maladie dans l'éruption ; que fort souvent même ils ne regardaient celle-ci que comme une voie de dépuration établie par la nature, pour arriver à la guérison. Les causes du mal, son influence sur l'économie, la nature de son cachet morbide, étaient pour eux des phénomènes de la plus haute importance, et qui servent le plus souvent de base à leurs principales divisions.

Comment, avec cette manière de rallier les faits, pouvaient-ils désunir les affections teigneuses, que rapprochent tant de rapports d'âge, de causes et de symptômes éruptifs ?

N'est-ce pas, au contraire, aux vices de certaines classifications modernes qu'il faut principalement attribuer le

tort d'avoir négligé des analogies si frappantes, pour ne
porter l'attention que sur un caractère unique, le *phénomène éruptif*, et s'étayer de cette seule considération
pour disséminer des affections, les seules peut-être que
la nature elle-même semble avoir réunies, puisque la plupart d'entre elles rentrent dans l'ordre de ses phénomènes,
dont elles ne sont, le plus souvent, comme nous l'avons
déjà observé, qu'une simple exagération.

Reconnaissons, toutefois, que Willan et Bateman conservent, sous le nom de *porrigo*, le groupe des affections
teigneuses établi par les anciens. Des pustules appelées
favi et *achores* constituent, dit Bateman, les lésions
élémentaires de ces singulières maladies; et, bien que
nous partagions l'opinion de M. Gibert, qui critique à juste
titre l'emploi que fait ici l'auteur anglais du nom de *porrigo*, lequel répond au πιτυρίασις des Grecs, et ne sert
ordinairement à désigner qu'une affection cutanée sèche
et furfuracée ou squammeuse, et non point une forme
pustuleuse ni croûteuse, nous n'en sommes pas moins
empressé de reconnaître que Willan et Bateman, en refusant de s'arrêter à certaines ressemblances de formes
purement extérieures, pour conserver intact ce groupe
si naturel des affections teigneuses, ont fait preuve d'un
haut talent d'observation, et bien mérité de la science et
de l'humanité.

Leurs successeurs n'ont pas tenu compte d'un si bel
exemple; dominés par les exigences d'une classification
étroite et toute arbitraire, ils ont voulu que le produit
éruptif qu'ils appellent souvent à tort l'élément anatomique, devînt l'unique base de leurs divisions, et ils ont
renvoyé sans scrupule à chacun de leurs ordres *pustu-*

leux, *vésiculeux*, *squammeux*, etc., l'éruption dont le début ordinaire est une *pustule*, une *vésicule*, une *squamme*, etc., sans s'inquiéter si la forme éruptive n'était pas, dans ce cas, le seul rapport analogique, et si un voisinage trop souvent disparate ne pouvait pas, dans l'esprit de gens prévenus ou superficiels, exercer sur la thérapeutique de ces mêmes maladies une fausse et fâcheuse influence.

C'est ainsi que dans les ouvrages, d'ailleurs si remarquables, des dermatologistes de notre époque, le genre *achore* a disparu ; et, des deux espèces qui le constituent, l'*achore lactumineux* (cette gourme ou croûte de lait si connue du vulgaire), est décrit dans l'ordre des *squammes*, comme une variété de la dartre furfuracée volante, sous le nom de *pityriasis* ; et l'*achore muqueux* à l'élément éruptif de laquelle affection on veut bien conserver le caractère pustuleux, tandis qu'on le dénie injustement à la première, devient une espèce particulière du genre *impétigo* de Willan (*mélit.*, Alib.)

Le *porrigo* subit lui-même une semblable métamorphose : des six espèces ou variétés admises par Willan, deux seulement ont été conservées pour constituer le *genre favus*, dont nous avons à faire l'histoire, et le seul qui, dans l'opinion de beaucoup d'auteurs, mérite le nom de *teigne* ; ce sont le *porrigo scutulata* et le *porrigo lupinosa*. Les quatre autres ont été rattachés, savoir : le *porrigo larealis*, tantôt à l'*impitego* (Willan), (*mélit.*, Alib.), (opinion de MM. Gibert, Cazenave) ; tantôt à l'*eczema* du cuir chevelu (Willan) (dartre squamme humide, Alibert) (opinion de M. Rayer).

Le *porrigo furfurans* ne semble être, dans quelques circonstances, disent MM. Cazenave et Schédel, que le *pityriasis capitis* (Willan) (dartre furfuracée volante, Alibert). Mais le plus souvent c'est évidemment un *eczéme chronique* (dartre squam., Alib.).

Le *porrigo furfurans*, dit M. Gibert, semble plutôt appartenir au pityriasis (ordre des squammes), qu'au genre *teigne* (ordre des pustules).

M. Rayer le rapporte tantôt au *lichen*, tantôt au pityriasis du cuir chevelu.

Le *porrigo favosa* se rapproche de l'*impitego* (Willan), (*mélit.*, Alib.); MM. Rayer, Cazenave et Gibert, ont, à cet égard, la même manière de voir. Quant au *porrigo decalvans*, admis par les dermatologistes anglais et conservé par Alibert, ces auteurs ne le regardent pas comme une affection distincte, mais comme n'étant le plus souvent qu'un résultat commun aux diverses espèces d'éruption que nous venons d'énumérer : «Toutefois, dit M. Gi-»bert, nous devons reconnaître que nous avons vu chez »quelques sujets une alopécie tout-à-fait analogue à celle »qu'amènent les progrès de la teigne proprement dite, »produite par une affection des follicules pileux qui ne se »traduisait au dehors que par l'altération et la chute des »cheveux, consécutives à une *désquammation* parti-»culière du cuir chevelu; de petites écailles d'un gris bru-»nâtre existaient à la base des poils; elles étaient sans »doute le produit, comme les croûtes du *favus*, d'une »altération de sécrétion des follicules pileux, etc. »

Nous n'aurions pas à signaler toutes ces dissidences d'opinion, dont la plupart ne reposent que sur des caractères d'une importance toute secondaire, et souvent purement accidentels et éphémères, si les auteurs recommandables que nous avons dû nommer avaient voulu secouer le joug d'une classification trop exclusive. Quelle est l'éruption qui, dans un point donné de son développement, n'offrira pas un produit pathologique (le plus souvent secondaire) que l'on ne puisse comparer avec tel autre analogue de plusieurs éruptions dissemblables? Combien de modifications nombreuses ne peuvent pas apporter l'état aigu ou chronique, la présence d'une ou plusieurs complications, la nature du traitement, la constitution du sujet, etc.? L'établissement d'une *espèce* ou *variété* de maladie, et, à plus forte raison, d'un *genre*, ne peut pas reposer sur un symptôme passager, ni sur un caractère accidentel; l'un et l'autre se tirent non-seulement de l'ensemble des phénomènes éruptifs, mais aussi des rapports de causalité et d'influence sur notre organisation.

Tels sont les principes qui ont dirigé Alibert dans la création de son groupe des *dermatoses teigneuses*. Rapports de ces éruptions avec l'époque où elles se développent; actes d'élimination se dirigeant d'une manière constante vers la tête, selon la tendance et les impulsions de la force qui préside au développement du corps humain; même origine et même but physiologique apparents; temps déterminé d'apparition et période d'effervescence; même opiniâtreté; caractère d'une commune sordidité; nature évidemment dépuratoire; identité de siége (le cuir chevelu); symptômes communs; analogie de traitement; tout, jusqu'aux recherches les plus minutieuses pour arriver à connaître le siége anatomique de l'éruption, a été mis en œuvre par cet habile observateur, et sert de base à son diagnostic.

Alibert, nourri de l'étude des anciens, mais plus encore éclairé par ses propres observations, ne leur est resté fidèle que sur les points conformes à l'expérience et à la vérité; il s'est attaché surtout à éclairer leurs doutes et à rectifier leurs erreurs; acceptant avec empressement et reconnaissance tout ce qu'ils nous ont laissé de bon; éclairant de ses lumineuses interprétations les points encore obscurs, et complétant, par des faits nombreux et de nouvelles recherches, les vérités qu'ils n'avaient fait qu'entrevoir. C'est ainsi qu'Alibert a accepté les genres *achore* et *porrigo*, incomplétement distingués par les anciens, et dont il a su préciser le diagnostic différentiel en rassemblant tous les principaux caractères qui se rattachent à chacun d'eux. Les *favus* et les *achores* étaient souvent pris l'un pour l'autre et confondus; on lui doit d'avoir établi entre ces deux genres d'affections, une ligne de démarcation actuellement infranchissable; le *porrigo* est resté dans la monographie des dermatoses, non tel que l'établit Willan et son disciple, mais avec les caractères propres qui le séparent de l'*achore* et l'empêchent d'être confondu avec le *favus*; on peut dire que chaque genre d'Alibert nous présente le mal exerçant le même genre d'influence, mais à un degré différent. C'est effectivement dans l'*achore* que l'éruption paraît la moins tenace et la plus superficielle. La *gourme porrigineuse* a déjà des racines plus profondes, et ses effets sont généralement plus à redouter. Nous allons voir le *favus* offrir, par sa longue durée, sa fréquente opiniâtreté, et les ravages souvent fort graves qu'il exerce sur nos tissus, les caractères d'un mal encore plus redoutable et contre les atteintes duquel on ne saurait trop se prémunir.

HISTORIQUE.

Nous donnerons du *favus*, genre éruptif qui répond aux *porrigo lupinosa* et *scutulata* des classificateurs anglais, la *définition suivante* :

Affection chronique, généralement propre à l'enfance, éminemment susceptible de se transmettre par contagion, ayant le plus ordinairement son siége au cuir chevelu, mais pouvant se manifester sur d'autres parties du corps, et principalement caractérisée par le développement de petites incrustations arrondies, d'une couleur jaune pâle et sale, fortement enchâssées dans l'épaisseur du derme et *paraissant* avoir leur siége dans les follicules pileux. Chaque *produit faveux* offre à son centre, dès son origine, une dépression *en godet*, plus ou moins régulière, et qui lui donne jusqu'à un certain point l'aspect, soit des alvéoles qui tapissent l'intérieur d'une ruche à miel, soit des semences du lupin (d'où les noms de *favus* et de *teigne lupineuse*) ; ces incrustations sont en nombre variable, discrètes ou confluentes, et l'affection qu'elles caractérisent est constamment suivie d'alopécies persistantes et d'une étendue variable, et parfois d'autres désordres locaux plus ou moins graves.

Nous nous sommes bien gardé, dans notre définition, d'appeler le *favus* une *éruption* chronique du cuir chevelu, parce qu'effectivement il n'y a ici aucun caractère éruptif dans le développement de la maladie, mais bien une simple concrétion albumineuse, qui s'effectue constamment dans l'intérieur des canalicules sébacés.

Description. Le favus se manifeste le plus souvent sans aucun symptôme précurseur, sous la forme de petites incrustations jaunâtres, d'abord très-petites, et difficiles à bien distinguer, mais qui grandissent insensiblement, et ne tardent pas à laisser voir cette dépression en *godet* qui les caractérise. Willan et Bateman considèrent ces incrustations primitives comme de très-petites pustules, peu distinctes à l'œil nu, qui dépassent à peine le niveau des téguments, et dont le sommet est déjà couvert d'une petite croûte jaune dès les premiers jours de leur formation. Ces pustules ne contiennent qu'une gouttelette d'une humeur jaunâtre, qui ne s'échappe point au dehors, et qui se dessèche dans leur intérieur. La dépression centrale, et toute particulière aux produits du *favus*, est reconnue et admise par ces auteurs ; toutefois, malgré l'autorité de leur opinion, fortifiée du témoignage de M. Rayer, qui affirme avoir observé lui-même ces petites pustules jaunes dans plusieurs cas de favus, leur existence ne peut plus être admise, en tant que produit élémentaire de cette affection, depuis les travaux et les recherches de MM. Mahon et Baudelocque. Les anciens comparaient au miel la matière du favus. Et les preuves que cette matière, disent MM. Mahon, est réellement déposée dans l'intérieur des follicules, se tirent à la fois de la couleur, de la forme, et surtout de la dépression centrale du produit morbide. « La couleur de la matière du »*tubercule faveux*, ajoutent ces auteurs, est la même »que celle contenue dans le follicule, et si elle varie lé-»gèrement par la suite, n'est-il pas facile d'en trouver »l'explication dans son dessèchement progressif et son »défaut de renouvellement?

»La forme du follicule, distendu par la sécrétion qui »s'amoncèle, sans déperdition, dans son sein, ne doit-elle

»pas être arrondie comme celle du tubercule, et présen-
»ter, au premier coup-d'œil, une simple surface sécré-
»toire?

»Et la dépression centrale en godet peut-elle être au-
»tre chose que l'orifice du follicule, devenu apparent par
»la même cause que le reste de la vésicule, etc. ?»

Qu'importe que la matière faveuse soit déposée liquide
dans la cavité des follicules pilifères, comme le veut
M. Baudelocque? Le seul fait important à constater ici,
c'est que le favus a principalement pour caractère anatomique l'altération des follicules sébacés, et non le développement de produits pustuleux.

Quoi qu'il en soit, les incrustations du favus font des
progrès plus ou moins rapides, et peuvent acquérir un
diamètre de cinq à six lignes; outre leurs dépressions
centrales, leurs bords sont saillants et relevés comme les
capsules de certains lichens parasites. Leur siège le plus
ordinaire est le cuir chevelu, d'où elles s'étendent quelquefois sur les tempes et les sourcils, aux joues, au nez,
sur le menton, le front, les épaules, à la partie inférieure
des omoplates, aux coudes et aux avant-bras. M. Rayer
a vu le favus occuper toute la partie postérieure du tronc
jusqu'au sacrum, les genoux et la partie interne et supérieure des jambes, chez un enfant de douze ans, dont le
cuir chevelu n'était point atteint. Partout où il y a des
canaux sébacés et des poils, dit Alibert, le favus peut se
manifester; et comme ces organes sont communs, surtout dans les régions de l'enveloppe cutanée qui correspondent à un tissu dense et serré, il n'est pas surprenant
de voir le favus s'y manifester de préférence. Du reste,
cette affection étant fort souvent le résultat d'une conta-

gion directe ou d'un contact immédiat (ce que prouvent
des faits nombreux, observés à la clinique de Biett, et d'autres consignés dans les écrits de plusieurs dermatologistes, autrefois ses élèves, aujourd'hui ses émules), on concevra facilement que le siége en doit varier fort souvent,
en raison des circonstances qui auront soumis accidentellement tel ou tel point de la surface cutanée à l'action
du principe contagieux.

Nous avons dit que, le plus souvent, le favus se mani-
festait sans symptômes précurseurs. Parfois cependant,
disent MM. Mahon, « un léger prurit annonce l'invasion
» du mal; il est de peu de durée, quelques heures le voient
» disparaître ; alors des petits points rouges, *correspon-
» dant* à des follicules sébacés, signalent une inflammation;
« ils augmentent, et, avant douze heures, il servent de
» base à autant de petits grains jaunâtres qui apparaissent
» à leur centre, acquièrent rapidement le volume d'un
» grain de millet, et offrent, dès le principe, vus au mi-
» croscope, la forme circulaire et la dépression centrale
» qui les caractérisent, etc.

» Dans d'autres cas, l'inflammation paraît nulle; elle
» ne se trouve révélée par aucun point érythémateux; seu-
» lement une petite tache roussâtre recouvre le follicule,
» qui peut rester quinze à vingt jours sans acquérir le vo-
» lume qu'il obtient, pour l'ordinaire, dans l'espace de
» vingt-quatre heures, etc.

» Dans tous les cas, si, au moment même le plus voisin
» de son apparition, on enlève un de ces petits grains jau-
» nâtres, on peut se convaincre, en examinant son inté-
» rieur, qu'il renferme déjà une substance compacte et
» n'ayant rien de commun avec le pus. »

Un léger prurit accompagne aussi fort souvent le premier développement du favus ; ce symptôme fait place ensuite, pour quelque temps, aux phénomènes de l'eczémation, et reparaît après que celle-ci a disparu, pour rester,
avec une intensité variable, un des symptômes les plus
constants de l'éruption faveuse.

Le favus gagne de deux manières : d'abord par l'extension plus ou moins rapide de ses incrustations, mais surtout par le développement successif de nouveaux produits
morbides. L'éruption faveuse se présente à l'observateur
sous deux aspects différents, qui ont servi de base à l'établissement des deux espèces de favus admises par Alibert.

La première forme éruptive est celle que cet auteur
désigne sous le nom de *favus vulgaire* (favus vulgaris) ;
elle répond au *favus disséminé* de certains auteurs, au
porrigo lupinosa des dermatologistes anglais. Cette espèce
est sans contredit la plus facile à reconnaître : l'isolement
des croûtes rudimentaires du favus permet de saisir avec
promptitude chacun des caractères qui les distinguent :
leur teinte d'un jaune soufré, la dépression centrale en
godet, que présente chaque produit, et qui, joint à des
bords qui sont saillants et relevés, les ont fait comparer
aux rayons des ruches à miel (*favus*), aux dépressions
qu'on observe sur les semences du *lupin* (d'où la dénomination de *porrigo lupinosa*, Will.), enfin, aux capsules de
certains lichens parasites, ne peuvent échapper à l'œil le
moins exercé. Il n'est pas rare de voir les cheveux s'é-
chapper à travers les incrustations, qui acquièrent en peu
de temps une certaine dimension.

Les croûtes du favus restent rarement complétement
isolées : elles finissent le plus souvent par se joindre, et

former, par leur aggrégation, de *larges incrustations*, d'une étendue plus ou moins considérable, d'un aspect comme *gaufré*, et sur lesquelles on distingue facilement la dépression en *godet*, caractéristique de chaque incrustation particulière. Cette contiguïté, qui s'établit alors entre les croûtes du favus, peut n'être que l'effet naturel de leur extension, ou se trouver due au développement consécutif de nouvelles croûtes, dans le voisinage des premières. Les incrustations faveuses récentes sont d'un jaune clair, qu'Alibert compare à celui d'un *bâton de soufre*; mais elles blanchissent avec le temps, ainsi que sous l'influence des applications émollientes; elles finissent également par perdre la régularité de leurs formes, par s'user, se rompre, et ne plus offrir que d'informes débris; l'usage de linges ou de bonnets trop serrés hâte cette déformation, que peut déterminer également, avec le temps, une sécrétion trop abondante de *l'humeur faveuse*. On a comparé aussi certains débris des incrustations faveuses à du soufre pulvérisé.

Du reste, ces larges croûtes, qui résultent du rapprochement et de l'agglomération de plusieurs incrustations primitives et contiguës, n'affectent le plus ordinairement aucune disposition régulière; mais, après leur chute, on retrouve constamment, à la surface du derme, leurs rudiments constitutifs; et les produits nouveaux, qui ne tardent pas à renaître, reparaissent toujours avec la même configuration.

Sous le nom de *favus scutiforme*, Alibert décrit une disposition faveuse différente de celle que nous venons d'exposer, c'est le *favus en groupes* de certains auteurs; la *teigne nummulaire et annulaire* de quelques autres; le *porrigo scutulata* de Will.; le *ringowrm* de quelques pathologistes anglais; on a long-temps encore appelé cette espèce *favus squarrosus*, c'est-à-dire teigne faveuse à croûtes rudes, inégales et irrégulières. Cette espèce se rattache évidemment à la précédente; MM. Mahon pensent qu'on devrait la confondre avec elle, et que sa séparation en espèce ou variété distincte n'est pas suffisamment justifiée.

Quoi qu'il en soit, nous nous conformerons à l'usage, et ferons connaître, à l'instar de tous les auteurs, ce que cette forme pathologique peut présenter d'insolite et de particulier. Les éléments anatomiques sont ici les mêmes que dans l'espèce précédente; seulement, au lieu d'être disséminés, ils se trouvent disposés de manière à former, sur les parties malades, des groupes, des écussons ou des anneaux réguliers. Les amas d'incrustations qui la caractérisent présentent constamment la forme arrondie; mais on ne distingue pas également, sur tous les points, la dépression centrale propre à la croûte faveuse, à cause de l'état de compression qui résulte inévitablement de la confluence des follicules sébacés. Du reste, leur couleur et l'odeur qu'elles exhalent sont, à peu de chose près, les mêmes que dans le *favus vulgaire*. De petites taches rouges et circulaires précèdent le plus ordinairement l'apparition des incrustations faveuses. Le développement simultané de croûtes nombreuses et confluentes rend facilement compte de l'injection érythémateuse dont il est précédé : les plaques résultent ici, comme on le voit, de la réunion, sur un même point, d'incrustations faveuses arrondies et plus ou moins fortement serrées les unes contre les autres. On conçoit encore que la forme ronde reste

forcément celle de la plaque secondaire : le siége ordinaire de ces plaques est le voisinage du front ou le sommet de la tête. Leurs bords sont généralement plus relevés et plus saillants que le centre ; on les voit souvent
traversés par des poils plus ou moins nombreux ; c'est
également sur les bords qu'on retrouve intactes le plus
grand nombre de dépressions circulaires, parce que là,
les follicules sont moins comprimés, tandis que, plus on
se rapproche du centre, plus les éléments de compression se multiplient. « Quand le mal est abandonné à lui-
»même, non-seulement les aires des premiers groupes
»s'étendent, mais il s'en forme de nouveaux, soit d'une
»manière spontanée, soit à la suite d'inoculations suc-
»cessives de l'humeur ou de la poussière du favus. »
(M. Rayer.) Ces groupes, devenus très-nombreux, peuvent se confondre par leurs bords correspondants, et
former des surfaces plus ou moins irrégulières, mais dans
lesquelles la disposition circulaire des groupes primitifs
est encore indiquée par des arcs de cercle, qu'on distingue à la circonférence des aires de ces larges incrustations ;
le cuir chevelu peut se trouver ainsi envahi tout entier
par l'éruption faveuse. Nous devons toutefois observer
que le *favus scutiforme* s'étend généralement moins en
surface que le *favus vulgaire* ou *disséminé*. « La configu-
»ration qu'affectent, dans ce cas, les plaques annulaires
»du favus, tient manifestement, dit Alibert, à la dispo-
»sition tortueuse des vaisseaux qui leur fournissent la
»nourriture et la matière de leur sécrétion, etc. » Cette
interprétation, toute plausible et rationnelle qu'elle puisse
paraître, aura du moins pour nous ici le défaut de l'inutilité,
puisqu'on peut en trouver facilement l'explication dans la

forme même de l'organe affecté ; c'est du moins ce que MM. Mahon me paraissent avoir démontré de la manière la plus évidente.

Le *favus* est, en général, une maladie propre à l'enfance ; on le rencontre cependant plus communément dans la jeunesse et l'âge adulte que dans les premiers temps de la vie ; on l'observe aussi quelquefois chez le vieillard ; son siége le plus ordinaire est, avons-nous dit, le cuir chevelu ; nous savons qu'il peut également se montrer sur toute autre partie du corps. L'éruption ne se borne que très-rarement à une seule plaque ou incrustation faveuse : quelle que soit, du reste, son étendue, jamais on ne l'a vu envahir toute la surface cutanée. Nous avons décrit la forme éruptive dite *vulgaire* ou *disséminée*, ainsi que l'espèce appelée *favus scutiforme*, etc. , ou en *groupes*, en faisant observer que ces deux variétés ne reposent que sur des caractères de peu d'importance, et devraient peut-être se trouver réunies et confondues dans une seule et même description ; nous nous sommes principalement arrêté sur les caractères physiques de l'élément faveux, sur son siége, sur sa nature, sur sa forme ; ces différents phénomènes se sont trouvés identiques dans les deux espèces ; mais nous avons vu que l'isolement des produits morbides prêtait singulièrement à la manifestation de chacun d'eux, tandis que leur réunion et leur rapprochement les rendaient moins apparents, et parfois même les dérobaient plus ou moins complétement aux yeux de l'observateur.

Nous avons dit également que le *favus* gagnait de deux manières, en surface et en étendue : d'abord par l'extension de ses croûtes, ensuite par la multiplicité de ses

produits morbides; il est de fait que l'éruption faveuse ne
se fait, en général, que d'une manière lente et successive.
Il n'est pas rare de trouver, sous des croûtes déjà anciennes, de nouveaux produits très-récemment développés;
de cette disposition, du reste fort commune, résultent de
fréquentes compressions; celles-ci s'exercent non-seulement entre les incrustations faveuses qui les subissent
inégalement, en raison inverse de la force de résistance
que chacune d'elles oppose, et s'en trouvent plus ou moins
complétement défigurées; mais aussi, sur les tissus sous-
jacents qui, sous l'influence de cette constriction, deviennent de plus en plus proéminents, se gorgent de fluides,
et font *comme hernie* à travers les croûtes environnantes
étranglées à leur base, qui représente, en cette circonstance, un pédicule tout-à-fait analogue à celui d'un champignon charnu; ils représentent ce mode particulier de
végétation que M. Mallac, élève d'Alibert, a proposé d'appeler *teigne faveuse fongoïde*.

Maintenant, que les incrustations du favus soient disséminées ou en groupes, qu'elles restent discrètes ou
qu'elles se montrent confluentes, elles n'en ont pas moins
une durée fort longue, et se trouvent toujours accompagnées d'un certain nombre de caractères propres qui ne
permettent de les confondre avec les produits d'aucune
autre affection.

Les tubercules du favus, lorsqu'ils ont acquis un certain volume, se rompent et n'offrent plus que des débris
dont quelques portions peuvent cependant encore rappeler la forme de l'élément primitif; dans les larges incrustations, la compression qui résulte d'un rapprochement
trop serré contribue aussi puissamment à rompre et à di-

viser les *tubercules* dont la matière, mise en liberté, s'isole de la peau et s'échappe en poussière extrêmement ténue ou sous la forme de petits fragments, que certains auteurs paraissent avoir confondus avec les granulations particulières à certaine forme de la porrigine d'Alibert, que nous avons décrite sous le nom de *porrigine granulée*. Mais il est ici facile d'éviter toute confusion, en rappelant la couleur propre à la substance faveuse, qui, dans cet état, ressemble à du *soufre concassé*.

Nous pouvons dire également, par anticipation sur le diagnostic du *favus*, qu'il est bien rare de ne pas observer, sur quelque point des surfaces malades, même dans la teigne la plus avancée, un tubercule d'une formation plus récente et qui ne conserve en totalité ou en grande partie les caractères distinctifs du favus.

Les croûtes faveuses exhalent une odeur toute particulière, qu'on a comparée à celle de l'urine du chat, ou à l'odeur des lieux qui sont restés long-temps infestés par les souris; cette odeur caractéristique est généralement en raison de l'étendue du mal, de son peu d'ancienneté, de l'état d'humidité de ses incrustations; en effet, les croûtes ramollies par des applications émollientes et tièdes laissent échapper, au moment où on enlève ces dernières, une odeur des plus désagréables, qui peut affecter le malade lui-même et lui donner des nausées et des vomissements; cette odeur perd, avec le temps, de son intensité; la sécheresse des produits pathologiques contribue surtout à l'amoindrir, mais elle ne disparaît jamais entièrement, et quelque ancien que soit un favus, on la retrouvera toujours, avec un peu d'attention, surtout si l'on prend la précaution de ramollir les croûtes à l'aide de fomentations ou de cataplasmes chauds et adoucissants.

Un des symptômes les plus constants du favus est la démangeaison; celle-ci existe fort souvent à un degré de violence extrême; les malades se grattent avec force; les ongles ne suffisent pas à beaucoup d'entre eux pour ensanglanter et déchirer le cuir chevelu, ils emploient, dans leurs moments de violente exaspération, des instruments pointus ou tranchants, etc., et se procurent, par une multitude de lacérations superficielles, un soulagement momentané et trompeur, puisque ces lésions du tégument deviennent elles-mêmes une nouvelle source d'irritation et de prurit.

L'inflammation est, en effet, une complication à peu près constante et inséparable du favus; mille circonstances diverses peuvent faire varier son intensité; elle est généralement en rapport avec le nombre et le volume des tubercules faveux; avec la durée de l'éruption, son état d'isolement ou de confluence; des incrustations larges et épaisses qui s'opposent au passage des fluides dont le cuir chevelu se trouve alors gorgé ne peuvent que favoriser ses progrès, qui trouveront encore un nouvel élément d'activité dans des applications âcres et irritantes, dans les conditions d'un tempérament impressionnable, et, comme nous venons de le voir, dans les lacérations volontaires du cuir chevelu ou des autres parties affectées.

Dans le favus, l'inflammation ne reste que très-rarement bornée aux follicules sébacés et aux couches superficielles du derme; elle s'étend, dans beaucoup de cas, à toute l'épaisseur de la peau et au tissu cellulaire souscutané, et quelquefois même au péricrâne, et jusqu'à la substance osseuse.

Dans cet état de violente inflammation des régions affectées du *favus*, on voit assez souvent paraître des pustules plus ou moins nombreuses, mais qui ne tardent pas à se rompre, et ne donnent jamais, dans aucun cas, naissance à des tubercules creusés en *godet* et caractéristiques; cette circonstance n'est-elle pas pour beaucoup dans l'erreur des pathologistes qui rangent le favus parmi les affections pustuleuses, et regardent chacun de ses éléments morbides comme autant de pustules particulières et distinctives?

L'altération des cheveux est plutôt ici une conséquence qu'une complication du favus; on les voit, selon l'état du bulbe qui les supporte et du follicule sébacé, se rompre, se détacher de la peau, et tantôt repousser, soit avec leurs caractères primitifs pour tomber comme les premiers, soit décolorés, altérés dans leur tissu et d'apparence lanugineuse, résultat évident d'une nourriture incomplète et d'un organe sécréteur devenu impuissant; souvent enfin ne plus reparaître, et laisser à leur place une dénudation permanente.

Le favus est aussi fort souvent compliqué de l'engorgement des vaisseaux et des glandes lymphatiques des régions voisines; il peut l'être accidentellement avec l'otité, l'ophthalmie et le coryza; mais une de ses complications les plus graves est, sans contredit, celle des inflammations chroniques du tube digestif. Bayle cite comme une complication fréquente du *favus*, l'engorgement chronique des glandes du mésentère; dans les *favus* anciens, surtout dans ceux qui se sont prolongés au-delà de la puberté, on voit, parfois, les ongles s'allonger d'une manière insolite, en même temps qu'ils augmentent d'épaisseur, devenir rugueux, et prendre une teinte jaune analogue, jusqu'à un certain point, à celle du *favus*. Alibert signale l'action du mal sur le système osseux : les os, dit-il, perdent de leur solidité et deviennent fragiles ; ce genre d'altération est surtout remarquable par la diminution du tissu compact ou phosphate calcaire, tandis que le tissu spongieux augmente d'épaisseur et de volume.

On voit fort rarement les régions envahies par le favus présenter simultanément les traces ou les caractères d'une autre éruption ; mais, en revanche, la peau offre souvent, soit dans l'intervalle des incrustations, soit dans leur voisinage, des altérations nombreuses et variées, dont les principales sont : une rougeur morbide, accompagnée d'une désquammation furfuracée, des gerçures, des excoriations et même de véritables ulcérations ; ces dernières, qui n'ont, dans bien des cas, que quelques lignes seulement de diamètre, peuvent succéder aux dépressions primitives et se trouver séparées par des gerçures plus ou moins profondes, ou bien n'être que la suite d'une simple gerçure ou excoriation dont s'est emparée une inflammation corrosive, comme chez les sujets véritablement scrofuleux ; il n'est pas rare non plus de trouver des abcès, soit dans l'épaisseur du derme, soit dans le tissu cellulaire sous-jacent.

La présence des poux est encore ici une complication des plus ordinaires ; leur nombre est quelquefois prodigieux ; c'est surtout entre les croûtes du favus qu'on les voit fourmiller ; ils ajoutent à la démangeaison, et il est souvent fort difficile d'en débarrasser les malades.

Toutes ces lacérations dont nous venons de parler ont nécessairement pour effet de mêler, à la matière du favus,

d'autres fluides sanguins ou ichoreux fournis par les surfaces dénudées, et qui modifient plus ou moins ses teintes
et la forme de ses incrustations; mais, avons-nous dit,
cette dernière se retrouve toujours intacte sur d'autres
points, et il ne peut en résulter aucune erreur de diagnostic.

La *durée* du favus se ressent de la lenteur avec laquelle
se manifeste chacun de ses caractères; elle est constamment fort longue. Ce mal repoussant est loin de disparaître toujours à l'époque de la puberté, comme le font
habituellement les espèces précédentes; souvent il se prolonge jusque dans l'âge adulte, et lors même que sa guérison paraît due à l'emploi de moyens appropriés, on doit
long-temps encore craindre son retour, si l'on ne s'attache à remonter la constitution du sujet, et à la maintenir
dans les conditions d'énergie nécessaire à la régularité
fonctionnelle.

Quant aux modes de terminaison du favus, ils sont peu
nombreux, et se réduisent, dans la plupart des cas, à la
destruction de l'organe envahi par la maladie (follicule
sébacé, ou bulbe pilifère). On cite néanmoins quelques
cas de guérison spontanée, et partant de résolution : mais
ils sont rares; et malgré qu'on puisse concevoir que tant
que le follicule n'a pas été distendu par la matière faveuse
au point de se rompre, il peut, aidé par un traitement
rationnel, se débarrasser de cette humeur et revenir à l'état
normal, l'expérience prouve cependant qu'il n'en est
presque jamais ainsi; mais nous ne comprendrons bien
la manière dont cette destruction s'opère qu'après l'exposition des caractères anatomiques du favus.

Considérations anatomiques. Le siége anatomique du

favus a été, depuis long-temps déjà, l'objet des études et
des recherches de plusieurs écrivains recommandables :
Duncan et Underwood l'ont placé dans les bulbes des
cheveux, Sauvages et Murray dans les glandes sébacées ;
cette dernière opinion est également celle de M. Mahon ;
tandis que M. Baudelocque pense que le mal se développe
dans les follicules pilifères. Voici, du reste, la manière
dont MM. Mahon et Baudelocque expliquent le développement du *tubercule faveux*. « Une inflammation, quelle
»qu'en soit la cause, disent les premiers, se manifeste à
»l'extérieur du cuir chevelu par un petit point rouge qui
»correspond à la position du follicule ; cette inflammation
»s'est à peine prononcée, que le désordre est déjà intro-
»duit dans les fonctions de la vésicule sébacée, car elle
»ne laisse presque plus échapper la matière qu'elle con-
»tient, soit qu'elle ait perdu la faculté de se contracter
»suffisamment pour la forcer de s'épancher au dehors
»par son orifice, soit plutôt que cette matière ait reçu un
»principe qui en a vicié la substance, et qui la prive du
»peu de fluidité qu'elle possède, tandis que, par l'effet
»des phlegmasies, même les plus légères, une surexcita-
»tion des forces vitales est venue en augmenter la sécré-
»tion habituelle.

»La matière suiffeuse sécrétée par le follicule s'amon-
»cèle donc dans son excavation intérieure ; elle ne peut
»exsuder au dehors, comme à l'ordinaire, tandis qu'elle
»reçoit une augmentation continuelle par la sécrétion,
»qui, loin de se ralentir, devient plus abondante ; le fol-
»licule est forcé de distendre ses parois : il n'est pas éton-
»nant qu'il devienne promptement apparent, puisque
»son développement est dû à une cause aussi active, et

« qui ne se ralentit pas. » (Mahon, *Recherches sur la Teigne*, 1820.)

La preuve, ajoutent ces auteurs, que l'explication qui vient d'être donnée, se fonde sur l'exactitude et la vérité des faits, se tire de l'identité du tubercule faveux avec le follicule affecté ; en effet, la couleur de la matière du tubercule est la même que celle naturellement contenue dans le follicule, et les variétés de nuances qu'elle peut offrir s'expliquent par son dessèchement progressif et son défaut de renouvellement.

La forme arrondie du tubercule n'est autre que celle du follicule distendu par sa matière sécrétée.

La dépression centrale en godet ne peut être autre chose que l'orifice du follicule, devenu apparent par la même cause que le reste de la vésicule ; car on en reconnaît aisément les bords un peu relevés, de manière à pouvoir en faire la distinction d'avec la matière sébacée proprement dite, qui est durcie dans l'intérieur; etc.

D'après MM. Mahon, le favus débute constamment par l'altération du follicule sébacé, et ce mal ne gagne le bulbe pilifère que secondairement et par suite de son extension ; les rapports d'organisation et de fonction qui lient entre eux les follicules et les bulbes des poils donnent à leur opinion la plus grande vraisemblance ; toutefois, M. Baudelocque, séduit par la fréquence du favus là où les poils sont le plus nombreux (cuir chevelu), et la présence constante d'un ou plusieurs poils dans les croûtes faveuses, pense que le premier développement de cette maladie se fait dans les follicules pilifères. Selon cet auteur, la matière du favus, déposée dans la cavité de ces mêmes follicules, s'y concrète et y forme un petit noyau qu'il appelle *tubercule*. La sécrétion continuant à se faire, le liquide se dessèche autour du noyau, augmente son volume, et bientôt la cavité du follicule se trouve remplie et distendue. La matière faveuse, cherchant à s'échapper au dehors, pénètre dans le col du follicule, et, retenue à son orifice par l'épiderme, s'y dessèche en faisant corps avec lui. A mesure qu'une nouvelle quantité de l'humeur faveuse se trouve poussée à l'extérieur, elle dilate le col et l'orifice du follicule, et s'unit à l'épiderme en se concrétant autour de la portion déjà solide. Celle-ci, d'abord cônique, s'élargit et finit par se convertir en un corps cylindrique, puis en une surface légèrement convexe, à mesure que l'orifice, s'agrandissant de plus en plus, vient se placer au niveau du fond du follicule dont la cavité se trouve ainsi transformée en une excavation superficielle. Enfin, le col et l'orifice du follicule ne peuvent s'élargir sans que la peau qui les entoure, refoulée sur elle-même, ne subisse une légère augmentation d'épaisseur, qui doit être nécessairement proportionnée à l'évasement du follicule. La dépression *en godet* du tubercule faveux dépend donc, d'après M. Baudelocque, 1° de la présence du noyau central cylindrique, maintenu en place par l'épiderme, avec lequel il se confond extérieurement ; 2° du séjour forcé du liquide faveux dans l'espace formé par le noyau central, la cavité du follicule et l'épiderme ; 3° du soulèvement graduel de l'épiderme décollé, et, par conséquent, de l'augmentation en hauteur de l'espace dans lequel le liquide faveux est retenu.

Tous ces caractères s'affaiblissent et disparaissent à mesure que le mal fait des progrès. Lorsque la cavité folliculaire se trouve convertie en une surface légèrement concave, par suite de la dilatation du col et de l'orifice du follicule ; si la sécrétion faveuse continue, le liquide, en s'amoncelant au-dessous de la croûte, la pousse en dehors et refoule la peau vers les parties sous-jacentes. C'est alors que la rupture de l'épiderme ayant lieu dans toute la circonférence de la croûte, celle-ci peut se détacher, à moins qu'elle ne soit retenue par les cheveux ; le follicule reprend sa forme ordinaire, l'épiderme se renouvelle, et la guérison pourrait être spontanée, si un nouveau favus ne se reproduisait. Si la rupture épidermique n'est que partielle, la croûte faveuse reste adhérente à la peau, le liquide sécrété suinte, se répand et se dessèche à la circonférence de la croûte primitive, dont il augmente le diamètre ; il en résulte des saillies et des enfoncements, qui contrastent avec la surface régulière de la dépression centrale, et le point où commencent ces irrégularités est celui où s'est effectuée la rupture épidermique.

Telles sont les explications données par M. Baudelocque sur la nature et le mode de développement du noyau faveux.

Cette opinion s'éloigne, comme on voit, de celle de MM. Mahon ; selon ces derniers auteurs, le follicule sébacé est le siége parfois unique, mais toujours primitif, de la sécrétion faveuse ; ce n'est que plus tard, et par suite de nouveaux progrès, que le mal gagne la cavité du bulbe pilifère, et s'attaque enfin au bulbe lui-même.

La concrétion faveuse communique au dehors par l'orifice libre du follicule, et son épaississement s'oppose seul fort souvent à ce qu'elle s'épanche à la surface du derme ; la chute naturelle ou provoquée de cette con-

crétion tuberculeuse ne laisse à nu l'excavation qu'elle
remplissait que dans le cas où son adhérence, trop intime
avec la portion d'épiderme qui tapisse le fond du follicule,
détermine la séparation de cette dernière partie, qui reste
alors fixée au tubercule faveux ; mais, fort souvent, ce
déchirement partiel de l'épiderme n'a pas lieu, l'incrustation s'en détache et le laisse tapisser le fond de ces excavations urcéolaires, sous la forme d'une pellicule blanche ou grisâtre, etc.

Pour partager la manière de voir de M. Baudelocque, il
faut d'abord admettre avec lui un premier fait, contesté
par la plupart des anatomistes, savoir que l'épiderme se
réfléchit sur le poil près de l'ouverture extérieure du follicule
pileux, au lieu de s'enfoncer dans l'intérieur de la dépression folliculeuse pilifère jusqu'à son bulbe ; M. Rayer, à
qui nous empruntons la plus grande partie de ces détails, croit que l'épiderme s'enfonce dans la cavité du
follicule jusqu'au bulbe du poil, avant de se réfléchir sur
sa tige ; aussi, tout en admettant, avec M. Baudelocque,
l'obturation complète du col du follicule par la matière
faveuse desséchée, et fortement adhérente, d'une part,
au collet du poil, et de l'autre, à l'épiderme réfléchi à
l'entrée du follicule, cet auteur suppose que la sécrétion
faveuse, continuant à se faire à la surface interne du follicule de plus en plus distendu, l'épiderme, mince et peu
extensible, qui se réfléchit dans le follicule, se rompt au-
dessous de la partie où il est intimement uni avec l'espèce
de bouchon formé par la matière du favus, et que cette
matière, épanchée entre le derme et l'épiderme qui se
décolle, forme, autour de ce noyau, une croûte circulaire,
proéminente à sa circonférence et déprimée à son centre.

D'ailleurs, la théorie de M. Baudelocque laisserait sans explication la présence de cette pellicule blanche ou grisâtre, qu'on pense être de nature épidermique, et que l'on rencontre constamment au fond des excavations creusées par les croûtes faveuses, lorsque celles-ci viennent à se détacher, soit d'elles-mêmes, soit sous l'influence du traitement, si toutefois cette séparation s'opère sans déchirement.

La face interne d'une portion du cuir chevelu, couverte d'un favus bien caractérisé, présente des rougeurs qui correspondent aux groupes du favus, et un certain nombre de petits renflements d'un blanc jaunâtre, formés par une matière solide, parfaitement identique à celle des croûtes extérieures. Ces renflements pénètrent plus ou moins profondément la peau et le tissu cellulaire sous-cutané. Leur corps est renflé, et ils se terminent, du côté de la peau et du tissu cellulaire, par une extrémité effilée; on voit souvent un poil sortir de ces renflements croûteux (M. Rayer).

Enfin, l'auteur que nous venons de citer, tout en admettant que la matière faveuse est déposée dans la cavité dilatée des conduits épidermiques des poils, pense, toutefois, que la plus grande partie de cette matière, qui est cachée dans l'épaisseur de la peau ou au-dessous d'elle, n'est pas contenue dans la cavité proprement dite du follicule pilifère.

Les différentes lésions dont nous venons de parler n'ont trait qu'aux follicules sébacés et aux dépressions pileuses; il en est d'autres propres au bulbe pileux lui-même, et dont MM. Mahon parlent dans les termes suivants :

« Il n'est pas étonnant que le principe qui a pu faire

»naître une affection dans le follicule puisse exercer la
»même faculté sur des parties qui ont quelque analogie
»avec lui, et avec lesquelles il est en communication im-
»médiate par des fonctions qui se prêtent un mutuel se-
»cours, et par des connections directes, tels que le poil
»et la gaîne membraneuse qui, de l'orifice du follicule,
»descendent s'implanter dans le bulbe, et se confondre
»pour ainsi dire avec lui. C'est sous les auspices de ces
»présomptions fortes que l'on peut attribuer au principe
»de la maladie folliculeuse les phénomènes suivants :

»Un petit bouton rouge inflammatoire entoure le che-
»veu à sa base, et remplace le follicule détruit ; ce bou-
»ton pustuleux se rompt et produit un petit ulcère qui
»dévore, en descendant peu à peu, la gaîne membraneuse,
»et vient se fixer sur le bulbe, qu'il consume aussi à son
»tour. C'est là l'origine de ces ulcères sous-cutanés qui,
»jusqu'ici, n'ont été que vaguement observés.

»Le temps que cet ulcère met à traverser ainsi le derme
»et à opérer la destruction totale du bulbe, varie d'après
»les individus qui diffèrent par l'épaisseur et la densité
»du cuir chevelu.

»Lorsque le bulbe est ainsi anéanti, le principe faveux,
»proprement dit, n'a plus d'effet à produire ; il s'éva-
»nouit ; et si, néanmoins, des altérations plus profondes
»que le tissu cellulaire où les bulbes sont implantés, ac-
»compagnent la teigne, on ne peut les attribuer au prin-
»cipe qui a cessé d'exister, mais à la désorganisation gé-
»nérale du derme, causée par la présence, dans le corps
»muqueux réticulaire, des follicules excessivement déve-
»loppés, et surtout par le contact immédiat de la ma-
»tière qu'ils laissent échapper dans leur rupture.

»Le bulbe une fois détruit, le cheveu qui puisait la vie
»dans son sein, tombe pour ne jamais renaître. »

Quant aux altérations de la peau proprement dite, on
doit les diviser en deux classes : les unes, en effet, se trouvent être la conséquence du favus, et consistent, pour les
favus récents, dans la simple dilatation des conduits folliculeux par la matière faveuse, et dans le refoulement
consécutif des couches les plus rapprochées du derme ;
ces anfractuosités, résultat d'une pression purement mécanique, pourraient faire croire, dans ces points, à la
destruction de toute l'épaisseur du derme, si le retour de
cette membrane à son état normal et la guérison sans
cicatrices ne donnaient la preuve que son tissu avait été
respecté.

Quand le mal est confluent, qu'il existe depuis long-
temps déjà, les follicules sont distendus outre mesure,
un grand nombre d'entre eux sont rompus ; la matière
faveuse se répand à la surface du derme et dans les inter-
stices ; son contact irrite les parties voisines. De là, une
inflammation plus ou moins violente depuis la simple injection érythémateuse, jusqu'au phlegmon ; de là, des
gerçures, des ulcérations, etc.

Nous avons déjà parlé des lésions cutanées que nous
classons dans la seconde catégorie ; elles sont le résultat
de causes externes, de lacérations volontaires et accidentelles ; elles varient nécessairement pour la direction, l'é-
tendue, la profondeur, la forme, en raison de la nature
de la cause et de son mode d'action.

Les altérations particulières au sac folliculeux ont été
jusqu'ici confondues avec celles du derme lui-même, et
ont besoin d'être étudiées de nouveau.

Il reste également beaucoup à désirer sur la nature et les
degrés d'altération du follicule pileux; susceptible, sans
aucun doute, de subir tous les degrés d'inflammation
avant d'être entièrement détruit, l'état du poil qu'il nourrit doit nécessairement varier selon le degré de maladie
de son follicule. Mais les rapports de cause à effet ont été
jusqu'ici très-incomplétement appréciés, et de nouvelles
et nombreuses recherches sont encore indispensables
pour éclairer ce point important de pathologie. Toutes
nos connaissances sur ce sujet se bornent à savoir que
la destruction du bulbe entraîne inévitablement et presque toujours la chute du poil; on voit, dans les autres cas,
les cheveux, en apparence privés de sucs, perdre leur
consistance et leur couleur, devenir minces, lanugineux,
se briser, souvent tomber pour repousser, soit avec des
caractères encore morbides si le mal persiste, soit au contraire avec leurs caractères normaux, dans les cas de
guérison. Mais, nous le répétons, la repousse des cheveux
et des poils n'a lieu que tant que le bube qui les nourrit
et les supporte a su résister, en partie du moins, à
l'influence du principe morbide.

L'alopécie est donc une des conséquences pour ainsi
dire inévitable de la teigne faveuse; ces dénudations ne
constituent un stigmate redoutable que dans le favus du
cuir chevelu; elles peuvent, malgré un désordre réel et
étendu, rester inaperçues chez les sujets pourvus d'un
cuir chevelu épais, et rendu plus compacte par l'implantation d'une multiplicité plus grande de cheveux. Mais ordinairement il n'en est point ainsi; la partie dénudée reste
patente, et la peau présente des pertes de substance irréparables; les surfaces sont lisses, sèches et âpres; ces

points sont dépourvus de follicules, et, par conséquent,
pour toujours à l'abri des atteintes du favus.

Cette redoutable affection exerce souvent une influence
plus fâcheuse encore et plus générale sur la constitution
des malades ; un grand nombre d'entre eux semblent vé-
géter dans une enfance perpétuelle ; ni les forces ni l'intelligence ne se développent et progressent, la nature
paraît manquer, dans bien des cas, des forces nécessaires
à la manifestation des phénomènes de la puberté. Alibert
cite l'exemple de deux jeunes filles, dont l'une avait seize
ans et l'autre vingt, toutes deux paraissaient n'en avoir
que dix à douze ; elles se trouvaient dans un état d'amaigrissement déplorable, et chez elles aucun signe de menstruation n'avait encore paru.

M. Mahon donne l'observation d'un nommé François
Ollivier, âgé de quinze ans, et atteint depuis son enfance
d'un favus, dont aucun traitement ni même la calotte,
n'ont pu le délivrer. « Au lieu d'être retenu, dit l'auteur,
»dans une espèce d'enfance perpétuelle, il a été pour
»ainsi dire lancé brusquement à l'autre extrémité de la
»vie ; ses cheveux sont blancs, sa taille assez élevée a
» toute l'habitude de la caducité ; les rides profondes qu'a-
»mènent les années sillonnent son visage, et tous ceux
»qui l'ont vu l'ont pris d'abord pour un petit vieillard de
»soixante-dix ans. » M. le docteur Richard de Nancy,
dont M. Mahon loue à juste titre le zèle infatigable pour
la science et le rare talent d'observation, l'a fait peindre
pour conserver cette preuve de la funeste influence du
favus.

D'autres résultats tout aussi graves peuvent encore être
la conséquence du favus parvenu à son summum de dé-

veloppement. M. Mahon cite des familles entières chez lesquelles le tubercule du poumon a succédé au tubercule
faveux. Tout justifie donc la réprobation universelle qui
s'attache à ce hideux exanthème ; les teigneux sont exclus
des écoles et des ateliers, parce que la contagion du favus est un fait acquis à l'expérience, et qu'aucune objection n'a pu détruire.

On croit généralement que la teigne faveuse peut se
compliquer de l'infection syphilitique, scrofuleuse ou
scorbutique, au point de mériter d'être appelée teigne
syphilitique, scrofuleuse, scorbutique ; M. Mahon regarde cette opinion comme une erreur ; ce praticien affirme n'avoir négligé aucune recherche capable de l'éclairer sur ce point ; seulement, il pense que la présence de
l'un de ces virus dans l'économie peut, en affaiblissant
l'organisme, augmenter la prédisposition à la contagion.

Nous ne pouvons terminer les *considérations anatomiques* du favus sans faire connaître le résultat des travaux
publiés récemment par M. le docteur Gruby, sur l'origine et la nature du produit faveux. Voici quel était jusqu'à cette publication, l'état de la science sur les notions
qui se rattachent au siége et à la nature du favus. Alibert
se borne à nous faire connaître sur cette importante question, le résultat de recherches chimiques qu'il a fait faire
et qui paraissent avoir démontré que les croûtes du favus
sont plus albumineuses que gélatineuses, tandis que des
proportions inverses existent pour la porrigine furfuracée, et que les produits de la teigne granulée sont entièrement gélatineux.

M. Richard de Nancy regarde le favus comme une altération de la cavité folliculeuse ; d'après MM. Rayer et

Baudelocque, la matière faveuse n'est autre chose que le *produit altéré* d'une *sécrétion viciée* qui se fait à la face interne des parois folliculeux ; telle paraît être également l'opinion de MM. Mahon, bien que ces praticiens, qui montrent à chaque instant la modestie du vrai mérite, se refusent à résoudre cette question d'une manière positive. La science ne nous offre donc, en réalité, que des probabilités et de simples suppositions sur la nature du tubercule faveux.

Les recherches de M. Gruby nous paraissent destinées à exercer sur l'étiologie et le traitement de la teigne faveuse, d'importantes modifications, et, bien qu'en apparence, elles laissent inexpliqués un certain ordre de faits d'une haute gravité, tels que ceux qui se rattachent à l'hérédité du favus, aux conséquences, si souvent funestes, de sa rétrocession spontanée, ou provoquée par un traitement intempestif, à sa fréquente et fâcheuse influence sur le développement de l'organisme, etc. Nous n'en sommes pas moins forcé de reconnaître que la nouvelle théorie de M. le docteur Gruby repose sur des observations incontestables, et nous témoignons ici toute notre reconnaissance à l'auteur, pour l'extrême bonté avec laquelle il a bien voulu faire passer sous nos yeux chacune de ses découvertes, et nous mettre ainsi à même d'en vérifier l'exactitude.

M. Gruby, frappé de la divergence d'opinions des auteurs sur la nature et le siége de la teigne faveuse, s'est livré à de nombreuses et nouvelles investigations pour arriver à la découverte d'un élément de diagnostic assez constant et assez tranché pour ne laisser aucun doute sur le caractère particulier de cette affection.

C'est à l'aide du microscope que M. Gruby pense être arrivé à la découverte des principaux éléments du principe constitutif du favus, qu'il affirme être un véritable parasite, appartenant au groupe des *mycodermes*, suivant M. Brongniart.

Suivons l'auteur dans ses habiles recherches, et voyons jusqu'à quel point il nous sera permis de partager ses différentes opinions.

« 1°. Une petite parcelle d'une croûte faveuse, délayée »dans une goutte d'eau pure, puis placée entre deux lames »de verre, et examinée sous un grossissement linéaire de »300, laisse voir, dit M. Gruby, dans un premier mé- »moire, lu à l'Académie des Sciences, le 12 juillet 1841, »une grande quantité de corpuscules, ronds ou oblongs, »dont le diamètre longitudinal est de $\frac{1}{500}$ à $\frac{1}{160}$ de millimè- »tre, et le transversal, de $\frac{1}{333}$ à $\frac{1}{150}$ de millimètre ; ils sont »transparents, à bord net, à surface lisse, incolores ou »légèrement jaunâtres, et composés d'une seule sub- »stance.

»On remarque, en outre, de petits filaments articulés, »d'un diamètre de $\frac{1}{1000}$ à $\frac{1}{250}$ de millimètre, transparents »et incolores ; la forme générale de ces filaments est cy- »lindrique ou ramifiée, selon la partie de la croûte à la- »quelle ils appartiennent.

»Les filaments cylindriques sont composés de corpus- »cules oblongs ou ronds, qui ont souvent l'aspect d'un »chapelet ; les filaments ramifiés, au contraire, sont mu- »nis, de distance en distance, de cloisons végétales, re- »présentant des cellules oblongues, dans lesquelles on »trouve de petites molécules, rondes et transparentes, »d'un diamètre de $\frac{1}{10000}$ à $\frac{1}{1000}$ de millimètre.

»Quelquefois cependant on trouve des granules adhé-
»rant aux filaments, pareilles aux *spores* de la *tortula*
»*olivacea* et *tortula sacchari*, présentées dans l'ouvrage
»intitulé : *Icones Fungorum*, de M. Corda (Pragæ, 1841.
»tome IV). La forme de ces filaments met leur caractère
»végétal hors de doute.

»Comme nous n'avons pas encore trouvé une parcelle
»de croûte faveuse qui n'ait offert à l'examen microsco-
»pique les corpuscules qui viennent d'être décrits, il nous
»paraît naturel d'en conclure que ceux-ci constituent l'é-
»lément primitif et essentiel de la maladie.

»2°. La croûte de la teigne offre quelques particularités
»trop intéressantes pour être passées sous silence. Il faut
»choisir une croûte isolée, entière, âgée seulement de
»quelques semaines, et dont la surface externe ne soit
»pas brisée ; pour cela, on la prendra d'un endroit où la
»quantité de cheveux ne l'empêche pas d'être enlevée
»avec facilité. La croûte offre alors l'aspect d'une capsule
»aplatie, semblable à celle de la noix vomique, c'est-à-
»dire celle d'un disque, dont l'une des faces est légère-
»ment concave, l'autre convexe. Le bord, de forme cir-
»culaire, est partagé, par un léger sillon, en deux
»parties égales, dont la supérieure est exposée à l'air, et
»l'autre située vers le derme. Ces deux disques sont de
»couleur jaune à leur surface externe, et, à l'intérieur,
»de couleur blanche grisâtre. La surface concave est la
»partie aérienne, la convexe est la partie cutanée.

»La croûte tout entière est enveloppée dans des cellu-
»les d'épiderme, qui sont beaucoup plus nombreuses sur
»la partie aérienne que sur la cutanée.

»Il y a encore une seconde enveloppe qui entoure la

» croûte tout entière, et qui est composée de molécules
» de différentes grandeurs, qui constituent une substance
» amorphe, placée entre les cellules d'épiderme et la vé-
» gétation parasite elle-même. On trouve ensuite, vers
» l'intérieur, la plante parasite, dont les racines sont im-
» médiatement placées dans la substance amorphe que je
» viens de citer; la ramification, au contraire, se pro-
» longe vers le centre de la croûte. Une coupe verticale
» de la croûte offre un tissu central poreux et grisâtre,
» friable, et composé des granules et des branches du
» mycoderme; le nombre des granules y surpasse de beau-
» coup celui des branches. Dans la partie périphérique,
» au contraire, on voit le tissu compacte de la sub-
» stance amorphe, où les racines du mycoderme sont
» placées.

» Les granulations paraissent être les produits de la
» plante, et servent probablement à sa propagation.

» En résumé, chaque croûte isolée de la teigne consiste
» en deux enveloppes et en un assemblage de mycoder-
» mes qui y sont renfermés comme les fruits dans leurs
» péricarpes.

» La contagiosité de cette maladie devient plus proba-
» ble par sa nature végétale, etc.

» 3° Le tissu épidermique est le siége particulier de la
» teigne; les *cellules* de l'épiderme qui, par leur structure,
» se rapprochent de la composition du tissu végétal, pa-
» raissent bien aptes à donner naissance à un tissu pa-
» reillement végétal : aussi voit-on le mycoderme de la tei-
» gne se propager entre les cellules de l'épiderme, ne
» faisant que comprimer le tissu du derme *sans le détruire*.
» Seulement, on trouve quelquefois le tissu cutané en-

» flammé au-dessous de la croûte, mais n'offrant qu'un
» petit nombre de globules inflammatoires.

» Presque toujours on peut enlever la croûte sans bles-
» ser notablement la peau.

» On voit le plus ordinairement, après la séparation de
» la croûte, un liquide séreux être exsudé sur la surface
» de la plaie, pour la couvrir : aussi voit-on la guérison
» s'accomplir sans cicatrice, ce qui tend à prouver que le
» derme n'a été détruit ni par la suppuration ni par l'ul-
» cération.

» La liaison entre les bulbes des cheveux et ces parasi-
» tes n'est pas si intime qu'on l'avait supposé; car il arrive
» très-souvent que le mycoderme est bien développé,
» sans que les follicules des cheveux en soient notable-
» ment altérés; quelquefois cependant les filaments de
» mycodermes se prolongent vers les follicules des che-
» veux, et entourent leurs bulbes, ce qui cause alors la
» forme cônique de la partie cutanée de la croûte.

» Dans ce cas, le poil se ramollit tellement que, placé
» entre deux lames de verre, une légère compression suf-
» fit pour l'aplatir et pour le faire fendre dans le sens de
» ses fibres, ce qui permet très-bien d'en étudier le tissu
» filamenteux.

» Les follicules ne sont que secondairement atteints de
» la même altération, de même que les autres parties con-
» stituantes de la peau. »

M. le docteur Gruby finit en engageant les praticiens
à tenter de nouveaux essais thérapeutiques sur ces faits,
d'une découverte toute récente, et sur l'évidence desquels l'auteur ne conserve aucun doute.

M. Gruby, dans un second mémoire, lu à la même société savante, le 2 août 1841, après avoir établi les différences qui existent entre ses recherches et celles de M. Schœnlein sur le même sujet, différences fondées : 1° sur ce que l'auteur affirme ne pas avoir connu, lors de ses premiers travaux, ni même jusqu'au jour de sa lettre, les observations publiées par le célèbre pathologiste de Berlin ; 2° sur ce que M. Schœnlein ne parle que d'une pustule, sur laquelle il a vu une végétation, tandis que l'auteur nie l'existence de la forme pustuleuse, et regarde la *teigne* comme une aggrégation de milliers de mycodermes. etc. ; 3° sur ce que M. Schœnlein ne décrit pas la végétation cryptogame qu'il a trouvée sur le *porrigo lupinosa*, pas plus qu'il n'entre dans les détails sur le siége de cette affection ; 4° sur ce qu'il n'indique pas toute la maladie de la *teigne* comme n'étant qu'une végétation, ni que la présence du cryptogame constitue à elle seule le caractère constant et essentiel du *diagnostic* ; M. Gruby complète ses études sur le favus, en exposant : 1° les différents degrés de développement des capsules mycodermes ; 2° les effets produits par quelques réactions chimiques ; 3° les résultats de quelques essais d'inoculation.

« Le disque périphérique de la capsule, qui n'est pas, au commencement, perforé, s'ouvre au centre par un petit trou, dont les bords se trouvent soulevés par le développement incessant des mycodermes ; le trou s'agrandit peu à peu, et l'on voit, au milieu des capsules, une excavation blanchâtre, tandis que leurs bords sont colorés en jaune.

» En même temps que le trou s'agrandit, le mycoderme

» qui est placé dans la capsule sort, et se développe comme
» un champignon, jusqu'à ce que les bords capsulaires
» aient complétement disparu.

» Les tiges des mycodermes se prolongent, et poussent
» plus vigoureusement au centre qu'à la périphérie, d'où
» résulte une forme opposée à celle qui s'observait avant
» l'ouverture de la capsule : car elle offrait au centre
» une dépression, tandis que nous venons de voir qu'en
» dernier lieu le centre est plus proéminent que les bords.
» On rencontre surtout ce développement complet chez
» les jeunes sujets bien nourris, et lorsque les capsules du
» mycoderme se trouvent intactes. »

Voici, pour le chapitre de l'inoculation, le résultat des
tentatives faites par l'auteur :

1° Sur trente plantes phanérogames, l'inoculation n'a
réussi qu'une seule fois;

2° Aucun succès d'inoculation, tentée sur vingt-quatre
vers à soie, sur six reptiles, quatre oiseaux, huit mammifères.

Dans une première expérience sur l'homme, M. Gruby,
ayant inoculé au bras M. le professeur Rinneker, de
Wurtzbourg, n'obtint qu'une inflammation lente et une
légère suppuration.

L'auteur affirme s'être inoculé quatre fois sans succès.
« En somme, termine M. Gruby, sur soixante-dix-sept
» inoculations, je n'ai obtenu de résultat que sur une
» plante. Mais ce fait unique est curieux en ce qu'il offre
» l'exemple d'une maladie de l'espèce humaine communi-
» quée à un végétal. »

A propos de l'important travail que nous venons d'ana-
lyser, M. Meynier écrit d'Ornans (Doubs), que, dès l'an-

née 1836, il a fait paraître dans la *Gazette médicale* un article dans lequel il avançait que les *verrues* qui surviennent chez l'homme sont de véritables *gymnosporanges* (Id., *Journal de Médecine et de Chirurgie pratique*, avril 1841.)

« Dans l'intervalle de ces deux publications, ajoute » M. Meynier, mes recherches m'ont conduit à reconnaî- » tre que plusieurs autres affections, auxquelles est su- » jette l'espèce humaine, sont également dues au dévelop- » pement de différents végétaux cryptogames : tel est le » cas pour beaucoup de dermatoses, surtout pour celles qui » affectent la forme squammeuse. Certains tubercules me » paraissent devoir être assimilés aux *lycoperdacées;* dans » d'autres cas, ce sont des *urédinées* qui deviennent cause » de la maladie. »

Nous regrettons dè n'avoir point de détails plus précis sur les faits curieux qui servent de base aux différentes assertions de M. Meynier ; nous aurions surtout désiré de connaître à quelles espèces de dermatoses squammeuses notre honorable confrère attribue l'implantation crypto- game ; mais nous ne savons où puiser, à cet égard, les renseignements nécessaires, et nous nous trouvons forcé, bien malgré nous, de nous en tenir au simple énoncé que nous venons de consigner.

Quant au travail de M. Gruby, il mérite, à plus d'un titre, toute notre attention.

Il est un premier point sur lequel cet habile observa- teur se trouve en opposition avec plusieurs anatomis- tes, c'est relativement à la structure de l'épiderme. Si le lecteur veut bien se reporter, pour un instant, à notre description anatomique de la peau, il connaîtra de suite les côtés divergents de cette première question.

Reconnaissons, avant d'aller plus loin, que tous les détails qui concernent la présence des sporules, des chapelets granuleux, des lignes arborescentes, des teintes offertes par ces différents produits de la mycoderme de M. Gruby, nous ont paru de la plus exacte vérité. Nous ne contestons pas le caractère arborescent des filaments sans nombre qui nous ont passé sous les yeux ; nous dirons cependant, qu'à plusieurs reprises, cette trame filamenteuse nous a fait l'impression de ces carreaux pris par la gelée, et sur lesquels l'eau cristallisée nous donne mille figures diverses, dont chacune laisse apercevoir la disposition linéaire ; aussi, la seule observation que nous croirions pouvoir faire au sujet des divisions arborescentes des mycodermes de M. Gruby, serait celle-ci : a-t-on soumis l'humeur sébacée à des observations comparatives ? S'est-on assuré, qu'à l'état sec, où elle arrive si rapidement, ses éléments n'offrent rien d'analogue aux sporules, aux chapelets, ni même aux linéaments végétaliformes, si habilement observés et décrits par M. Gruby.

Je reconnais que notre observation n'ébranle en rien la théorie de ce savant naturaliste, puisqu'il pose en principe que les cellules épidermiques seules, et jamais les dépressions folliculeuses, se trouvent le siége primitif du favus.

Mais alors même que tous les anatomistes seraient d'accord sur la structure celluleuse de l'épiderme admise par M. Gruby, on se demanderait encore pourquoi cette préférence exclusive du mycoderme pour les dépressions celluleuses : ne semble-t-il pas naturel de penser que les sporules peuvent aussi facilement pénétrer par l'orifice des sacs folliculeux, si multipliés à la surface du derme?

C'est principalement sous le rapport de l'exclusion absolue des follicules, comme siége du favus, que M. Gruby rencontre le plus de contradicteurs : la plupart des détails qu'il donne sur les dispositions de forme, d'accroissement du mycoderme peuvent très-bien s'appliquer au sac folliculeux distendu par la matière faveuse.

La plupart des auteurs qui ont écrit sur le favus se sont aidés, dans leurs recherches, d'instruments d'optique plus ou moins grossissants; quelques-uns d'entre eux indiquent, par degrés, la marche de l'inflammation folliculeuse. L'enlèvement d'une croûte faveuse, sans excoriation du derme, n'est point une difficulté pour qui connaît bien la structure du follicule : cet enlèvement n'a pu avoir lieu, selon nous, que dans les cas où le produit faveux s'est développé au point de distendre et souvent même d'effacer complétement l'orifice du sac folliculeux, de telle sorte qu'il se trouve converti en une simple dépression cellulaire.

Comment expliquer la présence de ces petites ulcérations sous-cutanées, si bien observées et décrites par M. Mahon, et qui ne paraissent dues qu'à l'action du principe morbide sur le bulbe pileux? Peuvent-elles résulter de la simple pression mécaniquement exercée par le mycoderme, dont le développement se fait principalement de dehors en dedans? Hâtons-nous de dire à ce sujet que M. Gruby interprète ce mode de progression en habile naturaliste : « Le mycoderme, dit-il, pousse principale-
» ment ses produits vers la surface où se trouvent la cha-

« leur, l'humidité, et les principes qui servent à son alimen-
« tation ; il suit en cela la marche de toutes les plantes. »

Cette interprétation nous paraîtrait sans réplique si de nouvelles objections ne se présentaient pas contre son système.

Les produits du favus sont loin d'avoir constamment les mêmes caractères : bien que l'état de dessiccation soit leur condition la plus ordinaire, on les trouve souvent, à leur début, fluides ou peu consistants. Dans bien des cas, on peut distinguer l'humeur sébacée du principe faveux ; la sécrétion des follicules est ici évidemment excitée ; ses produits ont augmenté d'abondance. Cette double condition peut-elle résulter d'une simple compression exercée par un corps étranger, n'ayant d'autre rapport avec l'organisme qu'un simple contact parasite? Nous avons peine à nous rendre à cette manière de voir.

Enfin, pour couper court à cette série d'objections, bien moins destinées à lutter contre une théorie, fruit d'un travail consciencieux et de recherches fort habiles, qu'à fixer l'attention sur l'étiologie encore obscure d'une affection grave, dont la thérapeutique laisse toujours beaucoup à désirer, nous nous contenterons d'ajouter que le système étiologique admis par M. Gruby laisse sans explication les questions de transmission héréditaire, d'influence sur l'organisme, de danger des répercussions, etc., qui se trouvent si souvent liées à l'histoire du favus. Aussi, tout en admettant, comme probable, la présence d'une certaine espèce de cryptogame au nombre des parties constituantes du tubercule faveux, croyons-nous être encore autorisé, par l'état actuel de la science à affirmer que ce parasite ne constitue pas à lui seul toute la maladie, et qu'on ne peut en expliquer, d'une manière satisfaisante, les principaux phénomènes, sans admettre, ne serait-ce que comme complication, une altération des sacs folliculeux, et par suite, un vice de sécrétion dans l'humeur sébacée.

Caractère contagieux. Personne ne doute maintenant que le favus ne soit une affection véritablement contagieuse. Nous avons, à cet égard, cité dans nos considérations générales, l'opinion confirmative de la plupart des auteurs de notre époque. Alibert s'est montré à tort, selon nous, anti-contagioniste; nous devons reconnaître, cependant, que toutes les conditions ne sont pas également favorables à la propagation du favus. Ainsi, des cataplasmes qui avaient séjourné sur une tête couverte de tubercules faveux, ont été souvent enlevés et immédiatement appliqués sur une tête saine, sans qu'il en soit résulté aucun symptôme de favus. D'un autre côté, on a pu inoculer impunément sur plusieurs sujets la matière ichoreuse et putride qui s'écoule à travers les croûtes du favus parvenu à un certain degré de développement

Mais, dit M. Mahon, ce fluide dont nous parlons n'a rien de commun avec le favus proprement dit; il n'est que le résultat des lésions du derme dues au développement et à la rupture des follicules, et non à la puissance directe du principe de leur affection. On ne doit donc pas s'étonner qu'il n'ait retenu aucune de ses propriétés.

Quant à l'insuccès du premier moyen, M. Mahon l'explique par la présence de l'humidité inséparable de toute application émolliente. On sait d'ailleurs, par l'analyse qu'en a faite M. Thénard, que la matière faveuse perd dans l'eau un sixième de son volume; il n'est donc pas

étonnant que cette décomposition par l'eau la désorga-
nise au point de lui enlever sa propriété contagieuse.

C'est parvenue à son plus haut degré de desséchement,
et sous forme pulvérulente, que la matière faveuse est
surtout propre à communiquer la contagion. M. Mahon
ne doute pas qu'un bonnet de laine qui aurait été appliqué quelque temps sur une tête faveuse, et qui aurait
ainsi retenu des parcelles très-ténues de la matière, ne
soit très-propre à transmettre la maladie. Cet auteur cite
l'histoire d'une jeune fille de dix-huit ans qui fut atteinte
de favus quinze jours après avoir mis le mouchoir d'une
compagne malade de la même affection ; celle d'un
jeune Anglais qui contracta le favus pour avoir couché
quelques jours dans la salle des teigneux, à l'hospice de
l'Enfant-Jésus, où il était entré parfaitement sain ; enfin,
celle d'un autre enfant de six ans qui, placé dans la même
salle, présenta bientôt plusieurs plaques de favus. Les
faits de ce genre fourmillent dans les auteurs de notre
époque, et la contagion du favus paraît aujourd'hui un
fait à l'abri de toute contestation.

M. Mahon pense que non-seulement la matière contenue dans le follicule malade, possède la faculté contagieuse, mais qu'il faut aussi l'attribuer à un miasme qui
peut s'en élever, et qui règne surtout dans les lieux où
un grand nombre de teigneux se trouvent rassemblés.
Mais ce miasme exigerait, pour se transmettre, soit une
prédisposition plus prononcée, soit d'autres conditions
favorables, comme la présence d'excoriations au cuir
chevelu, une dilatation des orifices folliculeux résultant
d'une température élevée ou de quelque autre disposition naturelle ; du reste, cette communication s'établit

indépendamment de l'âge des malades, puisque des enfants ont communiqué le favus à des vieillards, et réciproquement. D'après M. Gruby, l'agent unique de la contagion dans le favus est le sporule du mycoderme.

Maintenant, le favus est-il une affection dépuratoire et qu'on doive abandonner à elle-même? Si nous nous rappelons la marche ordinaire des affections dépuratoires, telle que nous l'avons décrite en faisant l'histoire des achores, il nous sera difficile de trouver entre elles et le favus, des rapports qui nous justifieraient de lui attribuer le même caractère. Jamais le favus ne s'est montré comme la conséquence d'une pléthore humorale ; loin que la santé des malades et leur caractère reçoivent de son développement, l'une des conditions plus favorables, l'autre une modification heureuse et inhabituelle ; et cela, souvent en raison directe de l'étendue de l'altération cutanée, comme nous l'avons vu dans quelques-unes des affections précédentes ; ce n'est, au contraire, que dans les cas où le favus est récent et limité, qu'on le trouve sans influence fâcheuse sur la constitution.

Loin donc de songer à abandonner à elle-même cette maladie toujours redoutable, ne serait-ce que par sa constante opiniâtreté, tous les efforts du thérapeutiste doivent s'attacher au contraire, non-seulement à faire disparaître ses produits de la surface du derme, mais encore à purifier l'organisme de ses funestes principes.

M. Plumbe classe cependant le favus parmi les maladies qui exercent une action salutaire sur l'organisme. Mais ce savant est à peu près le seul de son opinion. Pour nous, le favus est une affection essentiellement délétère, virulente, contagieuse; on le voit presque toujours, dit M. Rayer, arrêter le développement des forces physiques et des facultés morales des enfants qui en sont atteints. Et si l'on rencontre dans les auteurs quelques cas de maladies graves survenues après la disparition du favus, on voit bien plus souvent les personnes devenir plus fortes et plus robustes après la guérison de cette dégoûtante maladie. Les ouvrages des dermatologistes modernes, et en particulier celui de MM. Mahon, sont pleins d'observations qui attestent cette vérité.

Causes. Le cryptogame découvert par M. le docteur Gruby est-il destiné à jouer le même rôle, dans l'étiologie du favus, que l'*acarus* dans celle de la gale humaine? Cela est possible, car il nous paraît démontré que ce parasite est le principal élément du tubercule faveux; mais en est-il l'élément unique, c'est ce que nous ne pouvons encore concéder au savant auteur de cette découverte. Il existe évidemment dans le favus une sécrétion morbide; l'humeur sébacée, qui, dans son état normal, est grasse, onctueuse et douce à la peau, contracte, par l'influence du *virus herpétique*, un caractère d'acrimonie souvent porté au point de la rendre corrosive; tous ces petits ulcères sous-cutanés que l'on rencontre souvent dans les favus étendus et compliqués d'une violente inflammation, ne sont-ils pas le résultat de son contact avec le derme après la rupture des sacs folliculeux?

Si nous nous demandons maintenant quelles sont les conditions favorables à l'introduction dans l'économie du principe faveux, quel qu'il soit, nous mettrons en première ligne la contagion. L'un des frères Mahon a prouvé qu'elle peut être directe, puisqu'ayant pris quelques grains de la poussière jaunâtre qui s'échappe d'un bouton de favus, et les ayant fait pénétrer dans les follicules des poils qui environnent l'auréole du sein, il en résulta, au bout de quelques jours, un bouton faveux.

La teigne, par ce procédé, s'est développée, dit M. Richard de Nancy, sur le sourcil, sur la tête; partout où cette expérience décisive a été tentée, elle a réussi.

M. Gruby m'a assuré n'avoir réussi qu'un petit nombre de fois à inoculer la teigne par le procédé que nous venons d'indiquer, et qui appartient à M. Mahon. Mais M. le docteur Krieger, son ami, affirme, au contraire, n'avoir presque jamais échoué dans ses tentatives d'inoculation.

Il existe une autre voie de contagion qu'on ne peut méconnaître, bien que son existence soit loin de militer en faveur de l'élément parasite admis par M. le docteur Gruby : nous voulons parler de la transmission héréditaire; elle seule peut expliquer ces cas de développement spontané du favus recueillis par les auteurs. Il n'est pas très-rare de rencontrer des familles dans lesquelles le favus est resté depuis plusieurs générations; M. Mahon cite l'histoire d'une femme de trente-deux ans, atteinte du favus depuis sa naissance, et dont l'enfant, âgé de deux mois, offrait les caractères de la même maladie; celle d'un nommé Demillier Louis, qui, après avoir eu la teigne pendant vingt-six ans, eut cinq enfants affectés du même mal, etc.

Il faut donc que le favus ne soit pas toujours, comme quelques médecins le prétendent, une affection purement locale ou extérieure et presque sans rapports avec le reste de l'économie; cette opinion ne peut venir, selon nous, que d'un examen incomplet et superficiel. Les seules considérations capables de la motiver se tirent du peu d'influence qu'exercent dans la plupart des cas sur la marche du favus, les affections intercurrentes les plus longues et les plus graves. Mais ce fait ne peut-il pas s'expliquer si l'on considère la nature et les fonctions de l'organe envahi par le principe faveux. On sait que les follicules sébacés et pilifères n'entretiennent avec l'organisme que des rapports sympathiques fort éloignés; leur sensibilité semble plutôt appartenir à la végétation qu'à la vie animale; leurs produits sont des fluides onctueux, et pour la peau de simples vernis destinés à la garantir contre l'action des agents extérieurs, ou de simples élongations cornées qui n'excitent aucune oscillation nerveuse; pourquoi les maladies de semblables organes n'offriraient-elles pas les mêmes caractères d'inertie?

Il existe cependant des cas où cet état semi-organique fait place à une vitalité mieux caractérisée, puisque le mouvement s'établit où semblait régner l'immobilité; des déplacements s'opèrent; des répercussions s'effectuent, et on peut observer tous les dangers des *influx* morbides brusques et inattendus.

A ces causes premières et principales du favus, on peut en joindre beaucoup d'autres, qui, du reste, paraissent plutôt agir comme prédisposantes du favus que comme capables d'en déterminer à elles seules le développement.

Parmi ces causes, les unes doivent nécessairement avoir pour effet d'activer la circulation des parties, et, par conséquent, d'augmenter leur chaleur et leur vitalité, comme une température élevée, l'usage habituel de coiffes ou bonnets de laine, etc.

La rareté des cheveux est une condition favorable au contact du principe contagieux ; on a remarqué que le favus était surtout commun chez les sujets mous et lymphatiques, chez les enfants blonds et roux ; toutes les conditions capables d'imprimer à l'organisme ce cachet de faiblesse et le caractère lymphatique devront donc être rangées au nombre des causes prédisposantes ; ainsi, une nourriture insuffisante et malsaine, des habitations humides et non aérées, l'entassement d'un grand nombre d'individus dans un lieu trop étroit, le voisinage des marais, la privation du soleil et le défaut d'exercice, etc.

Diagnostic. Un favus récent ne peut jamais être confondu avec aucune autre affection de la peau ; la forme toute caractéristique du produit élémentaire le distinguera toujours des gourmes précédentes, qui ont comme lui leur siége au cuir chevelu, et n'affectent de même que des sujets en bas âge ; mais le favus passé à l'état chronique, lorsque tous ses produits se trouvent confondus, et se présentent avec l'aspect de croûtes informes et irrégulières, auxquelles se sont joints fort souvent des fluides étrangers à la sécrétion faveuse, que fournissent les points excoriés et enflammés, peut tromper quelquefois le diagnostic, et faire croire à l'existence de certaines dartres mélitagreuses ou autres affections squammeuses ; mais dans ces cas de doute, il existe un moyen facile de rétablir le diagnostic : ce moyen consiste à faire raser la tête, à provoquer la chute des croûtes par des applications émollientes, et attendre la reproduction de quelques tubercules faveux. L'alopécie est encore un caractère distinctif d'autant plus important, qu'elle est ici fort ordinaire, tandis que, dans les gourmes précédentes, elle constitue, pour ainsi dire, un accident et un fait exceptionnels ; en outre, ces dénudations plus ou moins étendues du cuir chevelu ne sont que temporaires dans les achores et les porrigines, au lieu que dans le favus elles ne se montrent que trop souvent persistantes.

Pronostic : Le favus est toujours une affection grave ; la faculté qu'il possède à un haut degré de se transmettre par contagion, le rend dangereux pour les personnes qui entourent le malade, et principalement pour celles qui lui donnent leurs soins.

Et même dans les cas peu nombreux où, résultat d'une inoculation accidentelle et toute récente, le virus, déposé sur une surface peu fournie de sacs folliculeux, n'occupe que quelques points circonscrits, on doit encore ne jamais le perdre de vue, et aviser de suite aux moyens d'en détruire jusqu'au dernier germe.

Un favus ancien, étendu et invétéré, est constamment une affection des plus opiniâtres, et contre laquelle échouent parfois tous les efforts de la nature et de l'art ; on ne peut lui refuser alors le cachet constitutionnel ; des symptômes généraux le compliquent le plus ordinairement, et ajoutent encore à sa gravité.

Mais c'est principalement dans les cas de favus héréditaire que le pronostic devient alarmant ; du reste, l'opinion du médecin doit se modifier en raison de mille circonstances qu'il est impossible de préciser d'avance.

Le cas, quel qu'il soit, sera toujours moins grave, le malade appartenant à une famille aisée, et pour le traitement duquel on est à même de ne rien négliger, que s'il s'agit d'un malheureux qu'on ne peut soustraire qu'en par-

tie aux mauvaises conditions qui ont elles-mêmes favorisé le développement du favus.

L'exemple de plusieurs récidives après le traitement
jugé le plus rationnel et le plus complet, quelquefois après
un intervalle de plusieurs années, doit imposer la plus
grande circonspection au médecin forcé de porter son
pronostic. Ces rechutes forment heureusement les cas
exceptionnels, et un grand nombre de cas heureux, même
lorsqu'il s'agissait du *favus héréditaire*, doivent soutenir
le courage du praticien, et donner la persévérance au
malade.

Traitement du favus. Gui de Chauliac et Ambroise
Paré conseillaient aux chirurgiens de leur temps de ne pas
entreprendre le traitement de la teigne, non qu'ils crus-
sent que cette dégoûtante affection puisse jamais être d'aucune utilité pour celui qui en est atteint, mais bien parce
qu'ils avaient reconnu toutes les difficultés d'un pareil
traitement, et la fréquente inutilité des efforts en apparence les mieux combinés et les plus rationnels, pour arriver à la guérison. Lorry s'élève avec raison contre ce
conseil inhumain, et, sans se faire illusion sur les ennuis
d'une médication toujours longue et souvent hérissée
d'obstacles, cet homme, aussi savant que dévoué à ses
semblables, recherche avec soin et sollicitude quels secours la science peut fournir contre un mal dans lequel
prédomine une matière inerte et éloignée de tout centre
d'action.

Lorry considère le favus non-seulement dans ses produits morbides, mais aussi dans ses rapports avec l'organisme, ou plutôt dans ses funestes effets sur la santé des
individus : la plupart de ses conseils n'ont d'autre base

que cette manière d'interpréter l'origine et la nature du favus. Observateur fidèle des phénomènes qui se passent sous ses yeux, il en tient un compte d'une rigoureuse exactitude, et malgré quelques erreurs d'étiologie et d'humorisme, qu'il partage avec la médecine ancienne, nous devons dire cependant que c'est en restant fidèles à la marche qu'il a tracée, et en éclairant et perfectionnant sa méthode, que quelques praticiens distingués de notre époque ont obtenu de si grands succès dans le traitement des affections teigneuses, et rendu, particulièrement dans celui du favus, tant de services à l'humanité.

Long-temps avant Lorry, la plupart des auteurs étaient d'accord sur la nécessité de combattre le favus par une médication double et simultanée, c'est-à-dire par la réunion aux topiques des remèdes internes : telle était l'opinion de Guy de Chauliac, de Laforest, d'Ambroise Paré, etc. Faisons connaître en peu de mots les principaux moyens employés par la médecine ancienne :

D'abord, pour ce qui est du traitement interne, les auteurs cités voulaient qu'on y préparât les malades par la saignée ; j'ignore la raison de ce conseil, donné d'une manière absolue et comme application générale. Pensait-on, en diminuant la masse du fluide sanguin, rendre plus facile la pénétration de l'organisme aux médicaments internes ? ou voulait-on prévenir, par la diminution des forces, le danger des congestions inflammatoires pendant la durée d'un traitement toujours long, et dont les substances excitantes les plus énergiques faisaient généralement la base ? C'est une question que nous ne chercherons pas à résoudre.

Eustache Rudius conseillait de préférence à la saignée,

ou même après cette opération, l'application des sangsues; long-temps avant lui, Avicenne recommandait la
même pratique; mais l'un et l'autre recouraient aux applications de sangsues, chacun dans un but bien différent :
Avicenne voulait, avec raison, qu'elles fussent mises sur
les points les plus rapprochés du mal, pour combattre la
turgescence inflammatoire, tandis que Rudius, dominé
par la pensée que le *siége principal du favus réside dans
le foie ou dans la rate*, croyait, en agissant ainsi, l'attaquer dans sa source même.

C'était encore pour opérer un dégorgement local qu'A-
vicenne recourait, dans certains cas, à la saignée des
veines de la tête, et notamment à celle de la veine fron-
tale.

Après cette première précaution d'une évacuation sanguine viennent, 1° les tisanes d'oseille, de chicorée, de
pissenlit, de bourrache, de mélisse, de lupin, de scabieuse, de fumeterre, etc., auxquelles les anciens attribuaient des propriétés délayantes et dissolvantes; 2° les
substances dites hydragogues et les purgatifs. Les deux espèces d'ellébores ont presque toujours joui d'une grande
réputation dans le traitement du favus; on les employait
sous différentes formes, soit en infusion, soit en poudre,
soit comme excipient d'autres médicaments, tels que l'a-
loès, la scammonée, la coloquinte; on recommandait
aussi beaucoup les pilules d'*azulite* (sulfure de fer bleu
mélangé) et d'*arménite* (cuivre carbonaté bleu). Parmi
les purgatifs préférés par Gallien, se trouvent des pilules
composées d'aloès, de diagrède (ancien nom de la scammonée) et de trochisque d'Alhandal (poudre de coloquinte
et mucilage de gomme adragante réunis), enveloppées de

poudre d'écorce de racine d'ellébore noir; 3° enfin, les sternutatoires et les gargarismes. Quand il s'agissait de traiter un enfant encore à la mamelle, Rhasès conseillait d'administrer les remèdes à la nourrice.

Quoi qu'il en soit, ce n'était généralement qu'après l'usage prolongé de ces différents moyens, qu'on s'occupait du traitement local et qu'on recourait, en toute sécurité, aux topiques les plus énergiques.

En tête des moyens locaux figure *l'épilation*; les anciens la pratiquaient avec des pinces dont ils se servaient pour arracher les croûtes les plus dures et les poils qui offrent comme un appui à la matière exhalée; ils détruisaient ces derniers jusque dans leurs racines, de manière à ne faire qu'une plaie de toute la tête, et à laisser ruisseler le sang de toutes parts, sans avoir égard aux cris des malheureux enfants. Observons, toutefois, qu'il paraît que cette cruelle opération n'avait lieu que dans le cas où les croûtes du favus ne pouvaient être pénétrées par l'action des topiques.

Remarquons encore que dès le temps de Galien on employait déjà comme *épilatoires* des préparations que ce grand maître désignait sous le nom de *psilothra* (de ψιλόω, épiler), et dans la composition desquelles entrait *l'orpiment* (sulfure jaune d'arsenic), *l'arsenic*, la *chaux vive*, etc.

Le fameux emplâtre qu'Ambroise Paré avait emprunté à Celse et à Guy de Chauliac, et qui se composait d'*ellébore*, *d'orpiment*, de *litharge*, de *vitriol*, *d'alun*, de *chaux vive*, de *cendres gravelées*, de *mercure éteint dans de la graisse*, de *vinaigre concentré*, de *poix de Bourgogne*, n'était qu'un monstrueux amalgame épilatoire, dont l'action se rapprochait beaucoup de celle produite par la calotte.

Mais le procédé de la *calotte*, conseillé par Turner, n'avait pas seulement pour but d'agir comme moyen *dépilatoire*; on pensait, avec son aide, extirper jusqu'à la racine du mal. Il obtint dès le début, et conserva longtemps, une vogue immense; peut-être même constitue-t-il encore aujourd'hui le mode le plus certain de guérison pour les cas de favus récent, limité et de cause externe.

Voici comment on l'employait : on commençait par préparer un emplâtre agglutinatif, en délayant dans une bassine quatre onces (125 grammes) de farine de seigle, dans une pinte de vinaigre blanc, qu'on mettait ensuite sur le feu, en ayant soin d'agiter continuellement le mélange; on y ajoutait une demi-once de vert-de-gris (16 grammes); on faisait bouillir modérément pendant une heure; puis, on ajoutait de nouveau quatre onces de résine et six onces (190 grammes) de poix de Bourgogne; après que tout était fondu, on jetait dans le mélange six onces d'éthiops antimonial en poudre fine; enfin, on l'agitait jusqu'à ce qu'il eût pris une consistance convenable, et on étendait cet emplâtre sur de la toile noire un peu forte; avant de s'en servir, on avait soin de le fendre en différents sens pour qu'il ne fît aucun pli et qu'il pût être détaché par lambeaux.

C'est cette calotte qu'on appliquait sur la tête, après avoir fait tomber les croûtes ramollies par des cataplasmes, et après avoir coupé les cheveux avec des ciseaux le plus près possible de la peau. Au bout de trois ou quatre jours, on enlevait brusquement l'emplâtre à contre-poil; puis, on en mettait un second, qu'on arrachait de même après le même laps de temps ; puis un autre, qui s'enlevait au bout de deux jours seulement, et ainsi de suite jusqu'à la fin du traitement, qui souvent se continuait pendant deux ou trois mois, et quelquefois même plus.

On voit par quelles affreuses tortures devait nécessairement passer le pauvre malade avant d'arriver à la guérison, lorsqu'il était assez heureux pour l'obtenir, ce qui n'était pas constant ; car le *traitement par la calotte* devient lui-même *inutile* lorsque le favus a dépassé un certain degré de développement.

Maintenant, devons-nous être surpris de voir Ambroise Paré tellement effrayé des moyens de traitement adoptés par la médecine ancienne pour la cure du favus, que cet homme célèbre conseille fortement d'abandonner à elle-même cette affection dégoûtante chez les jeunes enfants dont la constitution délicate ne pourrait, sans danger, supporter des secousses aussi répétées et aussi violentes, et de se borner à quelques applications emollientes ou légèrement détersives sur les parties malades.

Lorry lui-même est de cet avis dans les cas récents et peu étendus ; mais il insiste pour que le traitement soit immédiatement commencé dans tous ceux où l'affection menace par sa longue durée, son étendue et sa virulence, de provoquer le trouble des autres fonctions.

Du reste, les moyens que propose cet illustre dermatologiste pour le traitement de la teigne faveuse, diffèrent de beaucoup, comme on va le voir, de ceux adoptés par la médecine ancienne, dont il blâme en mainte occasion la cruelle et dangereuse activité.

Il est cependant un point commun sur lequel Lorry insiste beaucoup ; c'est celui qui a trait à la nécessité de faire précéder ou accompagner d'un traitement interne l'emploi des topiques, et de regarder cette double médication comme indispensable à la guérison ; aussi, se plaint-il du silence de plusieurs maîtres de l'art à ce sujet.

Voici les principales considérations laissées par Lorry sur le traitement interne du favus ; d'abord, les évacuations sanguines ne lui paraissent pas devoir précéder tout traitement anti-faveux ; il faut, dit-il, les réserver pour les sujets robustes et pléthoriques.

Cet auteur veut qu'on rejette tous les émétiques violents et les purgatifs drastiques ; il revient à ses purgatifs de prédilection pour l'enfance, aux substances résineuses ; les boissons, dit-il, seront légèrement douces et savonneuses, telles que les tisanes de *bardane*, de *patience*, de *racines apéritives* ; les sucs ou infusions, ou décoctions de *bourrache*, de *chicorée*, de certaines crucifères, comme le *cresson*, le *beccabunga*, le *trèfle d'eau*, etc. ; chaque préparation donnée trois ou quatre fois par jour, de telle sorte que le fluide sanguin en subisse incessamment l'influence. Lorry n'approuve nullement ces fameux bouillons préparés avec la chair de vipère, et tant vantés par les anciens. Certains antimoniaux lui paraissent bien préférables, à cause de leur influence constamment favorable sur la diaphorèse ; encore, prescrit-il de ne les donner qu'à doses très-fractionnées.

Lorry n'hésite pas à prescrire l'usage des mercuriaux dans les cas où la conduite peu réglée des parents peut faire soupçonner une origine syphilitique. Ces préparations conviennent surtout aux sujets pourvus d'un tissu cellulaire abondant ; elles doivent, dit-il, entrer pour la plus grande part dans le traitement, lorsque les articulations sont raides et trop développées, lorsque les glandes lymphatiques sont trop engorgées ; celles qu'il préfère sont le *mercure doux* (proto-chlorure de mercure) la *panacée mercuriale* (autre proto-chlorure inusité), l'*éthiops minéral* (sulfure noir de mercure); chacune de ces substances donnée à dose distancée et de manière à ne causer aucun accident.

En même temps, il recommande d'entretenir la liberté du ventre à l'aide des purgatifs salins ; de stimuler les tissus par les boissons amères et d'éviter soigneusement toutes les causes d'irritation, surtout dans le tube digestif.

Lorry ajoute des conseils fort sages sur l'avantage qu'il y a à donner aux médicaments la forme la plus propre à éviter le dégoût qu'ils causent souvent aux jeunes malades ; sur la nécessité d'accorder, dans chaque traitement, la préférence aux substances médicamenteuses les mieux appropriées à la constitution et à la sensibilité du sujet ; sur l'utilité qu'on retire à varier les médicaments, pour se mettre à l'abri des conséquences de l'habitude, et à ne les administrer que par doses fractionnées et toujours suffisamment distancées pour éviter la fatigue des organes et n'exercer une nouvelle influence qu'après que la première a produit son effet plein et entier, etc.

Le *régime* du malade lui paraît un point de la plus haute importance ; aussi, recommande-t-il sévèrement une diète convenable, et telle cependant qu'on puisse s'y soumettre sans compromettre les forces. Lorry pense que tous les principes âcres ou superflus ne peuvent que tourner au profit de la maladie ; elle-même, ajoute-t-il, est pour ainsi dire l'effet d'un mucus trop abondant et trop épais ; c'est pour cela qu'il arrive fort souvent que les teigneux, qui, pendant la durée d'une fièvre continue, ont souffert long-temps de l'agitation fébrile et du sentiment de la faim, voient leur affection cutanée s'amender constamment, et quelquefois même presque entièrement disparaître. Lorry affirme avoir connu plusieurs personnes qui ont guéri de cette manière; mais, ajoute-t-il, non sans l'altération de quelque organe important; cette affirmation de Lorry indique-t-elle qu'il s'est établi chez ces malades un véritable déplacement de l'humeur faveuse?

La diète lactée a paru plusieurs fois à Lorry un moyen suffisant de guérison; ce n'est, dit-il, qu'après avoir imprimé par tous ces moyens une mobilité plus ou moins marquée à la matière faveuse, qu'on doit chercher à la révulser, soit sur d'autres points de la surface cutanée, soit par de larges évacuations alvines, et, enfin, l'attaquer et la détruire par l'emploi des *topiques*.

Disons, à propos des révulsifs cutanés, que Lorry, sans regarder comme inutile l'établissement d'un exutoire, ne croit cependant pas ce moyen propre à détourner le principe faveux; il ne fait, dans son opinion, que procurer une issue facile aux humeurs superflues, qu'il empêche ainsi de s'ajouter à la maladie.

Ce n'est qu'en prenant simultanément ces différentes précautions, ou après les avoir suivies quelque temps, qu'on peut, dit Lorry, passer sans inconvénient à l'emploi des topiques; sur chacun des principaux moyens de traitement externe adoptés avant lui, Lorry pense, 1° que le mode d'épilation avec les pinces est un procédé barbare, auquel il faut renoncer; 2° que le traitement par la calotte, tout cruel qu'il est, lui paraît cependant devoir être réservé pour les favus anciens et invétérés (nous

avons déjà vu que cette opinion était contraire à celle de
MM. Mahon) ; 3° que l'emplâtre d'Ambroise Paré ne lui
paraît qu'un ridicule assemblage des substances les plus
hétérogènes, dont la seule partie active se trouve dans le
principe alcalin; 4° que le *vinaigre concentré*, recomman-
dé par Alexandre Massarias, possède au plus haut degré
la propriété de décomposer les croûtes du favus; mais
des faits bien observés lui donnent à penser que cette
substance communique aux chairs un certain état de mollesse. Et, d'ailleurs, il en redoute l'emploi sur des parties
si rapprochées du tissu osseux, dont l'élément calcaire
pourrait subir lui-même une partie de l'influence du topique. C'est cette crainte, ajoute-t-il, qui porte Massarias à restreindre ou émousser la force de l'acide, en y
ajoutant de la calamine (oxide de zinc natif), ou pierre
calaminaire, et de l'ivoire brûlé, le tout amené par la
cuisson à l'état de liniment. Lorry nous observe que Galien employait dans le même but chez les paysans qu'il
traitait du favus, du vinaigre mêlé à de la suie de papier
brûlé, et par cela même alcaline. Disons de suite que les
alcalis constituent la principale base du traitement externe
adopté par Lorry. Aussi, conseille-t-il de remplacer cette
foule de préparations que Zacutus Lusitanus veut qu'on
modifie, selon la nature du mal, de manière à les rendre
tantôt adoucissants, tantôt excitants, par une *lessive* dont
l'activité sera variée de telle sorte qu'elle suffise pour entretenir les bourgeons charnus dans un degré d'excitation convenable sans jamais déterminer une véritable inflammation. On peut, dit-il, employer dans ce but toutes
les préparations de chaux, l'eau de chaux, soit faible,
soit au contraire concentrée. Lorry vante aussi beaucoup

les lotions alcalines faites avec les décoctions des plantes
détersives d'aristoloche, de bryone, d'aunée, des racines
de livèche et autres semblables. Le même auteur remarque que cette puissance des alcalis se retrouve employée
dans la plupart des emplâtres détersifs et cathétériques de
toutes les pharmacopées.

Bien que les moyens ci-dessus aient principalement
pour but de nettoyer le cuir chevelu et de débarrasser
entièrement la tête de tous les produits du favus, c'est
cependant encore aux légers alcalins en lotion, conjointement avec des infusions aromatiques et des poudres sic-
catives et absorbantes que Lorry a de nouveau recours
pour compléter le traitement externe et arriver à la guérison.

Telles sont les principales indications thérapeutiques
laissées par Lorry, pour le traitement du favus; nous les
avons présentées avec une certaine étendue, parce
qu'elles nous ont paru l'expression d'une pratique toute
d'expérience et d'observation : si cet homme célèbre a
trouvé parmi les écrivains de notre époque un petit
nombre de détracteurs, il faut dire aussi que la majorité des praticiens éclairés se plaisent à reconnaître l'ex-
cellence de ses principes et la justesse de ses applications
thérapeutiques. En tête de ces derniers, se trouve Alibert.

En effet, l'étude de la monographie des dermatoses
nous prouve que son illustre auteur ne se faisait aucune
illusion sur la ténacité du favus; mais il veut qu'on imite,
en luttant contre cette affection si opiniâtre, la marche
lente et graduée qu'elle nous offre elle-même; d'après
Alibert, tout traitement violent et précipité ne peut être

que nuisible ; les répercussifs sont toujours inutiles et souvent même dangereux. Lorry avait également signalé le danger des répercussifs, et Turner ne balance pas à attribuer à la répercussion trop prompte d'un favus, un cas de gangrène chez un jeune homme traité par quelque application empirique et sans aucun remède interne. On ne doit pas aborder le traitement du favus, dit Alibert, de ce mal qui se présente constamment avec tous les caractères d'une inflammation chronique, et que complique fréquemment une disposition virulente héréditaire, sans avoir préparé le malade par des boissons rafraîchissantes, un régime alimentaire approprié à la constitution, des bains prolongés et la réunion des conditions hygiéniques les plus favorables.

À l'instar de Lorry, le traitement d'Alibert réunit donc aux topiques les médicaments internes ; les boissons rafraîchissantes lui paraissent propres à tempérer l'ardeur que ressentent certains malades. Dans le traitement du favus chronique, cet auteur insiste beaucoup sur l'emploi des eaux minérales sulfureuses ; des sucs de trèfle d'eau, de pourpier, de cresson de fontaine, etc. ; sur l'usage prolongé des bouillons de grenouille, de chair de tortue, de poule, etc.

Quant aux moyens locaux, Alibert repousse d'une manière absolue le procédé de la calotte, qu'il regarde comme un moyen barbare et inutile ; l'épilation, telle qu'on la pratique encore de nos jours dans certaines contrées de l'Italie et de l'Angleterre, lui inspire la même répulsion. Les moyens les plus doux sont ceux qu'il préfère : ainsi des cataplasmes, des bains d'amidon et de gélatine, avec ou sans addition de principes sulfureux ou alcalins ; les alcalins surtout lui ont paru souvent utiles. Alibert ne nous dit pas comment, dans son opinion, agissent les principes alcalins ; Lorry paraît l'avoir ignoré, ce qui ne l'empêchait pas de les conseiller, ou d'y recourir fréquemment, parce qu'il trouvait dans leur emploi une considération qui lui importait beaucoup plus que la connaissance de leur mode d'action, c'est-à-dire la certitude d'agir avec efficacité.

Dès avant Alibert, l'effroi qu'inspirait la médecine ancienne avait engagé Saucerotte à publier quelques cas de guérison obtenus à l'aide de moyens doux et inoffensifs. Dans son mémoire intitulé : *Essai sur la Cure radicale de la Teigne*, et qu'il lut à l'Académie de Chirurgie en 1786, il est question d'un traitement à la fois interne et externe.

Le premier consiste à faire prendre au malade, pendant une quinzaine de jours, une liqueur obtenue en faisant bouillir, dans une pinte d'eau de fontaine ou de rivière, jusqu'à réduction de moitié, 32 grammes de mercure doux renfermé dans un nouet, lequel peut servir pour douze décoctions; 6 grammes d'ipécacuanha concassé, et autant de sel fixe de tartre. Cette liqueur doit être prise dans un véhicule doux, comme le lait; on doit en outre purger tous les huit jours avec le jalap et le sucre.

Ensuite, il faut couper les cheveux le plus près possible, et chaque jour oindre la tête et la tenir couverte, à l'aide d'une vessie de bœuf, d'une pommade composée de 190 grammes de graine de lin, autant de baies de genièvre, le tout réduit en poudre grossière, et une trentaine de feuilles de laurier sèches, rompues en petits morceaux, le tout cuit ensemble pendant une demi-heure,

et réuni jusqu'à ce qu'une certaine consistance soit acquise. Lorsque le cuir chevelu n'est plus que légèrement
excorié, on termine par des onctions d'onguent rosat très-
frais. Telle est la méthode proposée par Saucerotte, et
dont nous empruntons tous les détails à l'intéressant ouvrage de M. Mahon. Il est difficile d'admettre que ce traitement puisse suffire à la guérison du favus. Nous ne devons pas oublier que, sous le nom générique de *teigne*,
on a confondu la plupart des affections chroniques de la
tête : les succès obtenus par Saucerotte l'auront été sans
doute dans des cas de porrigine ou d'achore. Quoi qu'il
en soit, une remarque à faire, à propos de ce traitement,
c'est qu'il exclut complétement l'*épilation*. Cette opération se trouve également négligée dans de nombreux essais tentés de nos jours, et suivis, dans certains cas, des
résultats les plus avantageux, avec les *pommades d'iodure
de soufre*, *d'iodure de plomb*, *de goudron*, *de fleurs de
zinc*, etc. Les cliniques de Biett nous ont offert, à cet
égard, des faits fort intéressants. Les principes thérapeutiques de ce praticien, relativement au favus, se rappro-
chaient beaucoup de ceux d'Alibert; toutefois, nous devons reconnaître que Biett paraît avoir attaché plus d'importance au traitement externe qu'à la médication interne.
Ce reproche s'adresse d'ailleurs à la plupart des auteurs
qui ont le plus récemment écrit sur le favus; M. Gibert
est peut-être le seul qui, à cet égard, fasse une heureuse
exception. « En résumé, dit M. Gibert, dans le traitement
» du favus, comme dans celui des autres maladies de la
» peau, il faut d'abord s'occuper du régime et des soins
» de propreté : ces moyens suffisent quelquefois à la guéri-
» son. Les indications de saignée ou de sangsues sont fort

»rares; les boissons dépuratives et les purgatifs, comme
»propres à opérer une révulsion salutaire et à modifier
»d'une manière utile la composition des humeurs, sont
»fréquemment avantageux; l'établissement d'un exutoire
»paraît utile, dans certains cas, pour consolider la guéri-
»son, ou pour prévenir les accidents qui pourraient ré-
»sulter de la suppression de l'évacuation morbide qui s'o-
»pérait par le cuir chevelu ;

» Enfin, les topiques actifs avec le soufre, les iodures
»de soufre, d'ammoniaque, plus tard les épilatoires ana-
»logues à ceux employés par les frères Mahon, et avant
»par Galien, etc. »

Si, dans l'exposé des différentes méthodes de traitement du favus, nous n'avons pas rencontré cette uniformité d'opinion, d'où résulte, pour le médecin, une marche assurée et toujours identique; et, pour les personnes
qui entourent le malade, confiance dans la médication et
sécurité pour l'avenir une fois tout vestige de la maladie
disparu, cela tient évidemment à ce que la science ne possède pas encore tous les éléments qui se rattachent à la
nature intime et au caractère du principe morbide : il serait superflu de revenir ici sur l'incertitude étiologique des
affections teigneuses; nous pensons être plus utile en
nous efforçant de préciser le mode de médication qui convient à chacun des différents degrés de développement
des gourmes faveuses.

Bien que, dans notre opinion, on ne puisse mettre en
doute la nécessité d'une double médication pour la cure
radicale d'un favus étendu et chronique, nous allons cependant nous conformer, dans notre exposition thérapeutique, à l'usage adopté le plus généralement, et nous

commencerons par exposer les différents modes de traitement externe.

Il est certain qu'un teigneux qui se présenterait avec une ou plusieurs croûtes isolées, ayant leur siége *ailleurs qu'au cuir chevelu*, de date récente, et résultat évident d'une contagion directe, pourrait guérir sûrement et en peu de temps, à l'aide de moyens fort simples.

M. Gruby, dont nous connaissons l'opinion sur la nature et le siége du favus, affirme qu'on guérirait très-bien, dans ce cas, en détachant avec précaution, à l'aide d'un instrument convenable, et en enlevant dans son entier le produit croûteux. Cet habile médecin a pratiqué, avec le plus grand succès, une opération de ce genre sur un enfant du service de M. Guersent (Hôpital des Enfants malades), et qui portait sur le nez un tubercule faveux. En Allemagne, ce procédé paraît journellement employé, même par les femmes du peuple, soit pour la guérison du favus, soit simplement pour diminuer le nombre des tubercules faveux, et comme un moyen de faciliter puissamment l'action des autres agents.

En pareil cas, M. Rayer conseille de cautériser, après avoir fait tomber les croûtes au moyen de cataplasmes émollients, les points affectés avec le nitrate d'argent. D'autres médecins ont employé, dans le même but, différents acides concentrés.

La cautérisation des points qui supportaient les croûtes faveuses, et n'importe le moyen employé pour en obtenir la chute, nous paraît un conseil qu'on ne doit jamais négliger, car l'expérience nous prouve qu'il suffit d'un atôme de matière morbide oublié pour servir de base à de nouvelles incrustations.

Mais bien que M. Gibert nous cite un cas de favus des membres supérieurs guéri en six semaines, au moyen de bains alcalins et d'un régime convenable, chez un sujet qui avait été faveux dans son enfance, ce qu'attestaient plusieurs alopécies partielles et indélébiles; et que M. Rayer parle même d'un favus de la tête, chez un enfant âgé de quelques mois, et guéri par le seul emploi des émollients, nous pensons que cette ablation tout extérieure, et pour ainsi dire épidermique, devient impuissante dans les cas si nombreux de favus étendus, dont les produits se sont depuis long-temps creusés à la surface du derme de profondes excavations; dans tous ceux où la matière faveuse, quelle qu'elle soit, échappée de ses réservoirs, recouvre de larges surfaces, et à plus forte raison si des gerçures, des excoriations, des ulcérations phlegmoneuses facilitent encore son introduction.

Des moyens puissants deviennent alors indispensables; à plus forte raison, s'il s'agit d'un favus du cuir chevelu, que tous les auteurs s'accordent à regarder comme infiniment plus rebelle que celui du tronc et des membres.

Aussi avons-nous vu que c'était principalement contre ce dernier qu'étaient dirigés le procédé barbare de la calotte et certains modes d'épilation.

Malgré que M. Mahon ait vu mourir un enfant deux jours après le traitement de la calotte, cet auteur n'hésite pas à affirmer que ce moyen est peut-être cependant le plus sûr que la science possède pour certains cas de favus limités et de date peu ancienne.

L'*épilation* paraît à M. Rayer un moyen indispensable à la guérison de tout favus chronique du cuir chevelu. Cette prétendue nécessité de l'épilation ne vient-elle pas de l'opinion qu'on se fait sur le siège anatomique du favus. Sans vouloir ici contester l'utilité de cette opération dans la majorité des cas, nous ne la regardons cependant pas comme étant d'une nécessité absolue : même en admettant, avec M. Baudelocque, que le follicule et, par extension, le bulbe pileux soient le siège ordinaire du favus, la chute du cheveu n'entraînant pas avec elle le sac folliculeux ni même le bulbe pilifère, il ne doit donc en résulter qu'un faible avantage. La théorie de M. Gruby montrerait sous un jour plus favorable les bons effets de l'épilation : en effet, à la base des cheveux restent attachés un grand nombre de *mycodermes*, qui suivent nécessairement ces derniers dans leur chute, et diminuent ainsi les proportions du principe morbide.

Le procédé de la calotte nous est connu ; nous exposerons tout-à-l'heure le mode épilatoire de M. Mahon, qui est celui qui a réuni jusqu'ici le plus grand nombre de suffrages ; nous devons parler d'abord des autres moyens employés dans le traitement du favus avec des avantages divers.

Les principaux sont les lotions avec des liquides plus ou moins stimulants et des frictions avec différentes pommades ou liniments.

On vante beaucoup l'emploi des eaux minérales sulfureuses et alcalines : celles auxquelles on a le plus ordinairement recours sont préparées artificiellement ; les eaux naturelles, quand on peut les prendre sur les lieux, nous paraissent préférables : je parle ici d'eaux minérales d'une activité incontestable, comme celles de Baréges, de Spa, etc., l'art ne peut les imiter qu'imparfaitement ; mais une fois transportées au loin, elles perdent à nos yeux une partie de leurs avantages, et nous préférons, dans ce cas, recourir aux eaux artificielles, qui, sans offrir avec les premières une composition identique, renferment cependant, dans des proportions arrêtées et connues, leurs principaux éléments.

On trouve dans les ouvrages une multitude de recettes de pommades et de liniments pour le traitement de la teigne : les principales sont celles préparées avec le soufre, les iodures de soufre et de mercure, l'hydriodate d'ammoniaque, le chlorure de soufre, l'ammoniac, le goudron, l'iodure de plomb, les fleurs de zinc, la chaux vive ou éteinte, les préparations alcalines les plus actives.

Parmi ces médicaments, les uns agissent comme simplement résolutifs, les autres sont de véritables épilatoires employés dans un double but et pour obtenir, en outre de certaines modifications plus ou moins heureuses des tissus malades, la chute complète des cheveux ou des poils.

On trouvera dans le formulaire qui termine notre ouvrage, les principales recettes médicamenteuses usitées en pareil cas.

Quel que soit le médicament auquel on veut avoir recours, il faut d'abord, et avant tout, débarrasser les régions affectées des produits croûteux qui les recouvrent, au moyen d'applications émollientes et principalement de cataplasmes. S'il s'agit d'un favus du cuir chevelu, on doit, après avoir obtenu la chute des croûtes, couper avec des ciseaux les cheveux le plus près possible de la tête et même les raser lorsque l'état des parties le permet.

Ce n'est qu'après avoir parfaitement nettoyé les surfaces malades qu'on en vient à l'action du topique dont on a fait choix.

Les lotions d'eaux minérales doivent toujours être chaudes, prolongées pendant plusieurs minutes et répétées deux ou trois fois par jour.

Il en sera de même pour les frictions; la quantité de pommade à employer dans chaque friction sera nécessairement subordonnée au degré d'activité et de concentration du principe médicamenteux, et devra par conséquent varier pour chaque topique. Nous ne parlons ici que des agents employés comme résolutifs, car les *épilatoires* réclament dans leur emploi des ménagements particuliers et des précautions que nous indiquerons tout-à-l'heure en exposant le mode de traitement journellement employé par M. Mahon, qui paraît jusqu'ici conserver la supériorité qui lui a été acquise dès le principe et dont l'*épilation* constitue le principal moyen.

Parmi toutes les recettes consignées dans notre formulaire, il en est quelques-unes qui ont joui d'une certaine célébrité; telles : la pommade alcaline d'Alibert, la lotion alcaline de l'hôpital Saint-Louis, la décoction de suie, etc.

Il est des médicaments qu'on a préconisés comme de vrais spécifiques contre le favus, tel l'*acide arsenieux* : d'abord, ce moyen ne serait pas nouveau, puisque nous avons vu, au commencement de cet article, que l'arsenic faisait souvent partie des nombreux topiques employés par la médecine ancienne; de plus, dans l'observation citée et passablement incomplète (*Gazette Médicale*, novembre 1832), l'acide arsenieux est ajouté à la dose de 50 à 60 centigrammes à une pommade de sulfure alcalin. Nous avons donc besoin de nouveaux faits pour ad-

mettre, avec l'auteur, que l'acide arsenieux soit véritablement l'antidote du favus, et ce médicament est par lui-
même trop dangereux pour n'être jamais employé qu'en
toute connaissance de cause.

Nous en dirons autant de l'*huile de morue*, conseillée
par un médecin d'*Eberfeld ;* nous ne doutons pas que ce
moyen n'ait réussi, dans les cas cités par l'auteur, et il
n'est peut-être pas un topique un peu actif dont l'action
favorable dans le favus ne puisse être étayée de quelques
succès isolés ; mais de là à un spécifique la distance est
immense ; il est possible que la science le découvre, cela
nous paraîtrait même fort probable si l'expérience vient
confirmer les interprétations étiologiques de M. Gruby.
Mais en attendant un succès aussi désirable pour l'humanité, nous en sommes à reconnaître que jusqu'à présent
les alcalis et leurs nombreuses préparations sont les
moyens les plus efficaces pour le traitemement externe
du favus.

Nous avons vu que telle était l'opinion de Lorry ; il
serait toutefois injuste de dire que MM. Mahon n'ont fait
qu'adopter et suivre les conseils laissés par leur illustre de-
vancier ; ils ont su, au contraire, se les approprier en les
commentant en habiles praticiens, en leur donnant toute
l'extension qu'ils comportaient, et surtout en les réunissant en un faisceau commun et d'autant plus précieux qu'ils
ont pu le prendre pour base d'un traitement déterminé et
presque toujours efficace.

Comme la méthode de MM. Mahon a été jusqu'ici con-
ronnée d'un succès pour ainsi dire constant, et qu'elle facilite la guérison en entretenant le cuir chevelu dans une
extrême propreté, en modifiant d'une manière avanta-

geuse la peau malade, et, comme nous l'avons déjà dit, en faisant tomber les cheveux sans douleur, nous pensons qu'on nous saura gré d'en donner ici la description.

« Après avoir coupé les cheveux à deux pouces environ »du cuir chevelu pour qu'il soit plus facile de les faire »tomber ensuite avec le peigne, M. Mahon détache les »croûtes avec du sain-doux ou à l'aide de cataplasmes de »farine de graine de lin ; cela fait, il lave la tête avec de »l'eau de savon; les onctions et les lotions sont continuées »jusqu'à ce que le cuir chevelu se trouve complétement »nettoyé ; c'est alors seulement que commence le second »temps de la médication, dont le but est d'obtenir *lente-*»*ment* et *sans douleur* la chute des cheveux sur tous les »points envahis par le favus. Les onctions avec la pommade »épilatoire sont pratiquées tous les deux jours, et doivent »être continuées plus ou moins long-temps en raison du »degré d'ancienneté du favus ; les jours intercalaires, on »passe à plusieurs reprises un peigne fin dans les cheveux, »qui se détachent avec facilité.

» Après quinze jours de ces pansements, on sème dans »les cheveux, une fois par semaine, quelques pincées »d'une poudre épilatoire ; le lendemain, on peigne de »nouveau les parties affectées, puis on y pratique une »nouvelle onction avec la pommade épilatoire ; au bout »d'un mois ou six semaines, on remplace la première pom-»made épilatoire par une nouvelle plus active, avec la-»quelle on fait également des frictions tous les deux »jours ; quand le traitement paraît suffisamment avancé, »on ne pratique plus les frictions qu'une fois par semaine, »et on les continue ainsi jusqu'à ce que les rougeurs de »la peau aient entièrement disparu. Les jours où on ne

»fait pas de frictions, le malade est peigné une ou deux
»fois, avec la précaution de ne pas trop appuyer le peigne,
»qu'il convient d'imprégner d'huile d'olive ou de sain-
»doux. »

Tel est le traitement externe employé par M. Mahon, et
dont la durée moyenne est d'environ trois mois ; le lecteur
a vu qu'il se divise en plusieurs temps, qu'on peut appeler,
ce nous semble, 1° période de nettoyement, 2° période
d'épilation, 3° période de cicatrisation. Il est impossible
d'assigner d'avance la durée de chacune d'elles, les conditions de durée, d'étendue, de tenacité variant nécessairement dans chaque individu ; mais il est facile de reconnaître la ligne de démarcation qui les sépare et l'instant
où il faut changer les agents thérapeutiques. Ainsi, on ne
recourra aux épilatoires qu'après que les surfaces malades seront complétement débarrassées des produits
faveux et mises à nu ; de même qu'on ne passera aux
préparations plus actives et qu'on ne ralentira les frictions qu'après avoir acquis la certitude que les premières
sont devenues inactives ou que le traitement a été suffisamment prolongé.

Des milliers de malades ont été radicalement guéris par
le traitement que nous venons de décrire, qui est devenu
celui du Bureau central, des hôpitaux de Paris, Lyon,
Rouen, etc. ; la moyenne des pansements a été, d'après des
relevés exacts, de cinquante et quelques ; il a été constaté
également que les cheveux repoussaient constamment sur
les points où l'on avait ainsi opéré une alopécie artificielle, lorsque le favus n'avait pas altéré ou détruit les
follicules pilifères ; on a de plus acquis la certitude que
les topiques employés par M. Mahon étaient sans incon-

vénients pour le cuir chevelu et l'économie en général.

Il est en outre prouvé, par des faits consignés au Bureau central, que cette méthode a guéri plusieurs favus
qui avaient résisté à divers traitements : ainsi ont été guéris par M. Mahon trois teigneux traités inutilement par la
calotte ; dix-huit enfants vainement traités à l'hôpital
Saint-Louis pendant plusieurs années par l'oxide de manganèse ; neuf enfants traités à l'Hôpital des Enfants par le
charbon pendant deux ans ; un teigneux traité au Val-de-
Grâce par différentes pommades, pendant deux ans ; etc.

On a généralement regretté que MM. Mahon n'aient
point publié la recette des différentes préparations qu'ils
emploient dans leur traitement : nous donnons à la fin de
cet ouvrage les formules qu'on pense se rapprocher le
plus des leurs, et nous indiquons également les préparations ou les substances par lesquelles on peut jusqu'à un
certain point les remplacer, en ayant soin de faire connaître en même temps, chaque fois que cela sera possible,
l'auteur des formules consignées ou l'ouvrage dans lequel
nous aurons puisé nos renseignements, notre désir sincère
étant de laisser à qui il appartient son droit à l'estime et
à la reconnaissance de ses semblables.

Le seul reproche qu'on puisse faire à la méthode de
traitement adoptée par M. Mahon, c'est d'être purement
extérieure, et d'exclure, en général, de la médication du
favus l'usage interne des médicaments appelé s dépuratifs.
Nous ne contestons pas le caractère de ténacité et d'isolement qu'affecte souvent la sécrétion faveuse ; mais il
n'en est pas moins vrai que dans un grand nombre de cas,
on ne peut lui refuser un cachet constitutionnel, et que la

condition d'hérédité assez fréquente exige impérieusement de joindre aux moyens locaux un traitement interne approprié.

Les seuls cas où, selon nous, on peut sans inconvénient se dispenser de recourir aux dépuratifs, seraient ceux où l'on aurait à traiter une plaque faveuse limitée, de date récente, et résultat d'une contagion immédiate.

Dans tous les autres, il y aurait imprudence à en agir ainsi ; ce serait s'exposer d'une manière presque certaine aux dangers d'une répercussion d'autant plus à craindre que le mal aurait plus d'étendue, serait d'une date plus ancienne et aurait par conséquent jeté dans l'organisme des racines plus profondes.

Nous avons en ce moment sous les yeux plusieurs jeunes gens qu'on peut regarder comme autant de preuves vivantes de notre assertion : traités et guéris du favus par la méthode de M. Mahon, mais sans qu'on ait pris à l'intérieur aucune précaution dépurative, ils sont restés sujets depuis lors à des ophthalmies rebelles, à des diarrhées opiniâtres, à des engorgements glanduleux sous-cutanés, et il y a lieu de craindre, pour quelques-uns, que la poitrine ne tarde pas à se prendre ou qu'ils ne finissent par succomber aux progrès d'une entérite tuberculeuse.

Nous avons exposé longuement, et avec détails, dans les chapitres précédents, toutes nos considérations sur la dépuration et le traitement dépuratif ; nous ne pouvons, en conséquence, que prier le lecteur de vouloir bien s'y reporter : il y verra que la nature des moyens et la durée de leur emploi doivent nécessairement varier en raison du degré de la maladie ; l'âge des malades doit aussi influer sur le traitement ; pour le premier âge, les moyens les plus doux, les doses les plus faibles, les précautions les plus multipliées; plus on avance dans la vie, plus les organes prennent de force et d'énergie, plus, par conséquent, l'action thérapeutique peut s'exercer sans crainte de provoquer le trouble de l'économie : ainsi, les boissons amères ou légèrement diaphorétiques pourront suffire chez les très-jeunes sujets et pour les cas les moins graves; plus tard, ou si le mal a pris de l'étendue et de la durée, on se trouvera bien de joindre l'action des sudorifiques aux révulsifs intestinaux; enfin, chez les sujets qui ont dépassé la seconde dentition ou dans les cas de favus tout-à-fait rebelles et invétérés, on devra recourir sans crainte comme sans hésitation aux dépuratifs les plus énergiques : nos bols dépuratifs n° 2 et le sirop anti-herpétique n° 2 sont ici parfaitement indiqués. Comme la médication, pour être efficace, doit être long-temps continuée, on aura la précaution de graduer les doses de manière à éviter l'irritation ou la fatigue du tube digestif.

Lorry nous apprend quelle influence énergique le régime alimentaire exerce sur ces sortes d'affections; on devra donc s'attacher à prescrire et faire suivre une diète convenable et appropriée à la constitution du sujet et à la nature des désordres déjà produits par la maladie; on aura soin d'entourer le malade des conditions hygiéniques les plus favorables au rétablissement des forces et au renouvellement des humeurs.

Ces différentes précautions ne devront pas s'arrêter au moment où toute trace de favus aura disparu de la surface du derme : on sait la fréquence et le danger des récidives; la médication interne et le traitement dépuratif

devront donc être continués long-temps après la guérison apparente. Et lorsqu'il s'agit d'un favus invétéré, auquel la condition d'hérédité vient ajouter encore un haut degré de gravité, c'est pendant plusieurs
années, et même fort souvent jusqu'après l'âge de la puberté, qu'il faut non-seulement soustraire le sujet à toutes
les influences capables de favoriser le retour de la maladie, mais, de plus, maintenir l'organisme dans des conditions de force et d'énergie vitales qu'on sait être les
meilleures garanties contre toutes dispositions contagieuses.

Nous partageons l'avis des praticiens qui conseillent
de compléter le traitement et d'assurer la guérison par
l'établissement d'un ou deux exutoires, entretenus, je ne
dirai pas, comme quelques-uns, pendant deux à trois mois,
mais bien l'espace de plusieurs années ; cette libre voie
ouverte aux humeurs est une garantie précieuse, surtout
pour les malades qui approchent de la puberté, qui devient
pour beaucoup d'entre eux une époque de trouble et de
réaction le plus ordinairement vitale, mais quelquefois
aussi morbide.

Disons, en terminant, qu'il n'est pas rare de voir le
favus résister à tous les moyens de traitement que nous
venons d'exposer : la ténacité de ce mal est telle, parfois,
que les topiques les plus énergiques, les révulsifs les plus
actifs et l'action elle-même des véritables dépuratifs
n'exercent qu'une influence momentanée et insuffisante ;
c'est alors qu'il faut, tout en continuant avec persévérance
les différents moyens que l'art met à notre disposition,
puiser de nouveaux secours dans un changement brusque
et complet de régime, dans la réunion des conditions

hygiéniques les plus favorables et dans les modifications que le temps et les époques climatériques de l'existence peuvent imprimer à l'économie.

Tels sont les faits principaux qui se rattachent à l'histoire des gourmes herpétiques ; tous nos efforts ont eu pour but de les exposer avec clarté et précision ; nous nous sommes attaché principalement, dans ce travail , à conserver à chaque genre la physionomie qui lui est propre, sans négliger toutefois les caractères qui constituent ce qu'on peut appeler l'*air de famille* ; le *diagnostic différentiel* a été pour nous l'objet d'une attention toute spéciale, et dans notre exposé des applications thérapeutiques, nous avons cherché à concilier les faits positifs de l'expérience avec nos interprétations théoriques et les opinions des plus célèbres dermatologistes.

DEUXIÈME GROUPE.

———

Les maladies qui constituent le groupe des *gourmes scrofuleuses* sont, avons-nous dit, ces différentes affections généralement connues sous le nom de *strumes, écrouelles, mal froid, humeurs froides, scrofules, glandes, mésenterie, carreau, gros ventre,* etc., etc. : c'est *lou mal del réi* des méridionaux ; le *droucq ar rouë* des Bas-Bretons ; la *chartre* de Puzos, etc., etc.

Ces dénominations variées, dont les unes appartiennent au langage scientifique, et les autres ne sont employées que par le vulgaire, s'appliquent-elles véritablement à un ordre de *conditions morbides* semblables à celles que nous avons reconnues et admises comme servant à caractériser les maladies chroniques du premier âge, les seules dont nous ayons à nous occuper dans cet ouvrage ?

Notre réponse à cette question importante résultera tout naturellement de l'exposé des principales considérations qui se rattachent à l'histoire des affections strumeuses.

Le nombre des maladies dites *strumeuses* a varié selon les temps, et aussi en raison des progrès de la science. Les mots *scrofule, strume* proviennent, le premier, du substantif *scrofa,* qui signifie *truie,* à cause de l'analogie

des tumeurs scrofuleuses avec celles dont sont fréquemment atteints les porcs ; le second, du verbe latin *struo*,
j'amasse en tas ; les Grecs, d'après la même analogie,
avaient donné à la maladie qui nous occupe le nom de
χοιράδες, dérivé de χοίρος, pourceau.

Ces diverses dénominations sont purement arbitraires :
elles n'expriment aucun caractère important du mal
qu'elles désignent ; mais elles suffisaient du temps d'Hippocrate, de Galien, de Celse, etc., époques auxquelles on
désignait exclusivement sous le nom de *scrofules*, des tumeurs arrondies, dures, indolentes, sans changement de
couleur à la peau, agglomérées, et pour ainsi dire entassées les unes sur les autres à la base de la mâchoire inférieure, le long du cou, près de la clavicule, sous les aisselles, aux aines, etc., et l'on bornait à la production de
ces tumeurs toute la malignité de la cause à laquelle on
attribuait la maladie.

Ces notions incomplètes furent donc les seules qui fixè-
rent l'attention des praticiens jusqu'aux premières découvertes des médecins anatomistes : mais ces derniers, en
tête desquels nous devons placer l'immortel Morgagni,
ouvrirent rapidement un nouveau champ à la science, et
leurs travaux finirent par démontrer que le gonflement
des ganglions lymphatiques extérieurs n'est pas le seul
phénomène spécifique des scrofules, et que les funestes
effets du *principe scrofuleux* peuvent se porter sur les
viscères les plus importants à la vie, sur les tissus les plus
éloignés de l'organisation glanduleuse, et jusque sur le
tissu osseux lui-même.

Quant aux explications données par les auteurs sur la
nature et le caractère des affections strumeuses, on les

trouve généralement en rapport avec la pensée théorique dominante de chaque époque : la doctrine humorale en fait le plus souvent la base ; presque tous les praticiens admettent l'existence du *vice scrofuleux :* cette opinion n'appartient pas seulement à l'antiquité ; elle s'est, pour ainsi dire, perpétuée jusqu'à nos jours, et, au moment même où nous écrivons, elle reste encore celle de bon nombre de praticiens célèbres par leurs travaux et renommés pour leur talent d'observation.

La nature même du virus nous échappe, avons-nous déjà dit plusieurs fois ; on ne peut l'apprécier et le reconnaître que par ses effets sur l'organisation ; c'est par l'analogie de ces derniers entre eux qu'on peut les supposer provenir d'une cause identique ; c'est donc à les réunir, à les étudier, à les comparer, à bien connaître leur mode d'influence afin de chercher à en tirer nos conséquences thérapeutiques, qu'il faut surtout employer nos efforts, sans vouloir soumettre la cause première, l'élément inconnu, à aucune interprétation absolue. Vaines discussions que celles qui reposent sur l'application, aux êtres organisés et vivants, d'idées provenant de l'étude de la nature inerte : jamais la physique ni la chimie ne pourront expliquer l'homme en santé comme dans l'état de maladie ; le *principe vital* impose son influence à tous les phénomènes, et si quelques-uns de leurs éléments semblent une conséquence des lois immuables qui régissent les corps inorganiques, la majeure partie s'en montrent, jusqu'à un certain point, indépendants.

D'autres questions plus importantes que celles qui se rapportent à la nature intime du principe morbide, ont souvent été agitées par les auteurs : Où s'arrête la mala-

die scrofuleuse ? le vice rachitique est-il identique ou différent du vice scrofuleux ? Nous pourrions, sur la seconde
question, répondre dès à présent que, dans notre opinion,
le *rachitis* n'est qu'une des nombreuses formes que revêt
le vice scrofuleux.

Mais nous pensons que cette similitude sera mieux sen-
tie lorsque nous décrirons la scrofule osseuse ou des articulations ; de même que tous les faits qui se rattachent
aux limites de la maladie scrofuleuse, à ses caractères
distinctifs, au rang qu'elle doit occuper dans un cadre
nosologique, trouveront leurs principaux éclaircissements
dans le simple exposé des phénomènes pathologiques qui
la caractérisent.

Les altérations les plus apparentes de l'affection scrofuleuse consistent dans des *engorgements glanduleux* ou
articulaires, souvent suivis d'ulcères ou de fistules ; d'autres fois dans de *simples boursouflements de tissu*, des
gonflements irréguliers, et surtout fréquents, aux oreilles, aux ailes du nez, à la lèvre supérieure ; souvent
aussi, dans des *productions tuberculeuses*, dans des *ulcérations* tantôt profondes, tantôt serpigineuses, avec lividité des surfaces et exhalation d'une humeur séreuse
mêlée de *grumeaux crétacés* ; parfois enfin dans des écoulements chroniques de certaines parties du système muqueux, avec érosion ou gonflement de tissu.

(Nous rappelons au lecteur qu'il ne s'agit ici que de la
scrofule apparente et superficielle, la seule qui doive fixer
notre attention.)

Quel que soit le point de la surface extérieure sur lequel on rencontre l'une ou l'autre de ces altérations, on
laretrouve toujours avec les caractères qui n'appartien-

nent qu'aux affections véritablement chroniques du premier âge ; ainsi :

Développement insidieux. Aucune maladie ne laisse ordinairement, dans son début, plus de sécurité aux parents que la maladie scrofuleuse ; c'est à peine si l'on arrête son attention sur une légère prédominance dans le développement des articulations ; sur des membres à peine déviés ; sur l'apparition de quelques glandes que le hasard seul fait parfois découvrir, et qui disparaissent souvent d'elles-mêmes pour se reproduire, il est vrai, à des époques indéterminées et presque toujours alors plus multipliées et plus grosses ; sur un simple gonflement des lèvres, des ailes du nez, des oreilles ; sur un suintement du conduit auriculaire que ne complique ni douleur, ni gonflement, et qu'on croit plus avantageux que nuisible à la santé ; sur de simples irritations long-temps bornées aux paupières, qu'il est presque toujours facile de calmer, et que souvent même on croit avoir complétement dissipées en quelques jours, etc., etc. ; car c'est ainsi que commence généralement, dans l'enfance, la maladie scrofuleuse : les premiers soins sont donnés plutôt pour éloigner un désagrément qui choque l'amour-propre des parents, que pour combattre un mal à l'existence duquel on n'a pas songé, et qui n'éveille la sollicitude que lorsqu'il a déjà laissé des traces indélébiles de son influence, ou du moins atteint un degré de gravité qui ne permet plus de le méconnaître.

Marche lente et graduée. Les progrès de la maladie strumeuse se font généralement avec une lenteur telle, qu'il faut souvent plusieurs mois, et quelquefois même une ou plusieurs années, pour les apprécier et les reconnaître ;

ils peuvent, sous ce rapport, servir de *type* aux maladies chroniques : qui ne sait que l'état véritablement stationnaire est celui d'une foule d'engorgements glanduleux, de boursouflements de tissu, etc. ; disons, toutefois, que la nature des organes affectés influe d'une manière incontestable sur la marche de la maladie ; cette marche sera d'autant plus lente que les parties atteintes jouiront d'une vitalité moins prononcée : on peut, en conséquence, affirmer que la scrofule des systèmes osso-fibreux sera celle dont la marche traînera le plus en longueur ; viennent ensuite, et dans un ordre de lenteur décroissant, la scrofule ganglionnaire, celle de la peau, enfin celle des membranes muqueuses.

Le *caractère intermittent* vient encore ajouter à la lenteur avec laquelle progressent les affections scrofuleuses ; beaucoup d'entre elles disparaissent pendant la belle saison, et ne reviennent qu'à l'approche des temps froids et humides : chez certains sujets sur lesquels le principe morbide se montre peu abondant ou dépourvu d'activité, une secousse plus ou moins violente, comme celle que peut déterminer une maladie, ou bien un travail d'évolution prolongé et important, tel celui des deux dentitions, paraît indispensable pour la manifestation des accidents scrofuleux.

Dans d'autres cas, cependant, le mal, sans revêtir les caractères d'une affection aiguë, marche toutefois d'une manière suivie et plus ou moins rapide : c'est ainsi qu'on voit, en quelques semaines, des engorgements glanduleux s'abcéder, des tubercules cutanés se ramollir et s'ulcérer ; des otites ou des ophthalmies scrofuleuses entraîner de sérieuses complications : mais ces cas, pour ainsi dire exceptionnels, dépendent bien plus souvent des obstacles que la disposition particulière à certaines régions oppose au libre développement des tissus affectés, comme le conduit osseux de l'oreille, etc. , ou de la facilité avec laquelle s'enflamment sympathiquement, ou par continuité de tissu, certains organes doués d'une extrême sensibilité, comme l'œil, etc. , ou pourvus d'un système vasculaire abondant, comme la peau, etc. ; que de la nature de la maladie, qui réunit, au plus haut degré, tous les caractères de la chronicité.

Le *siége anatomique* des scrofules, malgré son apparente multiplicité, n'en constitue pas moins un nouveau caractère propre aux maladies chroniques chez l'enfant ; car, si, d'un côté, les recherches d'anatomie pathologique ont pu constater la présence de l'altération scrofuleuse dans la plupart des organes, on peut, de l'autre, affirmer que le mal a toujours eu pour point de départ et pour siége primitif un tissu identique, celui du système lymphatique ; il y a donc ici, en réalité, comme dans les autres gourmes de l'enfance, constance du siége pathologique.

La nature des organes envahis par l'altération strumeuse nous explique, en partie du moins, cette marche lente et graduée que nous venons de signaler.

Cette opinion, que le principe scrofuleux réside primitivement dans les vaisseaux et les glandes lymphatiques, est celle de presque tous les écrivains de notre époque, et même beaucoup d'entre eux ne voient dans la scrofule que l'effet d'un état morbide particulier du système lymphatique.

Cela nous conduit à rechercher :

1° Quelles sont les causes principales de la scrofule ;

2° Quels sont les caractères apparents de l'*élément pathologique* des maladies scrofuleuses.

Hippocrate et Galien supposaient que la cause principale des maladies scrofuleuses résidait dans une *pituite* épaisse, surabondante, froide et visqueuse ; ou bien encore, selon Galien, dans une sorte de *chair* sèche que l'action organique ne peut dissoudre ; Celse voit dans les tumeurs écrouelleuses, les résultats d'une concrétion sanguine et purulente ; Ambroise Paré regarde l'élément scrofuleux comme un mélange de l'*humeur mélancolique* avec une pituite grasse, *gypseuse* et gluante ; cette pituite est limoneuse, selon M. A. Severin, putride et salée, d'après Duret ; Sanctorius attribue la scrofule à une sorte d'humeur excrémentitielle filtrée par les glandes ; Donatus, à une humeur froide et grossière ; R. Méad, à des humeurs visqueuses, âcres et salées. Ces différentes interprétations reposent principalement, comme on le voit, sur la médecine humorale, et ont pour bases des idées et des opinions auxquelles la science a depuis long-temps renoncé, moins peut-être parce qu'elles répugnent à la logique que par l'impossibilité, pour leurs propres auteurs, d'en donner la démonstration.

A toutes ces entités, qui peuvent n'être qu'imaginaires, succéda l'opinion que la cause principale des écrouelles est une lymphe épaissie, gélatineuse, déposée dans les vaisseaux de certaines glandes et dans le tissu folliculeux qui les avoisine : la découverte des vaisseaux lymphatiques ne fit que confirmer cette manière de voir : la faiblesse des organes lymphatiques, la nature du liquide qui y circule et la lenteur de cette circulation ; la singulière disposition des ganglions lymphatiques, tout cela devait, comme on le verra à l'article Anatomie et Physiologie du système lymphatique, naturellement disposer à admettre que la cause, pour ainsi dire, exclusive des écrouelles résidait dans une lymphe arrêtée, épaissie et accumulée au milieu de ses organes conducteurs. Aussi Renard attribue-t-il les écrouelles à un vice spécifique de la lymphe ; Sœmmering, à un relâchement et à une dilatation passive des vaisseaux absorbants, d'où résulte la stagnation et l'altération des fluides lymphatiques. Selon Cabanis, la scrofule résulte d'un surcroît d'activité des bouches absorbantes coïncidant avec un état de faiblesse des vaisseaux lymphatiques et des ganglions. Cette opinion de Cabanis fut adoptée par Richerand, et sembla confirmée par les recherches de Bichat sur les vaisseaux lymphatiques : elle reste encore aujourd'hui même celle de la majorité des praticiens, et si quelques-unes des objections qu'on lui a faites ont laissé du doute dans les esprits, aucune cependant n'a eu assez de force pour la détruire.

Bien des hypothèses ont été émises sur les causes de la coagulation et de l'épaississement de la lymphe. Les uns ont admis l'influence d'une acidité spéciale, d'un *levain scrofuleux* (Bordeu, Charmetton, Peyrilh, Pujol), Dehaen veut que cette altération de la lymphe soit un des résultats de la variole ; d'autres, se mettant, sous ce rapport, en contradiction avec eux-mêmes, ont pensé que l'altération lymphatique d'où naissent les écrouelles est due à l'absorption et au transport du fluide séminal dans l'économie : cette dernière assertion mérite à peine d'être combattue. Baumès, voulant appliquer aux phénomènes de la scrofule la découverte de la chimie pneumatique, crut pouvoir démontrer que les scrofules sont dues à la présence et à l'aberration d'un acide phosphoreux ou phosphorique, réagissant sur les fluides albumineux qu'il tend à concréter et à dénaturer, en même temps que l'on voit s'affaiblir l'influence que la lumière et le calorique exercent sur les humeurs et sur les solides des corps vivants. Suivant ce médecin, la constitution scrofuleuse dépend de la surabondance de l'acide phosphorique, lequel dissout et ramollit les os, s'empare de la chaux qu'ils doivent contenir et la transporte dans le torrent de la circulation. Une partie de cette hypothèse a été admise par Pinel lui-même, un grand nombre de médecins l'ont adoptée, et elle n'a disparu de la science qu'à la suite des travaux les plus récents sur l'organisation et les fonctions des vaisseaux blancs.

Quoi qu'il en soit de ces différentes hypothèses, on est forcé de reconnaître que, même de nos jours, l'opinion la plus généralement accréditée, surtout parmi les médecins qui appartiennent à la nouvelle école de Montpellier, est que la scrofule dépend d'une altération de la lymphe produite par l'influence d'un principe morbide qu'on appelle *vice, virus, germe scrofuleux*, pouvant se porter sur tel ou tel point de l'économie, déterminer des accidents qui varieront nécessairement en raison des fonctions départies à la région affectée et auquel doit s'appliquer tout ce qui a été dit sur les principes virulents dans nos Considérations générales.

Nous sommes entièrement de l'avis de l'école de Montpellier sur sa manière d'interpréter l'origine et la nature des accidents scrofuleux. Loin d'admettre que la doctrine *physiologique* puisse en donner une explication satisfaisante, nous sommes, au contraire, convaincu que les objections les plus sérieuses qu'il soit possible d'opposer à son absolutisme peuvent être facilement tirées de l'ensemble des symptômes qui constituent et caractérisent les maladies scrofuleuses. Ici, en effet, l'inflammation est fort rare et toujours imparfaite : tout respire la lenteur, l'hésitation, la faiblesse. Quels sont les sujets les plus disposés aux scrofules? Ceux qui présentent au plus haut degré le cachet de la débilité ; les enfants dont les tissus sont mous et flasques, dont la peau est mince et d'une blancheur molle, chez lesquels le tissu cellulaire prédomine, dont les articulations sont volumineuses, qui ont les yeux grands, saillants, bleus et humides, dont les dents sont également bleuâtres et, pour ainsi dire, transparentes, qui joignent à une vivacité fréquente dans les mouvements l'impossibilité de se livrer à aucun exercice soutenu. Nous verrons bientôt que ces différentes conditions, dont la réunion constitue le tempérament qu'on est convenu d'appeler lymphatique, appartiennent pour la plupart à une scrofule commençante, et sont, par conséquent, plus qu'une disposition idiosyncrasique ; mais continuons d'exposer les faits qui militent en faveur du cachet virulent admis par l'école de Montpellier pour les maladies scrofuleuses, et recherchons d'abord si les causes générales des strumes ne rentrent pas dans la classe de celles que nous avons assignées, pour la plupart, aux affections précédentes, et qui sont universellement regardées comme propres à favoriser le développement ou l'action des principes virulents.

Les auteurs mettent au nombre des causes déterminantes de la scrofule toutes les influences capables de faire prédominer les fluides blancs et de porter au plus haut degré les conditions du tempérament *appelé* lymphatique; tout ce qui peut augmenter la faiblesse et l'inertie, pervertir les facultés digestives ou diminuer les proportions des principes nourriciers et réparateurs; ainsi :

L'habitation des lieux bas et humides, marécageux, dépourvus de l'influence solaire; l'indigence et toutes les privations et les vicissitudes qui l'accompagnent; l'usage de vêtements sales ou insuffisants; le défaut absolu des soins de propreté; l'exposition continuelle et presque immédiate à l'air froid et humide; une nourriture insuffisante ou des aliments réfractaires à l'action de l'estomac; parmi les substances alimentaires indiquées comme disposant plus particulièrement aux scrofules, on cite les farineux, le pain mal préparé et surtout non fermenté, les viandes blanches, molles, gélatineuses ou plus ou moins altérées, et, chez les enfants, ces bouillies épaisses, mal cuites, composées de substances indigestes, aigries ou rancies par une longue exposition à l'air. Les boissons mal fermentées ou altérées par un commencement de décomposition sont aussi regardées comme pouvant favoriser la scrofule. Van-Helmont, Boerhaave et Van-Swieten on écrit sur les effets pernicieux du lait d'une nourrice scrofuleuse ou affaiblie par des excès ou des maladies antérieures.

On a long-temps professé l'opinion que certaines eaux séléniteuses et, en particulier, l'eau de neige, qu'on pensait à tort renfermer un sel nitreux, étaient susceptibles de provoquer l'altération scrofuleuse; mais, aujourd'hui, ces idées sont presque uniquement le partage du vulgaire;

tout le monde sait d'ailleurs que les eaux d'Arcueil renferment une grande quantité de principes calcaires, et on n'a pas remarqué jusqu'ici que les quartiers de Paris qu'elles alimentent présentassent une plus grande proportion de sujets scrofuleux. On ne peut nier toutefois qu'une eau privée d'air, comme est l'eau de neige, et des eaux chargées d'une quantité plus ou moins notable de principes étrangers, soient moins favorables à la digestion : elles peuvent donc, par la fatigue qu'elles causent aux organes digestifs, concourir, avec les autres influences, à la production des scrofules.

Mais c'est principalement, pour les campagnes, à l'exposition particulière de certains vallons, à la mauvaise qualité des aliments dont leurs habitants font usage, aux travaux immodérés auxquels ils se livrent, qu'il faut attribuer ces scrofules endémiques propres à certaines contrées. Dans les villes, des influences analogues déterminent de semblables accidents; des familles entières et souvent nombreuses sont entassées pêle-mêle dans des bouges insuffisants, sans air, avec tous les dangers d'une chaleur concentrée, pour l'été, et toutes les souffrances d'un froid souvent rigoureux pendant l'hiver, avec les privations de la misère, avec les excès d'une aisance momentanée ; comment, avec de telles conditions, ne pas rencontrer chez la plupart de ces infortunés toutes les altérations qui peuvent résulter de la dépravation des humeurs !

On ne peut nier que ce ne soit au milieu de ces fâcheux éléments d'existence qu'il est surtout commun de rencontrer la maladie scrofuleuse ; quelle défense peut opposer, en effet, aux agents morbides une organisation languissante et, pour ainsi dire, dépourvue de tout principe de réaction? N'est-il pas rationnel d'admettre qu'un *miasme virulent* puisse se former au milieu d'humeurs ainsi dépravées, ou trouver dans des fluides viciés et des organes sans énergie des aliments nombreux à sa déplorable activité?

Serait-il vrai que le *cachet virulent* que nous avons dit appartenir aux affections scrofuleuses pût trouver sa principale démonstration dans la *contagiosité* de ces mêmes affections? Voici l'état de la science sur cette importante question :

On a cru long-temps que les scrofules étaient susceptibles de se transmettre par le contact ; cette opinion est encore celle du vulgaire et même d'un grand nombre de personnes éclairées ; elle a été professée par plusieurs praticiens célèbres, parmi lesquels nous devons citer Bordeu, Charmetton, Pujol, Baumès, etc. Si les différents faits cités par ces auteurs semblent avoir besoin d'être confirmés par de nouvelles recherches, plusieurs d'entre eux présentent une valeur incontestable, et la prudence conseille de ne pas laisser de fréquentes et intimes communications s'établir entre des enfants sains et d'autres affectés de scrofules, surtout si ces dernières sont extérieures et ulcérées ; ne savons-nous pas d'ailleurs qu'Hippocrate n'hésite pas à proclamer le caractère contagieux des scrofules.

Tout en admettant qu'il soit possible de contester, à l'aide d'arguments plausibles, et peut-être aussi, à défaut de faits tout-à-fait irréprochables, que la maladie scrofuleuse puisse être communiquée à un individu sain par un contact plus ou moins immédiat, il existe toutefois un

mode de transmission contagieuse qui n'est plus aujour-
d'hui même, pour personne, l'objet d'aucun doute ; c'est
celle qui s'effectue par la voie de la génération. L'hérédité des scrofules, professée par Hippocrate, Boerhaave,
Morgagni, Stahl et la plupart des médecins les plus célèbres de l'école *hippocratique*, est aujourd'hui un fait acquis à la science, et qui paraît des mieux établis ; mais les
auteurs donnent de cette transmission héréditaire deux
interprétations bien différentes.

La plupart des anciens et, parmi les modernes, plusieurs écrivains célèbres, en tête desquels nous ne devons pas oublier d'inscrire l'illustre Portal, pensaient
que cette transmission s'effectuait au moyen d'un *principe virulent*, dont ils appuyaient l'existence par des
considérations analogues à celles que nous avons exposées dans nos prolégomènes à propos des virus :

Ainsi, « 1° sur ce que des parents scrofuleux mettent
souvent au jour des enfants qui sont tôt ou tard atteints
de la même affection, et qui, à leur tour, la transmettent à leurs descendants ;

» 2° Sur ce que, dans certains cas, les scrofules paraissent le résultat d'une véritable contagion ;

» 3° Sur ce qu'on voit la maladie scrofuleuse se développer dans tous les organes, quelles que soient les différences de leur nature et les propriétés des tissus qui les
composent ;

» 4° Sur ce qu'on voit fréquemment une cause accidentelle quelconque déterminer des altérations scrofuleuses chez des sujets que tout conduit à regarder comme
portant en eux le germe des maladies strumeuses ;

» 5° Sur ce que ces mêmes affections se développent

chez des individus qui semblaient n'y être pas disposés par leur organisation, mais chez lesquels le vice était latent et caché;

»6° Sur ce que le vice scrofuleux paraît n'être, dans bien des cas, qu'une simple dégénérescence d'autres principes virulents, tels que les virus vénérien, rachitique, scorbutique, etc. »

Un même cachet de vérité ne nous paraît pas appartenir à chacune de ces propositions : quelques-unes demandent à être expliquées, d'autres ont peut-être besoin d'être confirmées par de nouvelles recherches; mais il n'y a pas une d'elles qui ne puisse être appuyée sur des faits d'une observation journalière, sans qu'il soit cependant toujours possible de saisir les rapports intimes des différents phénomènes qui les constituent.

Jetons un coup d'œil rapide sur chacune de ces propositions et sur les objections, plus ou moins spécieuses, dont elles ont été l'objet.

La première s'appuye sur l'observation quotidienne, et se trouve par conséquent en dehors de toute contestation; elle est admise par les partisans les plus exclusifs de la médecine physiologique; seulement ils en donnent une interprétation différente : ils prétendent que la présence d'une *entité virulente* est inutile pour expliquer la transmission des affections héréditaires; qu'il suffit d'admettre une simple *aptitude* ou *prédisposition particulière*; que d'ailleurs on rencontre à chaque instant dans la pratique de ces corrélations héréditaires pour l'interprétation desquelles on n'a jamais songé à admettre aucun principe virulent.

Nous ne chercherons pas à nier le côté spécieux de cette

objection; on conviendra toutefois qu'elle perd beaucoup
de son importance, si l'on considère que l'*hérédité*, dans
une foule de dispositions maladives, est un caractère bien
plus rare qu'on ne l'imagine, tandis qu'elle constitue un
fait pour ainsi dire constant dans les affections scrofuleuses ; et que d'ailleurs la partie principale de cette objection repose sur un véritable cercle vicieux, puisque
l'*aptitude* ou la *prédisposition idiosyncrasique* est un *état
d'organisme* qui échappe le plus souvent à toutes nos explications, et sur lequel on ne peut s'entendre qu'à l'aide
de raisonnements semblables à ceux que nous avons employés à propos des virus. Aussi, dans nos considérations
générales, avons-nous mis sur la même ligne, et comme
donnant une idée similaire, les mots *vice, virus, aptitude*
ou *prédisposition particulière, cachet héréditaire*, etc.

Nous sommes forcé de reconnaître que le caractère
contagieux, exprimé dans la seconde proposition, n'est
peut-être pas suffisamment démontré pour ce qui est
d'une contagion directe et immédiate; mais n'avons-nous
pas établi, dans nos prolégomènes, que la génération
constituait une voie d'infection aussi évidente, aussi sûre,
et peut-être plus dangereuse encore, que celle qui résulte
d'un simple contact.

La troisième proposition nous paraît suffisamment expliquée par ce qui a été dit précédemment sur le siége
anatomique des scrofules.

Si le développement des scrofules, sous l'influence de
la cause accidentelle la plus légère, chez les individus
qui présentent tous les caractères de la constitution strumeuse, n'était pas un fait pour ainsi dire journalier, je
conçois qu'on pourrait mettre ce développement dans le

rang des affections spontanées; car aucun écrivain n'a jamais prétendu que la scrofule est toujours, et dans tous les cas, un mal essentiellement virulent; mais la même cause agissant sur dix sujets différents variera dans son influence en raison des prédispositions organiques particulières à chacun d'eux, et on pourra le plus souvent annoncer d'avance que, chez tel sujet lymphatique et d'apparence scrofuleuse, le résultat de l'influence morbide sera très-probablement la scrofule.

L'observation démontre, il est vrai, qu'on rencontre parfois des symptômes de scrofule sur des personnes que leur organisation semblait devoir préserver de cette maladie : nous reconnaissons qu'il est difficile d'admettre, pour les individus bien placés dans la vie et auxquels n'ont manqué aucune des conditions importantes de l'hygiène, l'influence inattendue d'un vice scrofuleux caché dans l'organisme, et qui n'aurait donné, jusqu'à un âge souvent avancé, aucun signe de sa présence; mais il n'en est pas de même pour les sujets énervés par les excès ou les privations; pour ceux qu'un bouleversement de position ou d'autres affections morales vives et prolongées réduisent à l'énervation et à l'épuisement : c'est au contraire dans ces positions fâcheuses et assez fréquentes qu'on voit se réveiller des germes morbides depuis longtemps assoupis, et contre lesquels avait jusque là lutté victorieusement une constitution énergique; et ce qui semble prouver, dans certains cas de ce genre, la justesse du diagnostic, c'est la présence de virus semblables chez les ascendants du malade.

D'ailleurs, ne rencontre-t-on pas chaque jour dans la science, à propos de toute question générale se ratta-

chant à l'histoire des êtres organisés, des faits exceptionnels qui échappent à toutes nos explications? Pourquoi
n'en serait-il pas ainsi de la scrofule? Malgré les progrès
incontestables de la médecine moderne, de nouvelles recherches sont encore à faire pour compléter l'étude de
son étiologie, de sa nature morbide, de ses modes de propagation, de son caractère contagieux, etc. ; mais de la
nécessité de faits complémentaires ne doit pas résulter
l'indifférence pour ceux qui se trouvent acquis à la science,
et dont le nombre et l'évidence sont tels qu'ils peuvent
très-bien servir de base à une histoire satisfaisante des
scrofules.

La conversion du virus syphilitique en affection scrofuleuse, par suite de la transmission héréditaire, est un
fait généralement admis et une opinion professée, même
de nos jours, par plusieurs praticiens du plus grand mérite : Col. de Villars, J. Astruc, Portal n'avaient pas
d'autre manière de voir.

On sait également que l'abus à l'intérieur ou le manie-
ment habituel du mercure dispose aux scrofules, et l'on
rencontre une foule de scrofuleux parmi les doreurs.

Du reste, le vice syphilitique ne paraît pas être le seul
qui puisse, par sa transmission, donner naissance à des
accidents scrofuleux : n'avons-nous pas cité des faits, en
décrivant les différentes espèces de gourmes herpétiques,
qui prouvent que la scrofule succède souvent à la répercussion des achores, de la porrigine et surtout du favus,
lorsque ces affections, passées à l'état chronique, sont
uniquement traitées par des excitants extérieurs, et re-
foulées dans la profondeur de l'organisme?

C'est ici le cas de répéter ce que nous avons déjà dit

ailleurs, que si l'existence de *principes virulents* est suffisamment démontrée par un ordre de faits qui nous paraissent incontestables, il n'en est pas de même dès qu'il s'agit de leur nature intime : celle-ci nous est encore inconnue ; nous ne saurions donc mettre trop de circonspection dès que nous sommes appelés à contester ou à admettre les différentes propositions qui s'y rattachent. Celle qui a trait à la conversion des virus est également fort obscure ; bornons-nous donc à exposer les phénomènes qui semblent militer en sa faveur, et laissons l'ignorance ou la prévention trancher au hasard des difficultés dont la solution définitive n'appartient qu'au temps et à la science.

Ce qui nous paraît incontestable, c'est qu'en général des individus qui ont vécu long-temps tourmentés par le vice syphilitique mettent au jour des enfants scrofuleux ; c'est qu'en remontant à l'origine d'un grand nombre de scrofules, on rencontre, pour principale cause originelle, la répercussion d'exanthêmes long-temps négligés ou seulement combattus par des moyens locaux et empyriques.

Cherchons enfin si nous trouverons, dans les produits pathologiques des affections strumeuses, et jusque dans les différentes méthodes de traitement qui leur sont le plus généralement appliquées, de nouveaux éléments de justification pour la place qu'elles occupent dans notre travail, et pour le caractère de *mal chronique et virulent* que nous leur avons attribué.

Les parties affectées de scrofules ne sont jamais animées par l'injection véritablement inflammatoire ; la teinte livide ou d'un rouge obscur qu'elles présentent habituellement, paraît plutôt due à l'interruption de la circulation veineuse, que l'effet d'une turgescence active des vaisseaux capillaires; le sang qui s'écoule des incisions est généralement foncé, à moins, toutefois, que la peau ne se soit enflammée par l'effet d'un engorgement glanduleux rapide, comme cela se voit souvent chez les jeunes enfants; mais c'est principalement dans l'incision des tissus atteints depuis longtemps, et dans la rupture des abcès ou l'ulcération des téguments qu'on trouve les vrais caractères de l'altération strumeuse; au milieu de parties boursouflées, et le plus souvent distendues par une abondante sérosité, tantôt claire et limpide, tantôt trouble, se montrant parfois avec tous les caractères d'un ichor fétide et sanguinolent, se rencontrent presque toujours des concrétions grises, brunes ou blanchâtres, peu consistantes chez les jeunes sujets, souvent dures, au contraire, et friables dans un âge plus avancé; ce produit, de formation morbide, qu'on connaît aujourd'hui sous le nom de *matière tuberculeuse*, fait trop souvent partie des altérations scrofuleuses pour admettre qu'il n'existe entre lui et le principe strumeux qu'une simple coïncidence; la funeste propriété qu'il possède, de se ramollir et d'entraîner dans sa déliquescence les tissus qui le recèlent, en fait un agent morbide des plus redoutables. Abondant surtout dans les parties glanduleuses, c'est lui qu'on rencontre dans ces différentes espèces de phthisie qui siégent sur le système muqueux, et dont les ravages sont si rapidement et si souvent funestes; partout il se montre avec la même apparence. Produit évident d'une sécrétion viciée, cette matière n'est-elle que le résultat du vice strumeux, ou peut-elle être attribuée à des influences multiples et variées? Quel rôle joue-t-elle dans les maladies qui nous occupent? Examinons, en peu de mots, jusqu'à quel point l'état actuel de la science permet de répondre à ces différentes questions.

Le mot *tubercule*, dans le sens que nous l'employons ici, se trouve très-éloigné de son acception primitive, et sert à dénommer, non plus une tumeur de forme arrondie et de moyen volume, mais bien une *altération morbide particulière*, un certain genre de désorganisation, comme les mots *cancer*, *mélanose*, etc.

La matière tuberculeuse a été rencontrée dans tous les organes ; c'est elle qui, dans le mésentère, donne lieu au *carreau* ; dans les poumons, à la *phthisie* ; sous la peau, et principalement au cou, aux *scrofules*, etc. Comme ses caractères sont identiques, quelle que soit la région où on l'observe et la dénomination morbide sous laquelle on désigne l'affection qu'elle constitue ou qu'elle complique, nous pouvons l'envisager d'une manière générale et appliquer à notre travail les recherches faites sur les tubercules pulmonaires, et cela, d'autant plus, qu'il n'existe aucun fait qui soit plus applicable à ces derniers qu'aux tubercules de toute autre partie du corps.

«On appelle *tubercules* des corps arrondis, d'un volume variant depuis celui d'un grain de millet jusqu'à celui d'une orange ordinaire, jaunâtres et opaques, très-friables, de la densité d'un fromage fait, sans apparence d'organisation ou de texture, disséminés ou réunis en masses plus ou moins considérables, et composés, d'après des analyses récentes, de matière animale (cette dernière en très-forte proportion), de muriate de soude, de phosphate et de carbonate de chaux, de quelques traces d'oxide de fer. Ces corps possèdent la propriété de se ramollir après un temps variable, de se convertir par degrés en une matière caséiforme, et, plus tard, purulente, laquelle, tantôt infiltre les tissus organiques, tantôt se réunit en collections plus ou moins abondantes, et finit le plus ordinairement par se faire jour au dehors, laissant à la place qu'elle occupait un vide dû soit à la pression mécanique exercée par elle sur les tissus environnants, soit à une perte de substance dans ces mêmes parties, résultat fréquent du contact de la matière tuberculeuse.

» Les auteurs ne s'accordent pas sur le siége primitif du tubercule. Broussais plaçait celui des tubercules pulmonaires dans les ganglions et les vaisseaux lymphatiques des organes respiratoires; MM. Magendie et Cruveilhier, dans les vésicules aériennes; M. Andral, indifféremment dans les vésicules bronchiques et dans le tissu lamineux intervésiculaire; M. Lombard, de Genève, dans le tissu interlobulaire, opinion soutenue dès l'an 1822 par M. le docteur Roche.

»Il n'existe pas moins de dissidence sur l'état primitif des tubercules que sur leur siége; ainsi, M. Magendie pense qu'avant d'arriver à l'état où nous les avons présentés dans notre définition, ils existent sous forme de liquide ou de pus, et ne se solidifient que par suite de l'absorption de leurs parties les plus tenues; telle est aussi l'opinion de MM. Cruveilhier et Andral; Laennec leur reconnaît pour origine ces petits corpuscules grisâtres, et plus ou moins transparents, connus sous le nom de *granulations*.

»M. Rochoux dit avoir constaté, par des recherches anatomiques, que la granulation grise miliaire de Laennec n'est déjà plus qu'une transformation secondaire du produit tuberculeux, et qu'il existe avant elle, dans la place qu'elle doit occuper, un corpuscule égalant à peine en volume la moitié de celui d'un grain de millet, d'une couleur jaune rougeâtre, ayant, en quelque sorte, l'aspect de certaines concrétions sanguines albumineuses, d'une résistance assez ferme, et, malgré cela, s'aplatissant sous l'ongle sans laisser écouler de liquide, et disparaissant presque entièrement par ce genre d'exploration.

» L'opinion de M. le professeur Dupuy n'est autre que celle du docteur Baron, médecin anglais ; ces auteurs pensent que l'élément anatomique du tubercule est constamment une hydatide ; ajoutons que cette interprétation a rencontré peu de partisans, et semble aujourd'hui presque entièrement abandonnée.

» Quelle que soit, du reste, l'opinion qu'on adopte, il est un fait plus important, selon nous, parce qu'il est incontestable, c'est celui qui a trait à l'accroissement des tubercules. Souvent ils parviennent du volume d'un grain de millet à celui d'un œuf, et quelquefois même d'une orange ordinaire ; pour expliquer ce développement, Bayle, suivi en cela par Laennec, considère le tubercule comme un *germe*, et admet qu'il se développe à l'instar des *corps organisés* et par une véritable *intus-susception* ; il est certain que, fort souvent, les tubercules s'accroissent du centre à la circonférence ; serait-il permis de considérer comme un germe, une espèce de *corpus-luteum*, ce point d'abord opaque qui, plus tard, jaunit, et qu'on voit apparaître dans leur centre dès qu'ils sortent de l'état miliaire ? Nous ne serions pas éloigné d'adopter cette manière de voir, bien qu'elle se trouve en opposition avec d'autres théories qui semblent réunir en leur faveur la majorité des opinions.

» On a pensé, contrairement à Bayle et à Laennec, que le tubercule, n'étant ni organisé ni vivant, ne peut s'accroître qu'à la manière des corps inorganiques, c'est-à-dire par juxta-position ou aggrégation. Telle est l'opinion de M. Andral; le tubercule s'accroît, dit ce professeur, parce que la cause qui a déterminé son premier développement continuant d'agir, et lui-même déterminant, par sa présence, une certaine irritation dans les tissus environnants, de nouvelles molécules de matière tuberculeuse viennent s'ajouter au noyau primitif et augmenter ainsi son volume.

» D'après M. Andral, la matière tuberculeuse est infiltrée au milieu des tissus, dont on peut, dans certains cas, reconnaître les traces au centre même des masses tuberculeuses; c'est aux tissus de l'économie qu'appartiennent les vaisseaux qui, parfois, sillonnent le tubercule; on voit, dans certains cas, s'organiser, autour des masses tuberculeuses, un véritable kyste isolateur semblable à celui qui, souvent, sépare de l'organisme, soit une collection purulente, soit tout autre corps étranger.

» A mesure que le tubercule se développe, il perd sa demi-transparence et sa teinte grise; au centre apparaît un point d'un blanc jaunâtre et opaque qui, gagnant du *centre à la circonférence*, finit par les convertir, en entier, en ces masses homogènes, d'un blanc jaunâtre, qui constituent les *tubercules crus* des auteurs.

» Parvenus à cet état, les tubercules peuvent rester plus ou moins long-temps stationnaires, ou commencer immédiatement à se ramollir. Le ramollissement tuberculeux procède, en général, du *centre à la circonférence*; dans quelques cas rares, il débute par un point quelconque de la masse tuberculeuse, et particulièrement par toute la périphérie. La matière tuberculeuse devient de plus en plus molle et humide, elle prend l'aspect et l'onctuosité du fromage mou, puis, enfin, tous les caractères du pus. Souvent on trouve, au lieu de pus, un liquide séreux et incolore, au milieu duquel nagent des débris de matière tuberculeuse, et qu'on peut comparer à du petit lait tenant en suspension des fragments de matière caséeuse.

»Le détritus tuberculeux une fois formé, il s'établit des collections purulentes extrêmement variables pour le nombre et le volume; la matière liquéfiée, soit par sa seule présence, soit par les efforts qu'elle fait pour se frayer un passage au dehors, peut provoquer tous les accidents qui se rattachent à ces sortes de lésions, et qui diffèrent nécessairement en raison du volume et du siége de la collection, de la nature et de l'importance des organes environnants et de mille autres circonstances sur lesquelles nous aurons occasion de revenir dans le cours de ce travail.

»On comprendra facilement que, même avant de se ramollir, les tubercules ne peuvent ni se multiplier ni augmenter de volume, sans déterminer un trouble plus ou moins marqué, et qui résulte principalement de la compression et du refoulement exercé par la matière tuberculeuse sur les tissus qui l'environnent et qui peuvent appartenir à des vaisseaux et à des nerfs tout aussi bien qu'à du simple tissu cellulaire.

»Bayle et ses disciples admettent que le tubercule renferme en lui-même la cause de son ramollissement comme celle de son accroissement. Broussais et M. le professeur Bouillaud regardent l'*inflammation* comme la cause déterminante du ramollissement tuberculeux;

M. Rochoux compare le ramollissement tuberculeux à la *carie dentaire*; MM. Lombard, de Genève, et Andral pensent que la matière tuberculeuse est tout simplement délayée dans le pus sécrété par les parties environnantes qu'irrite la présence du tubercule. Du reste, hâtons-nous d'observer que cette dernière opinion est inapplicable aux tubercules, dont le ramollissement commence presque toujours par le centre, tels ceux du mésentère.

» On rencontre parfois dans l'économie des masses crétacées, pierreuses, et même osseuses, qu'on a considérées comme provenant de matières tuberculeuses, qui, loin de se ramollir, ont pris au contraire plus de consistance et de dureté; on sait que Bayle s'est étayé de ces productions pour en faire une phthisie particulière sous le nom de *phthisie calculeuse*. Broussais regarde ces concrétions comme de la matière tuberculeuse dépouillée, par la résorption, de ses parties fluides et de sa matière animale. Laennec leur attribue une autre origine, et M. Andral, ayant observé que ces concrétions se rencontraient dans les points où l'on avait observé, long-temps avant la mort, les signes caractéristiques de la maladie tuberculeuse, se range de l'opinion de Broussais, et a étayé son prosélytisme de faits qui paraissent concluants à la majorité des praticiens.

» Laennec avait admis, sous les noms de *tuberculisation grise* et *tuberculisation gélatiniforme*, deux aspects différents offerts par la matière tuberculeuse infiltrée dans nos tissus; la première de ces formes est contestée par M. Andral, qui ne nie pas, du reste, que le tubercule ne puisse s'infiltrer dans nos tissus; quant à la seconde, la négation du professeur que nous venons de citer, et qui se trouve forcé d'admettre, pour l'expliquer, une sécrétion *sui generis*, nous paraît moins péremptoire ; et M. le docteur Roche, au précieux travail de qui nous empruntons la majeure partie de ces détails, n'hésite pas à se ranger de l'avis de Laennec et à considérer comme formée par de la matière tuberculeuse l'infiltration dite *gélatiniforme*.

» Nous indiquerons, en décrivant les différentes espèces de scrofules, la nature des lésions offertes par les tissus au milieu desquels a long-temps séjourné la matière tuberculeuse : tels sont, jusqu'à présent, les principaux caractères anatomiques des tubercules ; on les retrouve constamment identiques, soit qu'ils aient pour siége les glandes bronchiques ou le parenchyme pulmonaire, comme dans la phthisie ; la membrane muqueuse gastro-intestinale, comme dans certaines irritations du tube digestif ; le mésentère, comme dans le carreau ; les glandes lymphatiques superficielles, comme dans la scrofule ganglionnaire externe ; enfin, la peau, les tissus fibreux et parfois les os eux-mêmes, comme dans la scrofule cutanée ou celle des articulations, etc., etc.

» On met au nombre des causes prédisposant à l'affection tuberculeuse certaines conditions d'âge, de sexe, de tempérament, etc., et en tête des causes productrices, l'impression répétée du froid humide ; viennent ensuite la mauvaise alimentation, l'usage habituel d'eaux séléniteuses, une nourriture trop végétale, ou insuffisante, la respiration prolongée d'un air non renouvelé, le défaut d'insolation, une vie trop sédentaire, le défaut d'exercice, peut-être aussi les impressions pénibles de l'âme, tous les excès capables d'amener l'énervation et l'épuisement, comme la masturbation et les plaisirs vénériens, surtout lorsqu'on a le malheur de s'y livrer avant l'âge fixé par la nature, toutes causes, enfin, que nous avons déjà reconnues comme propres à favoriser le développement des scrofules et qui ont pour effet le trouble des fonctions digestives, la dépravation des humeurs, l'affaiblissement des solides, l'épuisement de l'organisme. »

Les auteurs ont rangé dans une seconde catégorie un certain nombre de causes locales, dont l'effet est généralement d'entretenir plus ou moins long-temps un certain degré d'irritation.

Nous devons dire que, par suite de ces deux séries d'influences morbides, il a surgi deux modes d'interpréter la nature de l'affection tuberculeuse : dans l'un, qui est celui de Bayle, de Laennec, de MM. Chomel, Louis, et d'une foule de praticiens éclairés, l'irritation et l'inflammation ne font que provoquer le développement des tubercules chez les individus déjà prédisposés ; mais ces produits pathologiques sont de véritables tissus accidentels dus à *un vice* répandu dans toute l'économie, *presque identique* à celui qui fait naître les scrofules, et résultat d'une véritable aberration de nutrition, d'une sécrétion viciée.

Dans l'autre, émis par Broussais et adopté par MM. Bouillaud, Magendie, Cruveilhier, Andral, l'inflammation joue le principal rôle dans ce développement du tubercule, qui n'a lieu, d'après ces savants, qu'à la suite d'une inflammation chronique des glandes et des vaisseaux lymphatiques du poumon ou de la muqueuse intestinale et des glandes du mésentère, etc., etc.

Le lecteur sait déjà, d'après les principes que nous nous sommes efforcé d'établir dans nos Considérations générales, que nous n'avons pas à hésiter entre ces deux théories explicatives. Nous sommes loin de nier que l'inflammation ne joue pas un rôle fréquent et parfois très-important dans le début de l'affection tuberculeuse ; mais, dans notre opinion, l'inflammation n'est ici qu'une conséquence et non la cause de la présence des tubercules ; son intensité varie, non pas en raison du nombre ni du volume des produits tuberculeux, mais bien plutôt selon la sensibilité des tissus qu'ils ont envahis et l'importance fonctionnelle des organes qui ont à souffrir de leur présence.

Disons donc, avec M. le docteur Roche, que la sécrétion tuberculeuse est l'effet d'un état morbide complexe : une multitude de causes ont énervé l'économie, altéré nos fluides, vicié nos sécrétions : ne suffit-il pas, dans cet état, d'une seule parcelle de principe virulent pour déterminer, selon sa nature, chez l'un des accidents syphilitiques, chez l'autre des dartres, ici des tubercules ; car c'est, en définitive, à cette cause originelle et encore peu connue qu'il faut en revenir pour trouver une explication satisfaisante des phénomènes tuberculeux.

Il reste donc établi que la maladie tuberculeuse offre avec les strumes la plus parfaite analogie ; en effet, mêmes conditions de tempérament, d'âge, de sexe, de causes prédisposantes, mêmes lésions anatomiques, même cachet imprimé à la constitution des individus qu'elles affectent ; toutes deux ont une durée fort longue ; on les voit souvent se succéder et, pour ainsi dire, se remplacer chez le même sujet. Mais n'oublions pas de noter que, dans cette succession si fréquente, c'est presque toujours l'affection tuberculeuse qui se trouve la maladie consécutive ; elle se montre comme le degré le plus avancé de la scro-

fule ; il est rare, en effet, de rencontrer la matière
tuberculeuse dans les engorgements scrofuleux de date
récente ; mais, d'un autre côté, nous devons reconnaître
que, dans bien des cas, la sécrétion tuberculeuse se fait
comme d'emblée et constitue le symptôme le plus saillant et, pour ainsi dire, unique de la scrofule. Cela se
voit surtout dans la scrofule des tissus lamineux, dans
les parties ou les sécrétions jouissent de toute leur
activité ; enfin, si nous ajoutons que la maladie tuberculeuse est héréditaire comme la scrofule, et, par conséquent, susceptible, sinon d'une *contagion directe* et par
contact, du moins d'une transmission par *voie de génération*, nous aurons complété, je le pense, le tableau des
caractères de similitude qui unit entre elles deux séries
d'altérations pathologiques qui devront désormais rester
confondues pour le praticien éclairé, dans l'étude comme
dans l'application thérapeutique.

Examinons, en dernière analyse, quels rapports le traitement des scrofules présente avec ceux que nous avons
établis précédemment pour les affections chroniques et
virulentes du premier âge.

Il ne peut s'agir de l'application aux scrofules de la médecine mystique ; recevable par le vulgaire en des temps
d'ignorance et de barbarie, elle ne serait, de nos jours,
que l'objet d'un ridicule mérité, et l'on a de la peine à
concevoir qu'au dernier sacre de l'un de nos rois on ait
vu se renouveler cette ancienne et absurde pratique de
toucher les écrouelles ; cette imposition des mains royales
se fit sans doute par pure condescendance, mais ces sortes
de cérémonies, quel qu'en soit le motif, ont toujours pour
grave inconvénient d'entretenir dans certains esprits des

préjugés funestes, en ce qu'ils peuvent avoir pour conséquence la négligence et l'abandon à elles-mêmes d'affections qui réclament plus ou moins impérieusement les secours de l'art.

Aucun auteur ne paraît s'être fait illusion sur les difficultés que présentent le traitement et la guérison des scrofules ; long-temps même on crut que le *fer*, le *feu* et les *caustiques* pouvaient seuls triompher des engorgements strumeux ; d'illustres praticiens, tels que A. Vesale, C. Fallope, F. d'Aquapendente, Dionis, M. A. Séverin, etc., n'ont pas craint de consacrer, dans leurs écrits, cette doctrine erronée. Quelques-uns d'entre eux conseillent de s'attacher à détruire les tumeurs par l'entretien d'une suppuration lente et prolongée ; cette pratique finit par imposer aux hommes les plus illustres ; souvent on crut à la guérison pour avoir délivré les malades des accidents les plus légers de l'infection devenue constitutionnelle, et l'on finit par classer les scrofules parmi les affections chirurgicales.

Il est toutefois juste de dire que tous les praticiens ne partagèrent pas cette erreur ; un grand nombre d'entre eux, et des plus renommés, persistèrent à voir, dans la scrofule, les effets soit d'un *vice* de nos humeurs, soit d'une *influence spécifique* portant son action sur tous les points de l'économie, et ne pouvant s'éteindre et disparaître sans le secours de tous les moyens propres à faire pénétrer dans nos fluides les éléments réparateurs, et à rendre aux organes l'énergie sans laquelle ils ne luttent qu'imparfaitement contre tout agent morbide un peu actif.

Les praticiens qui n'ont vu, dans les scrofules, qu'un

épaississement et une viscosité de la lymphe, s'attachaient
à guérir cette maladie par l'administration de substances
dites *incisives*, *fondantes*, *atténuantes*, etc. ; ils pensaient
aussi s'aider puissamment, dans l'action qu'ils voulaient
produire, en stimulant fortement les solides. Telle était la
pratique de Faure, qui voulait qu'on aidât, par l'exercice,
une bonne alimentation, la plus exquise propreté, le bon
vin, un air chaud et sec, etc. , les effets de son prétendu
spécifique, qu'il administrait sous forme de bols, et dans
la composition duquel entraient le *savon d'Alicante*, l'*é-
ponge calcinée*, la *poudre des deux scrofulaires*, la *limaille d'acier*, les *cinq racines* et même , dans certains
cas, la *poudre de vipère*.

C'est également comme incisif et fondant des humeurs lymphatiques , qu'on vantait autrefois l'huile
de soufre (*acide sulfurique concentré*), les pilules cépha-
liques (voir le formulaire), les cartilages de la queue de
la raie, la chair de serpent, celle de belette, la chaux vive
mêlée au miel, la cendre de taupe, la chair de lézard, la
cendre d'éponge marine, etc.

Presque tous les écrivains qui proposent l'incision, la
division et l'atténuation de la lymphe épaissie , ajoutent
aux remèdes propres à remplir cette indication, des purgatifs plus ou moins violents, dont l'effet doit être de
provoquer l'expulsion de la matière morbifique. C'est dans
cette intention qu'on employait le tartre stibié, l'ipécacuanha, le séné, le jalap, le calomel, la rhubarbe, l'aloès,
la coloquinte, l'oxide blanc d'antimoine, la scammonée,
certains sels de potasse et de fer, la racine de Méchoacan,
la bryone, la gomme-gutte, le nitre , plusieurs sulfures,
l'ammoniaque, le quinquina, etc. Ces diverses substances,

combinées de bien des manières différentes, entraient, pour la plupart, dans la composition d'une foule de remèdes, qui tous ont eu plus ou moins de renommée, tels les pilules de Grateloup, celles de Janin, les trochisques Alhandal que nous connaissons déjà, la teinture spiritueuse de Noël, l'elixir de Raulin, les pilules de Valleriota, etc.

Les purgatifs sont, de tous les médicaments, ceux qui ont été le plus anciennement et le plus généralement prescrits contre les affections scrofuleuses.

Les mercuriaux ont également joui pendant long-temps de beaucoup de vogue ; on employait non-seulement le calomel comme purgatif, mais aussi le deuto-chlorure de mercure, des oxides et des sels à base mercurielle. La science nous apprend quelle était, à cet égard, la méthode d'Amatus Lusitanus, de Warthon, de Bordeu, de Pujol, de Marc-Akinside, de Charmeil, etc. ; et, plus tard, celle de Clarc, de Royer, de Cirillo, de Lalouette, de Bouvard, de Portal, de Bellet, de Baumès, etc.

D'autres substances, telles certaines préparations de fer, d'or, de soufre, des carbonates et sous-carbonates alcalins, certaines plantes végétales, comme la digitale, la ciguë, l'aconit, la *pyrola umbellifera* des Américains, etc. ; il n'est peut-être pas un seul médicament actif auquel on n'ait attribué une plus ou moins grande efficacité contre les scrofules. Qui ne sait la vogue dont jouissent encore aujourd'hui les préparations iodurées, certains sels de baryte, etc.

Malgré cette multitude de prétendus spécifiques, on échouait fort souvent dans les médications les mieux combinées en apparence, dans celles suivies avec le plus de persévérance et de régularité; la cause principale de ces fréquents insuccès ne vient-elle pas de ce que les praticiens étaient privés des données nécessaires pour bien comprendre le caractère particulier de la maladie scrofuleuse, pour se convaincre qu'elle résulte presque toujours d'un état complexe qui ne peut être efficacement combattu que par un ensemble de moyens propres à agir sur toutes les parties lésées.

La science n'a jamais possédé, jusqu'ici, un véritable antidote du vice scrofuleux, comme elle peut en imposer un au virus syphilitique; mais elle offre à l'observateur et au praticien éclairé de nombreux moyens de lutter avec avantage contre les influences morbides du vice strumeux.

Toutefois, pour que les secours de l'art soient réellement efficaces, ils demandent à être employés, non pas d'une manière empyrique, et dans la pensée d'une théorie étroite et exclusive, mais dans un but entièrement physiologique et en se conformant aux lois qui président aux fonctions de l'organisme. Cette marche, qui était rarement celle de l'ancienne médecine, est devenue de plus en plus commune, à mesure des progrès de la science et de l'étude plus attentive et plus approfondie des faits qui se rattachent aux affections scrofuleuses.

On sait que les scrofuleux se présentent au médecin dans deux états généraux, qu'il est de la plus haute importance de ne pas confondre. Chez les uns, les symptômes caractéristiques de la maladie sont extérieurs, et consistent dans la tuméfaction, dans l'ulcération des glandes du cou, des aisselles, des aines, dans des tubercules et des ulcères cutanés, dans des gonflements articulaires et osseux, etc. ; chez les autres, le mal existe principalement à l'intérieur et détermine le gonflement des ganglions bronchiques, mésentériques et autres, le développement de tubercules dans les parenchymes organiques, etc. On vit que les uns et les autres coïncidaient avec certaines conditions d'âge, de sexe, de tempérament, qu'on jugea convenable de signaler ; il fut également facile d'observer que ces différentes lésions étaient l'effet d'une disposition spéciale étendue à tout l'organisme, et l'on fut ainsi conduit à diriger la médication de manière à relever l'économie de son état d'abattement et de viciation, en même temps qu'on s'efforce de combattre et de détruire les phénomènes locaux et les symptômes apparents de la maladie. On a posé en principe qu'on devait, avant tout, soustraire le malade aux influences au milieu desquelles le mal a pu prendre naissance ou se développer ; qu'on devait ensuite étudier avec soin l'état des différents organes, calmer l'irritation des uns, fortifier, au contraire, ceux qui paraissent évidemment affaiblis, rendre aux sécrétions l'énergie et la régularité qui leur manquent, rétablir, en un mot, l'équilibre fonctionnel.

Déjà, depuis longues années, on suit, avec le plus grand succès, une marche opposée à celle qu'avait adoptée l'ancienne médecine dans le traitement des scrofules. Autrefois, l'ordonnance du médecin était tout, et avec elle le malade devait guérir, indépendamment des circonstances qui s'opposaient à la santé ; les progrès de la science ont graduellement redressé ces erreurs. Tous les praticiens recommandables qui se sont le plus occupés des scrofules, pensent, aujourd'hui, que sans négliger, dans la thérapeutique de ces maladies, l'action précieuse des médicaments appropriés , on doit néanmoins considérer les moyens hygiéniques comme étant les plus importants et les plus efficaces. Telle est l'opinion de *Kortenn*, de *Baume*, d'*Hufeland*, de *Thompson*, de *With*, de *Portal*, de *Salmade*, de MM. *Baudelocque*, *Guersent*, etc.

Ainsi, le régime du malade, l'air qu'il respire, ses occupations, ses exercices, ses influences morales, etc., toutes conditions que nous avons trouvées d'un secours si puissant pour la guérison des gourmes éruptives ; le traitement des scrofules se présente donc lui-même comme dernier trait d'analogie entre les gourmes strumeuses et celles du groupe précédent. Chacune des considérations générales qui viennent d'être exposées justifie le rapprochement que nous établissons ici ; nous espérons qu'il ressortira encore davantage après la description que nous allons faire de chaque espèce de scrofule externe, et l'exposé des particularités thérapeutiques qui leur sont applicables.

Mais avant d'aborder la partie topographique de ce chapitre , nous pensons devoir rappeler les principales notions anatomico-physiologiques qui se rattachent au système lymphatique que nous savons être le siége principal, sinon unique, de l'altération scrofuleuse ; ces notions ont pour but de faciliter l'intelligence d'un certain ordre de phénomènes relatifs à la marche habituelle et, jusqu'à un certain point, à la nature de ce genre d'affection.

DU SYSTÈME LYMPHATIQUE.

Anatomie. Les travaux des anatomistes modernes, et particulièrement ceux de MM. Amussat , Magendie, Breschet, etc., ont jeté sur l'histoire du système lymphatique les lumières les plus étendues ; grâce surtout aux recherches de M. Breschet, presque tous les doutes qu'on a longtemps conservés sur les limites, l'origine, l'organisation et les fonctions du système lymphatique, sont maintenant éclaircis, et son histoire présente un degré de certitude et de vérité tout-à-fait inconnu jusqu'à nos jours.

Ce système particulier d'organes comprend : 1° les vaisseaux lymphatiques proprement dits ; 2° les ganglions lymphatiques.

Les vaisseaux lymphatiques, appelés encore *vaisseaux absorbants* ou *veines lymphatiques*, sont très-multipliés ; on en trouve dans toutes les parties du corps ; ils forment constamment deux plans, l'un superficiel, et l'autre profond ; les vaisseaux profonds et les superficiels communiquent souvent ensemble.

Ces vaisseaux se montrent à l'observateur sous la forme de lignes bosselées et transparentes ; ils sont minces et cylindriques, peu flexueux dans leur trajet ; leurs anastomoses sont fréquentes ; ils s'entrecroisent souvent en formant des plexus successifs.

Leurs parois se composent : 1° d'une tunique externe, d'apparence aponévrotique, qui reçoit un assez grand nombre de vaisseaux sanguins, ainsi que des vaisseaux lymphatiques (Mascagni) ; on y admet également des filets nerveux, sans que, du reste, personne ait pu jusqu'ici en démontrer l'existence ;

2° D'une membrane interne, d'apparence séreuse ;

3° D'un feuillet musculaire, situé entre les deux membranes précédentes.

La membrane interne forme, par ses duplicatures, une

24

multitude de valvules paraboliques, presque toujours disposées par paires, analogues à celles des conduits veineux, et qu'on rencontre surtout dans les points où les lymphatiques se réunissent. Ces valvules ont leurs bords libres dirigés vers les troncs centraux, et empêchent par là le fluide de revenir des troncs vers les branches. Elles varient pour le nombre et la distance où elles sont les unes des autres ; elles se montrent surtout rapprochées dans les tuniques intestinales, et c'est vers les extrémités qu'elles se trouvent séparées par les intervalles les plus étendus ; on les a vues manquer dans quelques cas exceptionnels cités par W. Hunter, Haller, Marchettis, etc. ; dans d'autres cas, on n'a trouvé qu'une valvule unique pour garantir des points d'intersection fort importants, tel le point de jonction du canal thoracique avec la veine sous-clavière, tel celui d'un rameau avec un gros tronc ; parfois aussi on a trouvé dans les lymphatiques du poumon ou du foie une valvule circulaire et ne fermant qu'imparfaitement le conduit vasculaire.

Si l'existence d'un feuillet musculaire dans les lymphatiques est encore un objet de doute pour beaucoup d'anatomistes, il n'en est pas de même de leur irritabilité ; des expériences positives et répétées l'ont mise dans tout son jour ; des effets évidents de contractilité ont été obtenus plus de vingt-quatre heures après la mort.

Quant à leur sensibilité, on ne peut guère la constater dans l'état de santé ; mais elle se développe rapidement et avec vivacité dans un grand nombre de cas pathologiques, comme à la suite d'une piqûre ou après une absorption putride ou virulente, etc.

Du reste, ces vaisseaux sont très-élastiques ; Mascagni

à vu cette élasticité subsister pendant deux ans dans des lymphatiques injectés et conservés dans l'alcool ; il pense même que c'est uniquement en vertu de cette propriété, et non par suite d'une contractilité vitale, qu'il leur refuse positivement, que se fait, dans leur intérieur, la progression des fluides qui y sont contenus ; les injections de Cruikshank prouvent que les vaisseaux lymphatiques sont susceptibles, comme les vaisseaux sanguins, de s'étendre jusque dans les parties accidentellement adhérentes, et de se régénérer dans les tissus divisés.

Voici l'état de la science sur l'origine des vaisseaux lymphatiques. Bartholin et Rudbeck admirent que les lymphatiques avaient pour point de départ des villosités libres au moyen desquelles ils pompaient, à l'instar des vaisseaux lactés, leurs fluides à la surface ou dans le parenchyme des organes ; d'un autre côté, Malpighi croyait que les lymphatiques provenaient de certains follicules glanduleux ; d'autres les ont fait venir des artères, qui, du reste, ne leur transmettaient que la partie séreuse du sang ; cette dernière opinion eut un certain retentissement et fut celle de plusieurs écrivains célèbres. Hamberger les fait naître de toutes les cavités qui contiennent un liquide, et de tout vaisseau soit artériel, soit veineux, soit sécréteur ou excréteur, etc. ; Hunter et Monro affirment également qu'ils proviennent des surfaces internes et externes des organes, ainsi que de leur propre substance et du tissu cellulaire ; cette opinion, confirmée par les injections anatomiques et des expériences physiologiques, est évidemment la plus vraisemblable.

Mais les vaisseaux lymphatiques naissent-ils par des orifices ouverts ? ou n'ont-ils, comme le veut A. Meckel, de communication avec les diverses surfaces qu'au moyen d'un tissu gélatineux qui existe à leur extrémité et qui les enveloppe?

La première opinion est celle de Mascagni, de Haase et de L. A. Lauth;

La seconde, à quelques modifications près, est celle professée par M. Breschet, aux travaux remarquables de qui nous empruntons une grande partie de ces notions anatomiques.

M. Breschet semble disposé à reconnaître que les vaisseaux lymphatiques, ainsi que les autres branches du vaste système vasculaire, prennent leur source dans la trame des vaisseaux *primitifs ou élémentaires*, vaisseaux à tissu homogène, et se rapprochant par leurs caractères du tissu cellulaire ou muqueux, de Bordeu et de Meckel, bien distinct, comme on le sait, du tissu cellulaire admis par Haller, Bichat, etc.

Ce professeur considère comme de pure invention, les orifices admis par plusieurs physiologistes; *l'absorption* n'est point, d'après lui, un phénomène de *capillarité*. Fohmann croit que cette fonction se fait au moyen de *pores* existant sur les parois vasculaires. M. Breschet ne repousse pas d'une manière absolue les pores de Fohmann; mais il admet que l'absorption peut très-bien résulter d'une simple *imbibition*, ou avoir lieu par *endosmose*, et sans qu'il soit indispensable d'admettre la *porosité* des parois vasculaires. Les partisans de cette porosité disent que les pores des vaisseaux lymphatiques se découvrent dans les points qui correspondent aux intervalles compris entre les mailles des *vaisseaux élémen-*

taires, les seuls qui sembleraient constituer les parois vasculaires.

C'est à travers ces pores du système capillaire qu'on fait passer, pour les capillaires sanguins, certaines parties constituantes du sang, dont les unes s'assimilent à nos tissus par le fait de la nutrition, tandis que le reste se transforme en lymphe, qui, à son tour, s'insinue dans l'intérieur des vaisseaux lymphatiques, au moyen de porosités analogues.

Dès leur origine, les vaisseaux lymphatiques forment des réseaux serrés dont la disposition et la distribution sont généralement uniformes ; ces premiers réseaux constituent, d'après Mascagni, la trame du corps humain ; les tissus les plus simples en sont uniquement composés ; les tissus complexes doivent leur origine à l'addition des vaisseaux sanguins et des filets nerveux, et M. Allard va jusqu'à comprendre sous le nom de *lymphatiques* tous les vaisseaux dont la fonction consiste dans une *absorption*.

D'après Mascagni et M. Fohmann, quelques lymphatiques de ces premiers plexus *se terminent de suite dans les veinules sanguines*, qui entrent avec eux dans la composition des parties ; c'est en s'emparant de ces observations que M. Lauth explique le passage de la matière injectée des artères dans les lymphatiques, sans épanchement dans le tissu cellulaire, et dont parlent quelques anatomistes. D'après cet auteur, l'injection passe des artères dans les veines, et des veines, par voie rétrograde, dans les lymphatiques. La rareté de ce phénomène, ajoute M. Breschet, vient de ce que les valvules des veines ne se laissent pas toujours forcer.

Les lymphatiques qui constituent ces premiers plexus

se réunissent graduellement pour former des rameaux plus volumineux, qu'on voit alternativement s'anastomoser et se diviser de nouveau. Laissant entre eux des mailles de plus en plus considérables, et se montrant d'autant moins nombreux et plus gros qu'on s'éloigne davantage des plexus primitifs. Quelque part qu'on les examine, ils forment, avons-nous dit, deux plans, l'un superficiel et l'autre profond ; cette disposition n'est pas seulement bornée aux membres, où il est plus facile de l'observer, elle existe pour chaque organe en particulier ; les vaisseaux profonds et les superficiels communiquent souvent ensemble ; leur marche est généralement rectiligne. Le trajet des uns et des autres est toujours à peu près le même que celui des vaisseaux artériels et veineux. Du reste, ils paraissent exister dans toutes les parties du corps, et ils varient dans chaque organe pour le nombre, le volume, la fréquence des anastomoses, etc.

Les vaisseaux lymphatiques, après avoir parcouru un certain trajet, se divisent brusquement, à l'instar des artères, en rameaux d'une petitesse extrême, qui communiquent les uns avec les autres et se réunissent enfin de nouveau, à la manière des veines, en un ou plusieurs troncs. Un tissu cellulaire fin et serré unit ces vaisseaux entre eux, aux points où ils se divisent, de manière à en former des pelotons connus sous le nom de *glandes lymphatiques*, ou *ganglions lymphatiques*, ou *glandes conglobées* ; on appelle *entrants* ou *afférents* les vaisseaux dont les ramifications constituent la glande, et *sortants* ou *efférents* ceux qui résultent de la réunion de ces divisions. Ces derniers sont ordinairement plus gros et moins nombreux que les précédents.

Les *ganglions lymphatiques* se montrent arrondis ou ovalaires ; ils sont d'une couleur rougeâtre ou grise, et on les trouve sur le trajet des vaisseaux lymphatiques ; outre les teintes rougeâtre et grise, qu'on peut considérer comme étant ordinaires aux ganglions lymphatiques, il existe d'autres nuances pour les ganglions propres à certaines régions : ainsi, les ganglions mésentériques deviennent blancs pendant la digestion ; ceux du foie sont jaunâtres ; ceux de la rate, bruns ; ceux des poumons, noirâtres ou d'un bleu foncé, etc. Ils ont une consistance particulière et qu'on peut comparer à celle d'un cartilage ramolli. Du reste, ils varient beaucoup quant à la forme et au volume ; on les rencontre isolés ou plus ou moins nombreux et réunis les uns à côté des autres ; c'est aux aisselles, aux aines, le long des gros vaisseaux du cou, dans le mésentère, à la partie antérieure de la colonne vertébrale, etc., qu'on les trouve en plus grand nombre ; ils reçoivent de nombreuses artérioles, et il en part des veinules.

La structure intime de ces corps glanduleux présente encore aujourd'hui beaucoup d'obscurité.

La membrane qui les enveloppe ne paraît être autre chose qu'un entrelacement de vaisseaux unis entre eux par un tissu cellulaire.

Dans les ganglions, les artérioles et les veinules sont disposées de manière à former un réseau autour des vaisseaux lymphatiques ; il est à remarquer que les veines y sont dépourvues de valvules ; des filets nerveux traversent les ganglions, mais on ignore si quelques-uns d'entre eux s'y arrêtent et s'y distribuent. M. Breschet pense qu'ils peuvent recevoir des nerfs du grand sympathique qui s'y introduiraient en même temps que les artères, sur les tuniques desquelles on sait qu'ils offrent une disposition plexiforme.

M. Breschet n'admet pas qu'il existe dans les ganglions d'autre fluide que la lymphe contenue dans les vaisseaux lymphatiques, dont ils sont pour ainsi dire uniquement constitués ; car cet anatomiste ne regarde chaque ganglion que comme un pelotonnement de vaisseaux lymphatiques et sanguins, et rejette d'une manière absolue les autres dispositions, et, entre autres, les cellules admises par un grand nombre d'auteurs.

Quant à la terminaison des lymphatiques dans les veines et les ganglions, M. Breschet n'hésite pas, malgré de nombreuses assertions contraires, à se ranger de l'avis de MM. Fohmann et Lauth, et à regarder cette terminaison des lymphatiques dans les veines sanguines, comme un fait presque constant. Cette disposition est commune à l'homme et aux animaux, et des plus faciles à constater chez les oiseaux.

L'usage des ganglions lymphatiques est encore peu connu ; la plupart des anatomistes modernes pensent que ces organes ont pour principale fonction de mêler plus intimement la lymphe apportée des diverses parties, et de la rendre plus homogène, en même temps que les nombreuses artères qui se distribuent dans leur intérieur y versent un fluide qui, en s'unissant à la lymphe, lui donne un plus haut degré d'animalisation.

Ce serait dépasser de beaucoup notre but, que d'entrer dans tous les détails d'organisation offerts par les lymphatiques de telle ou telle région ; nous ajouterons donc, qu'après avoir donné naissance aux ganglions, les

vaisseaux lymphatiques, à leur sortie de ces corps glo-
buleux, devenus moins nombreux, mais augmentés de
volume, se dirigent vers le centre commun, formant le
plus souvent, avant d'y arriver, plusieurs séries de nouveaux ganglions, puis aboutissent : ceux de l'abdomen, des
membres inférieurs, du côté gauche du thorax, du membre thoracique gauche, et du côté correspondant de la
tête et du cou, au *canal thoracique* ; ceux du membre
thoracique droit et les lymphatiques du côté droit de la
tête, du cou et du thorax, à la *grande veine lymphatique droite*.

Le canal thoracique doit son origine à la réunion de
cinq ou six gros troncs lymphatiques, et offre au voisinage de l'ouverture aortique une dilatation remarquable
appelée *réservoir de Pecquet*, ou *cisterna chyli* ; son volume est d'autant moindre qu'il s'approche davantage de
sa terminaison ; il s'ouvre dans la partie postérieure de
la *veine sous-clavière gauche*. Son embouchure est garnie,
en dedans, de deux valvules qui empêchent le sang de
passer de la veine dans le canal.

Ajoutons, à propos du canal thoracique, que c'est dans
le *réservoir de Pecquet* que viennent s'ouvrir les *vaisseaux chylifères*, et que c'est par conséquent en cet endroit que s'effectue l'union de la *lymphe* et du *chyle*.

On voit parfois d'autres troncs venir s'ouvrir isolément
dans les veines sous-clavières et jugulaires internes ; car il
faut reconnaître qu'aucun système vasculaire n'offre plus
de variétés, même dans les principales divisions, que le
système lymphatique. Aussi, nous sommes-nous attaché
principalement aux dispositions les plus générales, regar-
dant les variétés, telles nombreuses qu'elles se trouvent,

comme appartenant tout spécialement aux traités d'anatomie, et n'étant, du reste, d'aucune utilité pour l'intelligence de notre sujet.

Physiologie. Il résulte des faits d'anatomie consignés dans l'article précédent, 1° que les lymphatiques et leurs ganglions sont autant de conduits creusés à l'intérieur, et concourant au vaste système de la circulation établie dans le corps de l'homme; 2° que les fluides qui le parcourent ne peuvent avoir qu'une marche lente et irrégulière, par suite de l'absence de tout organe central d'impulsation, du peu de contractilité de ses parois vasculaires, du manque fréquent dans un grand nombre de rameaux, ou de l'insuffisance des replis valvulaires, par la présence des ganglions multipliés que l'humeur lymphatique doit surmonter avant d'arriver aux réservoirs centraux, etc. Ces seules conditions suffisent pour nous faire pressentir les nombreux obstacles auxquels cette circulation reste exposée, et l'extrême facilité avec laquelle toute cause un peu active doit entraver, suspendre ou même arrêter complétement le cours de ce fluide. Mais avant d'étudier les nombreuses conséquences qui doivent nécessairement résulter de ces conditions défavorables, disons ce qu'on sait sur la nature et le caractère de l'humeur lymphatique.

Il est évident que le fluide qui circule dans les différentes parties du système lymphatique n'est pas d'une nature identique; dans les lymphatiques qui émanent du tube digestif, on trouve, pendant la digestion, le fluide d'apparence laiteuse qu'on appelle le *chyle*; dans les autres parties du système lymphatique, c'est un liquide transparent connu sous le nom de *lymphe*: nous savons

que les lymphatiques *chylifères* viennent s'ouvrir à l'origine du canal thoracique, dans le réservoir de Pecquet ;
ce canal ne contient donc plus lui-même qu'un fluide différent de la lymphe et du chyle, c'est-à-dire une humeur
mixte ou résultat de la réunion des deux précédentes ;
nous devons dire enfin que la lymphe elle-même paraît
différer avant d'entrer et après sa sortie des ganglions, et
qu'il est à présumer que les lymphatiques des différents
organes sécréteurs en rapportent quelques principes particuliers. Rien n'est donc moins homogène que le fluide
qui circule dans le système lymphatique ; mais, comme
ses principes constitutifs les plus apparents sont le *chyle*
et la *lymphe*, l'un et l'autre doivent principalement fixer
ici notre attention.

1°. Le *chyle*. Que ce fluide soit déjà tout formé dans le
tube digestif lorsqu'il est pris par les vaisseaux absorbants,
comme le veulent MM. Prout, Blondel, Magendie, Leuret,
Lassaigne, etc., ou qu'il ne soit que le résultat du fait
même de l'absorption, selon que le pensent MM. Tiede-
mann, Gmelin, Muller, etc., la seule considération importante pour nous est qu'il provient évidemment des
substances alimentaires introduites dans les intestins, et
qui ont subi le travail de la digestion. M. Collard de Mar-
tigny veut qu'on donne également le nom de *chyle* à l'humeur que renferment les lymphatiques intestinaux pendant l'abstinence ; MM. Leuret et Lassaigne pensent que
c'est également du *chyle* qui circule dans les lymphatiques
de l'estomac pendant la digestion ; mais comme ces différentes questions sont encore aujourd'hui l'objet de nombreuses controverses, nous nous contenterons de les avoir
exprimées, et nous restreindrons le mot *chyle au fluide*

*lactescent qu'on trouve dans les lymphatiques du mésen-
tère et le canal thoracique quelques heures après le repas.*

Le *chyle* du canal thoracique se trouve, comme nous
l'avons déjà dit, mélangé avec la lymphe ; pour l'obtenir
pur, il faudrait donc piquer les lymphatiques du mésentère au moment de leur réplétion.

Quant aux caractères physiques et chimiques de ce
fluide réparateur, on les trouvera parfaitement décrits et
indiqués dans les ouvrages physiologiques de M. le professeur Bérard.

Les recherches de ce savant prouvent que lors même
qu'il serait constant que les principes du chyle seraient
fournis par les ganglions et les parois des vaisseaux lymphatiques, plutôt que par le canal intestinal, on ne peut
nier cependant que certains principes, tels que les parties grasses, sont directement puisés dans le tube digestif.
Serait-ce donc à la production de ces derniers principes
qu'aboutirait l'important travail de la digestion ? Cela
n'est pas du tout probable. Disons donc que le dernier
mot n'est pas encore prononcé sur toutes ces questions :
ce qui paraît certain, c'est que tous les principes pris au
dehors, et destinés à faire partie de nos humeurs, ne nous
deviennent pas immédiatement assimilables ; ce n'est que
par degrés qu'ils s'identifient à nos tissus ; la cause de leur
transformation consiste principalement dans leur mélange
avec des fluides déjà fournis par les parties vivantes, et ce
n'est qu'arrivés à la masse sanguine qu'ils reçoivent, pour
ainsi dire, leur complément organique.

2°. *La lymphe* est le fluide qui circule dans les vaisseaux lymphatiques, les chylifères exceptés.

La composition de la lymphe a beaucoup de rapports

avec celle du chyle; cette analogie de composition est donnée comme un fait en faveur de l'opinion que le chyle n'est pas tout formé dans l'intestin, mais qu'il résulte de l'action même des vaisseaux qui en ont absorbé les matériaux. On a également reconnu dans la lymphe des globules constitutifs, seulement ils sont plus petits que ceux du chyle; c'est sans doute cette exiguité de volume qui a fait nier leur existence par plusieurs physiologistes; mais Muller les a positivement reconnus dans la lymphe de l'homme vivant.

La quantité approximative du fluide lymphatique a été jugée bien différemment par les auteurs : Assalini (p. 54, Essai médical sur les Lymphatiques) affirme avoir vu s'écouler, par une petite blessure faite à la partie interne de la cuisse, trois livres (1500 grammes) de lymphe en trois jours; M. Bérard juge, au contraire, très-peu considérable le volume du fluide lymphatique; mais il faut observer que ce professeur ne considère comme *lymphe* ni le *fluide plastique* qui agglutine les deux lèvres d'une plaie récente, ni l'humeur séreuse qui s'écoule d'une plaie scrofuleuse. M. Bérard ne pense pas non plus que la lymphe prédomine chez les sujets mous et vulgairement appelés lymphatiques, et l'indication du tempérament lymphatique comme prédisposant aux scrofules ne lui paraît pas justifiée. La lymphe, selon M. Bérard, n'est que du sang qui se filtre dans les capillaires, après s'être chargé d'eau salée par quelque effet d'endosmose.

Ces dernières opinions de M. le professeur Bérard trouveront peut-être leur démonstration dans les nouveaux progrès que la science ne peut manquer de faire avec le temps.

Toutes les questions qui se rattachent aux fonctions du système lymphatique ne sont pas encore parfaitement éclaircies ; on sait toutefois, qu'outre le transport de la lymphe et du chyle, ces organes participent encore à l'absorption. Nous venons de voir également qu'à leur origine ils paraissent plutôt agir comme organes élaborateurs qu'en vertu de la *capillarité*, ou à l'instar des corps spongieux et facilement perméables.

Nous avons déjà fait connaître la lenteur et les difficultés de la circulation lymphatique ; nous ne devons pas oublier non plus que parties, pour ainsi dire, intégrantes de tous les organes, ces vaisseaux en rapportent une portion des éléments devenus inutiles à la nutrition : ainsi, le système lymphatique renferme les produits de la digestion, les principes destinés à la nourriture et à la réparation organiques, en même temps que des parties récrémentitielles et sans doute encore d'autres devenues tout-à-fait inutiles et que la nature destine à sortir de l'organisation par les voies excrémentitielles.

Pathologie. L'exposé des principales considérations qui se rattachent à la structure et aux fonctions des lymphatiques nous conduit à préjuger la nature et l'origine des différentes altérations dont ce système peut être affecté.

1. La présence des lymphatiques dans la plupart des tissus de l'économie fait qu'ils doivent nécessairement participer, dans beaucoup de cas, aux lésions qui atteignent les organes. On sait qu'ils sont susceptibles de s'enflammer d'une manière aiguë et chronique ; cette inflammation peut être due à l'action directe d'agents extérieurs, ou être l'effet d'une simple extension inflammatoire, ou dépendre des fonctions elles-mêmes du système lympha-

tique et provenir de ce que des principes irritants se seraient introduits dans l'intérieur de ses vaisseaux.

La seule accumulation de la lymphe paraît à M. Velpeau
une cause suffisante d'inflammation.

Les lymphatiques sont encore susceptibles de dilatations
variqueuses, de rupture, de dégénérescence fongueuse,
cancéreuse, d'ossification.

2. Les fluides contenus dans les vaisseaux lymphatiques peuvent eux-mêmes subir diverses altérations, soit
sous le rapport de leurs caractères physiques, tels que
consistance, couleur, etc., soit dans leur composition.
N'est-il pas évident qu'une nourriture insuffisante ou
malsaine, que l'abus des substances âcres et irritantes,
qu'une diète inutilement prolongée, que des excès de
boisson ou d'aliments, doivent altérer les matériaux destinés à la nutrition et, par conséquent, modifier la composition du chyle?

Pour ce qui est de la lymphe, on sait qu'elle est susceptible de se mêler à du pus, à de la bile, au lait, au
sang, etc. : pourquoi ne pourrait-elle livrer passage, en
servant de véhicule, à une foule d'autres principes? Comment expliquer ces collections purulentes, ces dépôts tuberculeux, etc., sans admettre que les matières qui les
composent ont été charriées par les lymphatiques? On
sait, depuis long-temps, que les principes les plus nuisibles traversent impunément les voies circulatoires, tant
que le contact de l'air n'est pas venu leur imprimer cette
redoutable virulence qui les convertit souvent en véritables poisons : peut-on nier le rôle que joue le système
lymphatique dans les altérations scrofuleuses?

C'est presque toujours dans les ganglions qu'on ren-

contre les masses tuberculeuses les plus considérables ;
tous ces boursouflements de tissu que nous allons décrire ont évidemment leur siége principal dans les vaisseaux blancs : d'où viennent cette sérosité purulente, ces
parties grumeleuses et caséiformes, si ce n'est des mêmes
origines ? Ces opinions trouveront, d'ailleurs, à s'appuyer
sur de nouvelles probabilités à mesure que nous avance-
rons dans chaque description particulière ; ajoutons, pour
terminer ce chapitre, déjà trop long peut-être, mais qu'on
ne pouvait, selon nous, séparer de l'histoire des scrofules, que les ganglions lymphatiques sont eux-mêmes
susceptibles de contracter les différents genres d'altération qu'on a rencontrés dans les vaisseaux lymphatiques : ainsi, inflammation aiguë ou chronique, plus
fréquente même dans les ganglions que dans la portion canaliculée du système lymphatique ; ne se montrent-ils pas souvent comme autant de foyers d'infection ? C'est dans leur intérieur que les virus absorbés à
une certaine distance viennent se fixer, se développer,
fermenter et, de là, irradier dans tous les points de l'économie ; telle est fréquemment l'origine de l'infection syphilitique, cancéreuse, dartreuse, etc. ; dans quelques
cas, ces foyers morbides sont véritablement isolés : aucune trace d'affection ne se rencontre dans la portion intermédiaire du système lymphatique. Les praticiens les
plus éclairés reconnaissent aujourd'hui que les glandes
lymphatiques peuvent devenir le siége d'irritations spécifiques ; que la dégénérescence tuberculeuse est encore
plus fréquente dans les ganglions que dans les vaisseaux
lymphatiques : organes sécréteurs d'une part, et, de l'autre, réceptacles de fluides complexes, ne peut-il pas arri-

ver que leur maladie soit aussi bien le résultat de l'altération des fluides qu'ils contiennent que l'effet d'une affection propre à leur parenchyme? Cette double origine de maladie explique, du reste, la fréquence de leurs lésions et la multiplicité des formes pathologiques de ces mêmes lésions.

GOURMES SCROFULEUSES.

———

Alibert réunit, dans le seul genre *scrofule*, les altérations aussi nombreuses que variées des affections strumeuses, se fondant sur l'analogie frappante qui existe entre ces différentes lésions, et plus encore peut-être sur ce qu'elles ont pour point de départ et comme siége primitif le *système lymphatique*.

Nous respecterons cette première et principale division de notre maître; mais si les ravages de la scrofule semblent reconnaître pour causes la présence et l'action d'un principe identique, il n'en est pas moins vrai que les lésions multipliées qui résultent de son influence se montrent bien différentes dans leur aspect et leurs conséquences fonctionnelles, selon qu'elles existent à la peau, dans les ganglions lymphatiques superficiels, sur le système muqueux ou dans le voisinage des articulations. Nous croyons donc qu'il est indispensable d'établir, sous ce rapport, des subdivisions plus tranchées que ne l'a fait Alibert, et, tout en laissant subsister, comme *type*, le *genre scrofule*, nous décrirons, dans autant d'articles séparés et distincts, la *scrofule cutanée*, la *scrofule ganglionnnaire superficielle*, la *scrofule muqueuse*, la *scrofule des articulations*.

Ces quatre subdivisions nous paraissent comprendre

les principales altérations des affections strumeuses. Nous n'avons plus à faire l'histoire générale des scrofules; c'est principalement à leurs phénomènes extérieurs et apparents qu'il faut nous attacher. Ce sont, pour ainsi dire, les seuls qui existent dans l'enfance, soit qu'ils se présentent comme affections locales développées par l'effet d'influences accidentelles et extérieures; soit, au contraire, qu'on puisse les reconnaître comme autant de signes qui dénotent une disposition morbide générale et constitutionnelle, ou même héréditaire. La présence d'altérations strumeuses dans la profondeur de nos tissus est le plus souvent un effet secondaire et la conséquence des progrès de la maladie; on les rencontre principalement chez l'adulte, et le nom de *gourme* ne peut plus leur être appliqué.

À propos de la *scrofule cutanée*, nous décrirons, comme appartenant au genre qui nous occupe, la forme, sans contredit, la plus redoutable des maladies strumeuses, l'*esthiomène* d'Alibert, le *lupus* de beaucoup d'auteurs. Nous avons peine à nous expliquer la place que cette affection occupe dans la Monographie des Dermatoses. Dernier genre du groupe des maladies dartreuses, elle n'offre véritablement, avec les maladies qui la précèdent, que des rapports éloignés, des analogies incomplètes; ses principaux éléments se confondent avec ceux de la maladie scrofuleuse : conformité d'origine, de causes, de caractères, tout enfin, jusqu'aux applications thérapeutiques, semblait faire une loi de ce rapprochement : c'est sur des sujets scrofuleux qu'on rencontre le plus souvent l'*esthiomène*; la plupart de ces caractères descriptifs s'appliquent également à certaines formes de la scrofule cutanée ; c'est par des moyens de traitement analogues qu'on les combat et les détruit. Nous espérons donc que le lecteur voudra bien sanctionner cette infraction aux principes de classification adoptés par notre ancien maître, et trouver, dans des considérations plus étendues et plus complètes, des motifs suffisants pour justifier cette importante addition faite au genre *scrofule*.

La maladie scrofuleuse, quels que soient la région et le tissu sur lesquels elle concentrera plus tard son influence, s'annonce presque toujours par un certain nombre de caractères généraux dont l'ensemble constitue cet état de l'organisme qu'on est convenu d'appeler *constitution* ou *tempérament lymphatique*.

Le tempérament lymphatique représente, pour nous, le premier degré de la scrofule ; souvent même les signes qui le dénotent sont les seuls auxquels on puisse reconnaître, chez beaucoup de sujets, la présence du vice scrofuleux ; il importe d'autant plus de le reconnaître, que sa physionomie est bien différente selon qu'on l'étudie dans les classes aisées de la société et chez les enfants des pauvres ; dans les villes où la civilisation s'est attachée à réunir les conditions hygiéniques les plus favorables au développement des forces et de l'intelligence, ou dans les campagnes éloignées et malsaines ; selon enfin qu'on l'observe dans certaines contrées où la scrofule est endémique et trouve, dans des conditions climatériques particulières, dans la multiplicité des malades et la transmission facile et fréquente du principe morbide, des éléments propres à accroître sa violence et à éterniser ses ravages.

TEMPÉRAMENT LYMPHATIQUE OU SCROFULEUX.

Cet état particulier de la constitution qu'on est convenu d'appeler tempérament lymphatique, et qu'il conviendrait peut-être mieux de désigner par *tempérament* ou *disposition scrofuleuse*, se présente chez la plupart des enfants que leurs parents ont pu élever avec toutes les précautions et les soins que facilite la fortune, sous des traits presque séduisants et bien capables d'en imposer à l'observateur superficiel : une apparence d'embonpoint est répandue sur toutes les parties; une teinte rosée colore les joues et forme un agréable contraste avec la blancheur mate des téguments; la peau est généralement fine et délicate; les saillies musculaires et osseuses sont en grande partie cachées par le développement exagéré du tissu cellulaire; cette disposition imprime aux membres des formes arrondies et disproportionnées; le visage est également arrondi, et trouve, dans le développement considérable du crâne, dans des yeux saillants, largement fendus, bleus et humides, dans des pupilles habituellement dilatées, une douce et agréable expression de physionomie.

Les signes les plus prononcés de la disposition scrofuleuse se tirent, dans ce cas, du gonflement habituel des ailes du nez, de la tuméfaction des lèvres, et spécialement de la lèvre supérieure, de la largeur de la mâchoire diacrânienne, de la longueur et des formes arrondies du cou, de la blancheur de lait des dents, qui s'écaillent et se fêlent facilement, comme, plus tard, on les voit se noircir, se carier et tomber avant l'âge. Chez la plupart de ces sujets, l'haleine est aigre ou fétide, la poitrine étroite et aplatie, les épaules voûtées, le ventre gros et proéminent, les membres grêles, les chairs dépourvues d'élasticité, d'une mollesse et d'une flaccidité qui surprennent d'autant plus que la main, trompée par l'apparence, s'attendait à rencontrer des dispositions toutes contraires.

Ces différentes conditions s'observent, dès l'âge le plus tendre, chez les sujets disposés aux scrofules ; presque tous ont les cheveux rares et blonds, ou d'un châtain clair ; tant que le mal n'est qu'imminent ou n'a fait que peu de progrès, les enfants se font généralement distinguer par la vivacité de leur intelligence, leur gaîté, leur vive propension à s'attacher ; ces qualités sont surtout saillantes chez les jeunes filles ; mais lorsque la maladie a dépassé ce premier degré, on voit, à mesure qu'elle étend ses ravages, les agréments physiques faire place à un dépérissement plus ou moins rapide, et ces dons brillants de l'esprit et du cœur se ternir graduellement et finir eux-mêmes par s'éteindre.

Les mouvements, chez les scrofuleux au premier degré, sont, en général, brusques et pleins de vivacité ; fortement impressionnables, ils sont sujets à l'emportement et à la colère, mais, presque toujours, on voit, chez eux, la bonté du cœur rectifier les écarts d'une imagination trop ardente, comme le défaut d'énergie organique faire brusquement interrompre des exercices violents ou des travaux pénibles, qu'une volonté peu réfléchie avait fait entreprendre avec ardeur et confiance.

Les fonctions organiques sont généralement promptes et faciles ; on en a la preuve dans la liberté et l'abondance des sécrétions, dans la rapidité des digestions, dans l'activité du système circulatoire, etc. ; mais ces conditions,

réellement favorables, sont balancées par le peu d'énergie
de la plupart des organes; sous l'influence d'une cause,
même légère, on verra survenir un mouvement fébrile,
une indigestion, etc.; une simple indisposition suffira
pour faire passer, en quelques instants, un enfant scrofuleux des apparences de la plus belle santé à l'abattement
le plus complet; chez lui, les convalescences sont toujours
longues, les rechutes fréquentes, le rétablissement plus
incertain; le vice strumeux semble avoir pour effet d'entretenir perpétuellement ces dispositions organiques particulières au premier âge, et que nous résumions, dans
nos Considérations générales, à peu près par ces mots :
*faiblesse organique; irritabilité du système nerveux;
rapidité fonctionnelle; défaut de réaction; prédominance
des vaisseaux lymphatiques et des fluides blancs*, etc.

Tels sont les principaux caractères extérieurs de la
scrofule dans les classes élevées de la société; mais ce
mal prend une physionomie bien différente dès qu'on l'observe sur de malheureux enfants, soit entassés dans les
rues étroites et les quartiers malsains de nos grandes
villes, soit dans des campagnes pauvres et mal situées,
surtout lorsqu'il s'y joint, pour les uns comme pour les
autres, les privations qu'imposent la misère et le défaut
presque absolu de toute espèce de soins; au lieu du visage brillant et coloré des premiers sujets, on ne trouve
que de pauvres créatures étiolées, pâles et bouffies, d'une
sensibilité obtuse; leur peau est sèche et blafarde, habituellement couverte d'un enduit noirâtre, terreux et pul-
véruleux.

Bien différents des premiers, ils semblent dépourvus
de toute intelligence; on les voit difficiles à émouvoir,

paresseux et sans aucun soin ; leur dégradation morale
descend souvent jusqu'à l'idiotisme ; leurs sens externes
sont obtus, aussi se montrent-ils fort peu excitables ; les
fonctions sécrétoires sont, chez eux, ou nulles ou peu actives ; et la vie, dans ces êtres pourvus, en apparence,
d'une organisation convenable, semble plutôt appartenir
à la végétation qu'à cette existence animée et intelligente
de l'espèce humaine.

C'est principalement dans les pays humides et malsains,
dans certains vallons des Pyrénées, du Vivarais, du Gé-
vaudan, dans les plaines incultes et marécageuses de la
Sologne qu'on rencontre la scrofule avec ses caractères
les plus hideux ; les crétins du Valais n'offrent-ils pas
cette maladie portée à son plus haut période, et le cré-
tinisme est-il, en réalité, autre chose que le dernier degré
de la scrofule endémique ?

Un des effets les plus remarquables de l'influence du
vice scrofuleux sur la constitution de certains individus,
se remarque dans le mode tout particulier des évolutions
organiques ; tandis qu'on rencontre des enfants de chétive apparence, véritables êtres rabougris, chez lesquels
les facultés nutritives se montrent presque nulles ou, du
moins, insuffisantes, on a parfois l'occasion d'en observer
d'autres qui offrent des conditions toutes contraires, et
semblent vivre sous l'empire des fonctions de digestion et
d'assimilation. Peu d'années suffisent pour leur voir atteindre une stature élevée, de larges dimensions corpo-
relles, toutes les apparences d'une constitution forte et
robuste, et même, chez quelques-uns d'entre eux, les
marques extérieures de la virilité présentent tous les ca-

raetères d'un développement prématuré; on pourrait, en
un mot, les prendre, au premier abord, pour de futurs
Hercule; mais un examen plus attentif ne tarde pas à démontrer, par la lenteur et le peu d'énergie des mouvements, l'absence de tout sentiment vénérien, l'inertie générale du système nerveux, la mollesse et la flaccidité des
tissus, etc., qu'on s'est laissé tromper par une fausse apparence, et que tout cet appareil de force se réduit, en
réalité, à un surcroît de développement dans les tissus
graisseux et cellulaires, à un travail de nutrition plus voisin de celui qui s'opère dans certaines classes de végétaux, que de ces élaborations qui caractérisent la vitalité
humaine.

Des praticiens affirment qu'un sujet qui ne présente
que les nuances d'organisation que nous venons de signaler, ne doit pas être considéré comme scrofuleux,
mais seulement comme éminemment exposé à le devenir.
Nous pensons qu'il y aurait quelque danger à adopter
cette manière de voir, à cause de la fausse sécurité dans
laquelle on pourrait rester long-temps à l'égard de ces individus, et du peu d'efforts qui seraient tentés, pour cor-
riger ces dispositions vicieuses de l'organisme, et prévenir
le développement d'accidents morbides plus graves et toujours longs à détruire.

Nous préférons de beaucoup l'avis des auteurs qui disent que, dans ce cas, le virus sommeille, que son activité
n'est qu'assoupie, et que la cause occasionnelle la plus
légère suffira pour l'éveiller et exciter ses ravages; ce
triste résultat s'observe, en effet, journellement; que
d'enfants qui offrent tous les caractères de la constitution

scrofuleuse, sont rapidement affectés de scrofule cutanée,
ou ganglionnaire, ou muqueuse, ou même de celle des
articulations, sous l'influence de la dentition, d'un coup,
d'une simple congestion inflammatoire dans le voisinage
des glandes ou des faisceaux lymphatiques! L'impression,
même accidentelle, du froid humide provoque souvent
les mêmes accidents; tandis qu'on les voit rarement se
développer chez les sujets de constitution toute différente. Dès l'apparition des premiers symptômes locaux et
caractéristiques de la scrofule, les signes qui dénotent la
prédisposition constitutionnelle se prononcent davantage;
heureux encore les parents ou le médecin qui ne voient
pas le mal s'étendre avec rapidité et successivement aux
autres portions du système lymphatique, ni surtout se porter dans le voisinage d'organes importants à la vie, tels les
ganglions bronchiques, tels ceux du mésentère, etc., parce
qu'il en résulte souvent alors des complications fort graves, et une série d'accidents d'autant plus fâcheux que
souvent on était loin de les prévoir, et qu'il n'est pas toujours donné, même au médecin le plus savant et le plus
dévoué, de les combattre avec succès.

Le tempérament lymphatique représente donc pour
nous le premier degré de la maladie scrofuleuse; nous
n'ignorons pas, toutefois, qu'on rencontre des altérations
appartenant à cette dernière affection chez des individus
qui n'ont jamais offert le moindre signe de cette fâcheuse
prédisposition, comme il s'en présente également qui n'ont
jamais été affectés de scrofules, malgré qu'ils réunissent
tous les caractères distinctifs de la constitution scrofuleuse; mais ces cas sont évidemment les plus rares, et la
plupart des accidents secondaires de la scrofule se mani-

festent sur des sujets qui vivent au milieu de conditions capables de favoriser l'action et les progrès du vice strumeux, dont tout annonçait qu'ils portaient en eux le funeste germe.

Lors donc que la constitution strumeuse se trouve portée au plus haut degré, et que les malades ne sont pas mis à l'abri des influences qui ont favorisé le développement de cette disposition constitutionnelle, le mal ne tarde pas à se manifester par d'autres symptômes que ceux qui dépendent de l'état général de la constitution; ces symptômes varient nécessairement en raison des régions et des organes sur lesquels ils se développent; l'analogie qui les réunit, et qui dépend surtout de l'identité du siége pathologique, a servi de base, ainsi que la dissemblance qui les sépare et qui provient elle-même de la diversité du siége morbide, à l'établissement des différentes espèces de scrofule que nous avons établies : nous allons décrire chacune d'elles dans autant d'articles successifs ; mais, avant d'entrer en matière, nous devons prévenir le lecteur que ces espèces sont principalement fondées sur les différences de formes extérieures, mais que dans toutes, le mal conserve le caractère qui lui est propre, et que *l'altération tuberculeuse* est presque toujours, en dernier résultat, son mode de générescence, quelle que soit, du reste, la région ou le tissu sur lesquels ils reposent.

SCROFULE CUTANÉE.

Alibert nous a laissé sur la scrofule cutanée un tableau assez complet, mais fort incorrect, dans lequel les différentes formes pathologiques ne se trouvent pas suffisamment caractérisées ni distinguées les unes les autres ; c'est ainsi que ce savant dermatologiste nous parle de *pustules* multipliées et moins régulières que celles qui résultent de la présence du vice syphilitique, d'une couleur d'amarante ou de lie de vin, tantôt disposées en séries comme les grains d'un chapelet, tantôt agglomérées en groupes plus ou moins irréguliers, tantôt prenant, à l'instar de certaines *dartres centrifuges*, l'apparence de segments de cercle, à bords saillants et relevés, et dont le centre va toujours en s'élargissant; ces pustules reposant presque toujours sur une surface tuméfiée et ayant la rougeur de l'érysipèle; les unes enfin se couvrant d'écailles furfuracées, et les autres se trouvant surmontées de croûtes épaisses, tuberculeuses et profondément sillonnées à la surface.

Il est évident qu'ici le mot *pustule* est improprement appliqué aux tubercules cutanés et sous-cutanés, caractéristiques de la scrofule externe, et sur lesquels nous reviendrons tout-à-l'heure.

Le même auteur avait indiqué d'abord la *scrofule esthiomène*, qui n'est autre chose, comme nous le verrons, que cette redoutable affection ulcéreuse de la peau qui forme le quatrième genre de son groupe des dermatoses dartreuses, et à laquelle les dermatologistes anglais ont donné le nom de *lupus*; et, plus loin, nous voyons désignées ces intumescences graisseuses qu'on trouve parfois si multipliées à la surface du corps, chez certains scrofuleux, et qui nous paraissent offrir tous les caractères des abcès froids. Enfin, Alibert signale comme autant de symptômes de scrofule externe, des végétations analogues à celles qu'on rencontre dans les maladies lépreuses ou syphilitiques, et cite l'exemple d'un homme de quarante ans, qui, par suite d'un coup de pierre reçu à la jambe, vit se développer sur cette partie une multitude de végétations verruqueuses qui nous semblent appartenir, dans ce cas, plutôt à une dégénération fongoïde, que caractériser une altération scrofuleuse.

Les lésions élémentaires caractéristiques de la scrofule cutanée se réduisent 1° aux tubercules cutanés et sous-cutanés; 2° aux abcès froids primitifs.

M. Rayer est de tous les praticiens celui qui a le mieux décrit, selon nous, les caractères des *tubercules scrofuleux*.

Voici, aux termes près, ce qu'en dit ce savant médecin : les tubercules *cutanés* paraissent susceptibles de se développer sur toutes les parties du corps; toutefois, leur siége le plus ordinaire est à la face, au cou et sur les membres supérieurs; on les rencontre souvent dans le voisinage des ulcères scrofuleux consécutifs; M. Rayer les a vus succéder à des piqûres de sangsues, ils sont généralement peu nombreux et plus souvent *isolés* qu'en *groupes*.

Le tubercule isolé s'annonce par une petite tache d'un rouge livide, que n'accompagne ni chaleur, ni douleur, ni aucune démangeaison. Le toucher sur ces taches donne le sentiment d'un grain ou d'un petit noyau dans le tissu cutané; ce n'est qu'après un mois ou deux d'existence que la petite tache, devenue proéminente, revêt évidemment la forme tuberculeuse. Le volume de ces tubercules varie depuis celui d'un pois jusqu'à celui d'une petite olive; si, plus tard, ils augmentent de volume, ce n'est que lorsqu'ils commencent à se ramollir, car le ramollissement est un de leurs principaux caractères; mais

il se fait toujours avec une extrême lenteur, et on peut
le reconnaître bien long-temps avant que la surface du
tubercule ne soit injectée et surtout perforée; dans les
tubercules volumineux, ce ramollissement commence ordinairement par plusieurs points à la fois; il arrive également que des ouvertures s'établissent isolément et à des
époques différentes sur chacun de ces points ramollis.
Mais alors la tumeur perd sa régulartié; sa surface présente des bosselures, des dépressions et quelquefois une
petite perforation récente et une croûte.

Dans d'autres cas, le ramollissement s'empare successivement de toute la masse, et celle-ci devient molle et
fluctuante au toucher; dans cet état, et bien que la peau
soit devenue rouge et violacée, le tubercule peut rester
encore long-temps sans se perforer; et lorsqu'on l'incise,
il en sort quelques gouttes d'un liquide plutôt séreux que
purulent. L'ouverture peut se montrer long-temps fistu-
leuse, et après sa cicatrisation, soit naturelle, soit provoquée, on retrouve le plus souvent, dans le point affecté,
un petit noyau dur et irrégulier; la perforation spontanée
du tubercule paraît influer fort peu sur le mode de terminaison qui vient d'être indiqué; la teinte violacée de la
peau s'efface graduellement, mais le point d'induration
reste fort long-temps. M. Rayer observe qu'il est rare de
voir de véritables ulcères succéder à ces abcès tuberculeux.

La disposition en groupes, des tubercules scrofuleux,
est sans influence sur leur marche et sur leur terminaison; mais, dans ce cas, l'aspect des parties affectées
n'est plus le même; le mal peut, sous cette forme, envahir une certaine étendue des téguments; du reste, la

configuration des groupes varie beaucoup, et leur dimension présente généralement depuis un pouce jusqu'à trois de diamètre. C'est alors qu'on peut retrouver les différents aspects signalés dans la Monographie des Dermatoses, les furfures, les croûtes, les gerçures dont parle Alibert. Chaque mamelon tuberculeux peut se ramollir et s'ulcérer à une époque différente, de telle sorte qu'on rencontre parfois sur la même plaque scrofuleuse, ici l'induration tuberculeuse, plus loin le ramollissement, ailleurs l'ulcération et les produits variés de la suppuration scrofuleuse.

C'est dans la scrofule tuberculeuse en *groupes*, lorsqu'elle est ancienne et qu'elle existe chez des individus qui l'ont négligée, dont la constitution se trouve détériorée par les privations qu'entraîne la misère, et qui ont perdu jusqu'à l'habitude des soins de propreté, qu'on rencontre cet état de mollesse et de fongosité, ces teintes blafardes et violacées, ces écoulements sanieux et purulents des surfaces malades qui donnent alors parfaitement l'idée de cette espèce de *scrofule végétante fongoïde* que semble admettre l'illustre auteur de la Monographie des Dermatoses.

M. Rayer décrit encore, sous le nom de tubercules scrofuleux *sous-cutanés*, de petites tumeurs circonscrites, plus aplaties et moins mobiles que les ganglions lymphatiques engorgés, de forme lenticulaire et situées immédiatement sous la peau, qui glisse librement à leur surface, et ne présente, du reste, aucun changement de couleur. Assez fréquents dans le voisinage des engorgements glanduleux, on les rencontre également sur d'autres points de la surface tégumentaire et particulièrement sur les membres supérieurs.

Leur volume augmente, en général, avec une extrême lenteur, et finit cependant par acquérir celui d'une noix ou d'un petit œuf.

La peau conserve sa mobilité tant que les tubercules ne sont pas parvenus à une certaine grosseur ; puis elle finit par adhérer à leur centre ; plus tard, elle se couvre d'une teinte livide qui s'étend progressivement jusqu'à la base des tubercules, et ceux-ci, jusqu'alors restés fermes, se ramollissent graduellement et deviennent fluctueux ; une fois perforés, soit d'eux-mêmes, soit avec l'instrument tranchant, il en découle un liquide séreux et verdâtre mêlé de grumeaux crétacés. Souvent, surtout lorsque la tumeur a été abandonnée à elle-même, et qu'elle s'est ouverte spontanément, la peau se décolle dans toute l'étendue du tubercule, et il en résulte un véritable *ulcère scrofuleux*. L'ulcération est donc ici un effet tou-à-fait secondaire ; et comme elle présente, dans la maladie scrofuleuse, quelle que soit d'ailleurs son origine, un certain nombre de caractères distinctifs, nous nous réservons de la décrire après avoir fait connaître chacune des formes de la scrofule cutanée superficielle.

Nous avons déjà dit qu'il nous paraîtrait logique de rattacher à la scrofule cutanée, les tubercules de l'esthiomène (*lupus*) ; c'est, en effet, chez les sujets scrofuleux que cette dernière affection se rencontre le plus ordinairement. La forme tuberculeuse est également celle qu'elle offre constamment à son début ; sa marche est, comme celle de la scrofule, d'une extrême lenteur ; sa terminaison la plus ordinaire est *l'ulcération* ; ses principales causes sont toutes celles que nous avons déjà signalées comme favorisant l'invasion et le développement du vice scrofuleux ; dans bien des cas , elle semble liée à une disposition organique particulière , et l'influence qui détermine ses premiers ravages doit être rangée dans l'ordre des causes purement occasionnelles ; enfin ses tubercules caractéristiques peuvent , comme ceux de la scrofule , rester fort long-temps stationnaires et quelquefois même ne jamais sortir de leur état primitif.

En présence de tous ces traits d'analogie , notre opinion a été qu'il convenait de faire suivre la description des *tubercules cutanés* de la scrofule externe , de celle des produits analogues qui signalent l'invasion de l'esthiomène ; mais nous pensons également qu'on ne doit pas confondre ces deux descriptions , et qu'il faut , au contraire, s'attacher, dans le court exposé que nous allons en donner , à faire ressortir les caractères propres à chaque production tuberculeuse.

L'*esthiomène*, dont le nom lui-même indique la marche rongeante, se manifeste le plus ordinairement à la face , soit au lobule ou aux ailes du nez , soit à l'une des joues ou des commissures labiales , sous la forme de petits tubercules aplatis , ovalaires , durs , diffus , mal circonscrits et d'un rouge brun livide. Ces tubercules peuvent être tout-à-fait indolents ou le siège d'une démangeaison plus ou moins vive ; ils peuvent rester long-temps à l'état rudimentaire , ou bien faire des progrès rapides ; quoi qu'il en soit, on finit toujours par les voir grossir, se multiplier , s'étendre et s'ulcérer ; nous verrons tout-à-l'heure quelle est la marche particulière des ulcérations des l'esthiomène.

Le volume et le nombre des tubercules varient beaucoup; lorsqu'ils sont rapprochés, les intervalles de peau qui les séparent présentent de la tuméfaction, et comme un gonflement œdémateux; il est très-rare que la partie sur laquelle ils reposent n'offre pas elle-même un peu d'engorgement. L'ulcération est, avons-nous dit, leur mode de terminaison le plus ordinaire; dans certains cas, cependant, les tubercules de l'esthiomène prennent une marche différente; le mal s'étend par la formation de nouveaux tubercules, qui naissent près des premiers et agrandissent ainsi successivement les aires des surfaces malades; les parties sous-jacentes s'engorgent et s'injectent sans devenir pour cela douloureuses. Cette coloration de la peau disparaît momentanément sous la pression du doigt; à mesure que le mal fait des progrès, les parties deviennent sensibles au toucher; plus tard encore, les tubercules s'affaissent au centre des groupes; la peau y devient rouge, luisante, légèrement furfuracée, et prend ensuite l'apparence d'une *cicatrice* qu'on pourrait croire être la suite d'une brûlure superficielle; elle est, en outre, parsemée de points d'un rouge jaunâtre, cuivreux, formés par les tubercules qui, par suite de leur affaissement ou de la tuméfaction des parties sous-jacentes, se trouvent au niveau de la peau. Au milieu d'eux, se montrent d'autres points blancs, des espèces de lignes et de brides, ayant l'apparence de cicatrices, et qui résultent de l'affaissement d'anciens tubercules. Enfin les plaques tuberculeuses deviennent le siége d'une désquammation plus ou moins marquée.

De cette double disposition dans la forme et la terminaison tuberculeuses résulte, pour certains auteurs, la nécessité d'admettre deux espèces différentes d'esthio-

mène : l'un qu'ils appellent esthiomène (*lupus* des Anglais) *exedens* ou ulcéreux ; l'autre, esthiomène *non exedens* ou non ulcéreux.

Mais revenons à l'espèce non ulcéreuse, celle dont
nous traitions en dernier lieu : l'aspect des parties affectées variera selon les régions ; ainsi, à la face, le gonflement peut être tel qu'il donne au visage un volume prodigieux ; les joues, molles et facilement dépressibles,
conservent quelque temps l'impression du doigt et se
rapprochent de ce qu'elles sont dans l'*éléphantiasis* des
Arabes ; le gonflement gagne le front, les paupières, les
lèvres et quelquefois même les oreilles ; les yeux restent
cachés au fond de leurs orbites, et cette dégradation des
traits, telle heureuse que soit la terminaison de la maladie, ne disparaît jamais entièrement. Il semble, lorsque
la guérison a lieu, après le retrait sur elles-mêmes des
parties engorgées, après l'affaissement et la disparition
des tubercules, que la peau, restée mince, luisante et lisse
au toucher, ait véritablement perdu une grande partie de
son épaisseur.

Sur les membres, dit M. Rayer, l'esthiomène non ulcéreux se présente en dernier lieu sous la forme de *plaques* irrégulièrement circulaires, dont les aires rouges,
furfacées, traversées par des brides saillantes, avec des
bords relevés et manifestement tuberculeux, se trouvent
couverts de squames plus solides et plus épaisses. Le même
auteur dit avoir vu un bras entier envahi par cette variété
de l'esthiomène ; le membre affecté offrait, à peu de chose
près, les dimensions qu'il acquiert ordinairement dans
l'éléphantiasis des Arabes.

Cette affection, qui se développe quelquefois au-dessous

de l'oreille ou à la nuque, d'où elle s'étend, tantôt vers le cou et les épaules, tantôt vers la région occipitale, qu'elle dégarnit complétement de cheveux, ne semble causer aux malades aucune douleur ; souvent, chez eux, les principales fonctions continuent de s'exécuter avec la plus grande régularité, et le mal, à l'instar de certaines affections lépreuses, paraît, dans certains cas, s'attacher plutôt à déformer l'habitude du corps qu'à compromettre le principe vital lui-même.

La forme tuberculeuse, quoique la plus commune, n'est cependant pas toujours celle que l'esthiomène affecte à son début ; on le voit aussi s'annoncer par une simple rougeur circonscrite de la peau, qui s'amincit et s'use comme par les effets d'une véritable absorption. Parfois, le mal débute par une inflammation chronique de la membrane muqueuse des fosses nasales, avec rougeur et gonflement du nez. Une croûte mince se forme à l'entrée des narines ; on l'arrache, et elle est remplacée par une plus épaisse. Déjà l'*ulcération* est au-dessous de cette dernière. Plus tard, nous la suivrons dans ses ravages ; passons maintenant à une autre forme de la scrofule externe.

SCROFULE GANGLIONNAIRE SUPERFICIELLE.

La scrofule, chez beaucoup de malades, sévit particulièrement sur les glandes lymphatiques superficielles ; on voit ces organes s'engorger et donner lieu à des tumeurs arrondies, molles d'abord, et puis dures et résistantes ; leur siége le plus fréquent est aux parties latérales du cou, ensuite aux aisselles, aux aines, aux mamelles ; on en rencontre aussi sur le trajet des gros vaisseaux lymphatiques des membres.

Ces tumeurs sont indolentes ; leur volume varie de celui d'une petite noix à celui d'un œuf de poule et même au-delà ; elles sont d'abord mobiles et restent long-temps isolées, mais, à mesure qu'elles se développent, elles se rapprochent, contractent des adhérences avec les parties voisines, et finissent, en s'unissant intimement entre elles, par former des masses arrondies, inégalement bosselées et quelquefois très-considérables, qui masquent et déforment plus ou moins les régions sur lesquelles elles reposent. La base adhérente de ces groupes strumeux se perd souvent au milieu des muscles profonds. Tantôt ils forment sur les parties latérales du cou ou vers l'angle de la mâchoire des tumeurs mamelonnées, tantôt ils se trouvent rangés en forme de collier sur le devant du pharynx et du larynx. De même, aux aines et aux aisselles, on peut n'en rencontrer qu'un ou deux de la grosseur d'un œuf de poule ou même de dinde, comme en observer un certain nombre soit réunis par de mutuelles adhérences, soit isolés et roulants sous le doigt. Les ganglions des aines et du jarret sont toujours moins volumineux et plus adhérents que ceux des autres régions. La scrofule des mamelles est plus rare que celle des aisselles et des aines ; elle a quelquefois été prise, même chez de jeunes filles, pour le squirrhe ou cancer de ces parties ; mais une comparaison attentive des phénomènes propres à chacune de ces différentes affections suffira toujours pour éviter l'erreur.

Les masses scrofuleuses dont nous parlons peuvent être bornées à une seule région ; elles peuvent se montrer en même temps sur plusieurs et même, dans quelques cas, occuper toutes celles que nous avons indiquées.

La marche des ganglites tuberculeuses est, en général,

très-lente : elles peuvent rester stationnaires pendant des mois et même des années entières ; quoique souvent très-volumineuses, elles ne causent aucune douleur au malade, et la peau qui les recouvre n'est nullement altérée. La santé ne paraît avoir reçu aucune atteinte grave, à moins qu'il n'existe quelque affection concomitante ; on remarque seulement un peu de faiblesse, de pâleur, et, en général, de la diminution dans l'embonpoint.

Mais il arrive presque toujours une époque où les tumeurs ganglionnaires perdent graduellement leur indolence et deviennent le siége d'un véritable travail inflammatoire : le malade y ressent de la chaleur ; elles se montrent sensibles au toucher ; il s'y développe parfois de véritables élancements. Le tissu cellulaire environnant s'enflamme, et la peau elle-même, qui était restée intacte, ne tarde pas à participer à la phlogose générale ; elle devient chaude, d'un rouge violet, et finit par s'ouvrir et s'ulcérer. Ce dernier phénomène est constamment précédé d'un sentiment de fluctuation obscur d'abord, mais qui finit par être d'une telle évidence qu'il ne reste plus aucun doute sur l'existence d'une collection purulente.

Le mal arrive fort rarement à la suppuration par l'effet d'une marche progressive et continue ; le plus souvent, on le voit se suspendre, augmenter et rétrograder plusieurs fois.

Cette période aiguë des ganglites tuberculeuses, surtout si le sujet est jeune et vigoureux, ou si plusieurs ganglions s'enflamment à la fois, est souvent accompagnée d'une réaction plus ou moins forte du système circulatoire, à laquelle peuvent se joindre de la céphalalgie, des épistaxis, etc., tandis que, chez les individus faibles et cacochymes, on remarque à peine un léger mouvement fébrile.

C'est principalement à la fin de l'hiver ou au commencement du printemps que l'inflammation se développe dans les ganglites tuberculeuses. Nous retrouverons les caractères de l'ulcération ganglionnaire, après avoir examiné quels sont les signes distinctifs de la scrofule du système muqueux et de celle des articulations.

SCROFULE DU SYSTÈME MUQUEUX.

Ophthalmie tuberculeuse. C'est principalement sur la conjonctive oculo-palpébrale, sur les glandes de Meibomius et sur la cornée que l'on observe les effets de l'affection scrofuleuse. Cette ophthalmie a beaucoup de symptômes qui lui sont communs avec la blépharite catarrhale, tels que le prurit, la tuméfaction, la rougeur de la marge des paupières. Mais, dans l'affection scrofuleuse, ces symptômes sont immédiatement suivis de douleur assez vives, de gonflement des glandes de Meibomius, d'épiphora abondant, d'un état spasmodique très-prononcé, dans les parties affectées, et surtout d'une extrême difficulté à supporter la clarté du jour et même la lumière la plus faible.

La maladie n'arrive pas brusquement à ce degré d'intensité : elle débute ordinairement par une espèce de lenteur et de difficulté dans les mouvements du globe de l'œil, en même temps que la conjonctive paraît légèrement enflammée ; cet état diminue la vivacité du regard et lui donne un certain caractère d'incertitude et de stupidité. Ce n'est souvent qu'au bout d'un ou deux mois et même plus que le mal revêt le caractère d'acuité indiqué ci-dessus ; aucune lésion apparente n'accompagne d'abord la maladie : seulement il se fait, dès les premiers jours, une sécrétion muqueuse plus épaisse et plus grasse que dans l'affection catarrhale simple. Tant que le mal reste borné aux paupières, leur bord seul se recouvre de petites tumeurs dures, bosselées, qui s'abcèdent souvent et viennent s'ouvrir le long des cils ; l'humeur qui s'en échappe est gluante et assez résistante : elle offre plutôt les caractères de la matière tuberculeuse que ceux du pus ; elle agglutine les cils et forme par sa dessiccation des plaques jaunâtres qu'on ne détache qu'avec peine et sous lesquelles on trouve de petites ulcérations fistuleuses qui, selon M. le docteur Furnari, se rendent aux glandes de Meibomius.

Lorsque l'inflammation s'est étendue à la cornée et à la conjonctive oculaire, on trouve, outre un boursoufflement de la cornée, d'où résulte une espèce de bourrelet au centre duquel on entrevoit à peine l'ouverture pupillaire, un nombre plus ou moins considérable de petites granulations blanchâtres, isolées les unes des autres, qui se rompent au bout d'un certain temps et sont bientôt remplacées par autant d'ulcères très-petits d'abord, mais qui ne tardent pas à se réunir et à former ainsi des ulcérations plus ou moins étendues, et dont nous retrouverons les caractères et les conséquences dans le chapitre des *ulcérations scrofuleuses*.

Ce genre d'ophthalmie se présente, chez beaucoup de sujets, comme le premier degré de la maladie scrofuleuse ; dans d'autres cas, elle existe conjointement avec d'autres symptômes de la même affection : elle est toujours d'une très-longue durée, sujette à de fréquentes récidives et

surtout à des récrudescences. Nous verrons, par les désordres qui la suivent fort souvent, qu'elle mérite toute
l'attention des parents et la sollicitude et les soins du
praticien.

Otite scrofuleuse (otorrhée muqueuse et purulente des
auteurs). Les scrofuleux sont très-sujets à des écoulements d'oreille, souvent muqueux, d'autres fois purulents,
qui peuvent être la suite de l'inflammation aiguë ou chronique de cet organe, mais qui revêtent souvent, dès leur
début, tous les caractères des affections essentiellement
chroniques.

Nous n'avons à nous occuper que de ces derniers : ils
surviennent, chez beaucoup de malades, sans être précédés d'aucuns symptômes avant-coureurs, sans occasionner aucune douleur, et l'écoulement est le seul phénomène morbide qu'on observe.

Voici les caractères et la marche de l'otite scrofuleuse
dans la forme dite muqueuse ou catharrale.

Le mal peut avoir pour siége le conduit auditif externe,
ou la caisse du tympan, comme il peut s'étendre à la fois
aux deux cavités auriculaires. Du reste, quel que soit son
siége, les symptômes restent les mêmes, à l'intensité
près.

Le phénomène morbide principal est, avons-nous dit,
l'écoulement qui se fait par l'oreille ; l'humeur épanchée
offre de nombreuses variétés sous le rapport de la quantité, de la couleur, de l'odeur, de la consistance, etc. ;
tantôt elle ressemble à de la sérosité ; tantôt elle se rapproche du pus. Itard n'attachait qu'une faible importance
à toutes ces variations ; l'écoulement lui-même est loin
d'avoir une marche uniforme ; il peut être abondant

comme il peut diminuer ou même se tarir tout-à-fait. Ces derniers changements peuvent dépendre d'obstacles purement mécaniques, tels que la formation, dans le conduit auriculaire, de croûtes plus ou moins épaisses, ou bien tenir au défaut de sécrétion dans la membrane affectée; la rétention de l'humeur sécrétée peut avoir pour effet d'augmenter l'irritation des parties, de perforer la membrane du tympan, de se répandre dans toutes les cavités qui aboutissent à la caisse, et principalement dans les cellules mastoïdiennes, d'occasionner l'inflammation de ces diverses parties, de développer de vives douleurs, d'établir enfin une véritable suppuration et la carie des parties osseuses.

La suppression de l'écoulement par suite de la cessation de l'action excrétoire de la membrane muqueuse peut très-bien, lorsqu'elle se fait avec lenteur et gradation, être un heureux indice de guérison, comme aussi dépendre d'un déplacement du vice scrofuleux qui se porte soit sur un autre organe, comme aux yeux, soit sur d'autres systèmes, comme à la peau, sur les ganglions lymphatiques, etc.; ou n'être que la conséquence du développement d'un nouveau foyer morbide établi dans le voisinage de l'oreille ou dans toute autre partie du corps.

Dans cette forme de l'otite scrofuleuse, la membrane qui tapisse les parois du conduit auriculaire semble, dans bien des cas, à peine altérée; on la trouve rouge, tuméfiée, couverte de granulations, parfois ulcérée; l'érosion de la membrane peut être cause d'adhérences plus ou moins étendues entre les deux faces, et d'où résulte toujours le rétrécissement et quelquefois l'oblitération complète du conduit auriculaire. Cette affection est beaucoup plus fréquente dans l'enfance qu'à aucune autre époque de la vie ; souvent elle résiste des années entières à toutes les méthodes de traitement ; il est fort rare de l'observer comme symptôme unique de la maladie scrofuleuse ; elle n'atteint le haut degré de gravité que nous venons de signaler, que dans les cas où elle est complétement négligée ou soumise à une médication irrationnelle, et on la voit souvent guérir d'elle-même à l'époque de la puberté.

La forme dite *purulente* de l'otite scrofuleuse n'est souvent qu'une suite de l'affection précédente ; Itard l'a même vue succéder à un simple écoulement séreux du conduit auditif, sans inflammation appréciable et sans douleur ; son apparition suppose nécessairement l'ulcération de la membrane muqueuse, qui, très-mince dans le conduit auditif, laisse bientôt à nu les surfaces osseuses et les expose à la carie. Nous suivrons, à l'article *ulcérations scrofuleuses*, les progrès et la marche de ces graves lésions dans le conduit auditif ; cette forme de l'otorrhée se distingue de la précédente par la présence des signes caractéristiques de la carie ; la *couleur sanguinolente* du pus, la *teinte bronzée* qu'il communique aux instruments d'argent employés dans les pansements, et surtout la sortie des débris osseux ; dans quelques cas, enfin, l'aspect nu et rugueux des os qu'il est possible de constater.

Les symptômes qui accompagnent l'otorrhée purulente doivent nécessairement varier en raison de la durée, de la nature et de l'étendue des lésions qui la compliquent, de l'âge et de la constitution du malade, des efforts déjà tentés pour en obtenir la guérison, etc.

La durée de cette affection est, le plus souvent, fort longue ; parfois elle persiste indéfiniment et résiste à tous les traitements; d'autres fois, après une durée de plusieurs mois, et même de plusieurs années, on la voit disparaître brusquement ou par degrés, soit spontanément, soit sous l'influence d'une médication quelconque; elle affecte, dans certains cas, une marche intermittente; disons enfin que les observations les plus nombreuses de guérisons spontanées ont été prises sur des enfants qui approchaient de la puberté ou qui en subissaient la puissante influence.

La *scrofule* se porte encore sur d'autres points du système muqueux accessibles à nos sens et, par conséquent, devant faire partie de notre sujet; ainsi la *pituitaire* est souvent le siége d'écoulements chroniques, dont les symptômes se confondent généralement avec ceux du coryza, mais qui présentent toutefois, pour caractères distinctifs, d'avoir une plus longue durée que celle offerte par le catarrhe nasal ordinaire, de se développer sans raison appréciable ou sous l'influence de la cause la plus légère, d'être sujets à des retours fréquents et rapprochés, de paraître, dans bien des cas, plus indépendants des constitutions atmosphériques; de fournir une humeur facilement concrescible, et laquelle forme, par suite de cette disposition, des croûtes jaunâtres, épaisses et molles, quoique difficiles à détacher, qui obstruent quelquefois complétement l'orifice des fosses nasales; de paraître favoriser l'engorgement du lobule et des ailes du nez, ainsi que de la lèvre supérieure, malgré que, chez certains sujets, ce gonflement l'annonce et en précède le développement; enfin, de coïncider fréquemment soit avec tous les attributs du tempérament lymphatique, soit avec d'autres symptômes de scrofule avec lesquels il n'est pas rare de les voir alterner.

Le *coryza scrofuleux* ne présente presque jamais cette période d'acuité qui signale habituellement l'invasion du catharrhe nasal; il dure souvent fort long-temps, et peut amener, à sa suite, l'épaississement, l'érosion et même l'ulcération d'une portion plus ou moins étendue de la membrane pituitaire.

C'est enfin au même principe morbide qu'il faut encore attribuer ces écoulements chroniques qui ont lieu chez les enfants scrofuleux, soit par la vulve, ce qui est plus commun, soit par le rectum ou à la surface du prépuce: de là l'origine d'érosions fréquentes et même d'ulcérations lenticulaires qui peuvent exposer à des erreurs graves de diagnostic.

Ces affections se reconnaissent à la ténacité des suintements muqueux, à leur coïncidence avec d'autres symptômes de scrofule, à la nature de l'humeur, qui est plutôt séreuse que purulente, à l'absence ordinaire de tout symptôme inflammatoire, et surtout à l'inspection des surfaces malades, qu'on trouve granulées, muqueuses et souvent parsemées d'érosions lenticulaires.

SCROFULE DES ARTICULATIONS.

L'histoire de la scrofule articulaire se confond évidemment avec celles du *rhumatisme* et des *tumeurs blanches;* mais comme ces deux dernières affections ont toujours été, jusqu'ici, envisagées sous un point de vue différent, et décrites l'une et l'autre dans des articles séparés et distincts; que d'ailleurs elles se montrent, dans beaucoup de cas, comme la conséquence d'états morbides étrangers à celui que nous avons vu caractériser la scrofule, nous n'arrêterons ici l'attention du lecteur que sur les faits d'anatomie pathologique susceptibles de justifier le rapprochement que nous établissons entre ces maladies.

Des médecins considèrent le rachitisme comme une affection essentielle et idiopathique, et en attribuent le développement à l'influence d'une *espèce particulière de virus* qui porterait son action principale sur le tissu osseux ; d'autres ne voient, dans les symptômes de cette affection, qu'un effet des vices syphilitique, rhumatismal, scorbutique, et surtout *scrofuleux ;* telle est l'opinion de Portal, que n'admet pas, du reste, le professeur Boyer.

Quoi qu'il en soit, le rachitisme n'affecte le plus ordinairement que les enfants, depuis l'âge de six à huit mois jusqu'à deux et trois ans ; parfois cependant il ne se montre qu'à l'époque de la deuxième dentition ou aux approches de la puberté ; il est surtout commun de le rencontrer sur des enfants issus de parents qui en ont eux-mêmes été atteints ou qui ont offert des symptômes de *scrofules,* de scorbut, etc. ; on affirme encore que des parents infectés par la maladie vénérienne mettent souvent au jour des enfants rachitiques ; nous avons vu que telle était l'origine d'un grand nombre de scrofules ; *l'hérédité* est donc ici un fait généralement admis ; il en est de même de la prédisposition constitutionnelle ; n'est-on pas forcé de la reconnaître dans des familles entières, dont tous les membres présentent des symtômes plus ou moins prononcés de rachitisme ; dans la transmission à plusieurs générations des mêmes prédispositions morbides ; dans la nécessité de certaines conditions nouvelles et favorables, comme le croisement des races, le changement de région ou de climat, pour diminuer et éteindre cette disposition héréditaire ?

Les mêmes influences qui favorisent le développement des scrofules, prédisposent également au rachitisme ; ainsi, toutes les causes d'où résulte l'affaiblissement de la constitution, tels le travail de la dentition, l'existence antérieure de maladies aiguës et chroniques, l'habitation de pays humides et marécageux, un mauvais régime alimentaire, la malpropreté, les privations, etc. ; aussi est-ce principalement dans la classe pauvre et dans les villes populeuses qu'on rencontre le plus de rachitiques. La Hollande, l'Angleterre et le nord de la France sont les pays où ce principe morbide paraît trouver le plus d'éléments favorables à son développement.

Le rachitisme sévit cependant aussi sur les enfants des riches ; les excès du luxe n'ont-ils pas également leurs dangers ; espèce de compensation pour l'indigence, qui serait encore plus pénible à supporter avec cette pensée, que pour elle seule se trouvent réservées les douleurs de l'espèce humaine.

Les signes dont la réunion constitue le *tempérament rachitique* n'établissent-ils pas eux-mêmes un nouveau point de rapprochement entre le rachitis et la scrofule? Que trouvons-nous, en effet ? un volume disproportionné de la tête et du ventre, un corps maigre, des traits effilés, des membres grêles, contrastant avec des articulations volumineuses, une peau pâle et flasque, des muscles peu développés, en un mot l'appareil plus ou moins complet et prononcé d'une constitution chétive et délicate.

Qu'on rapproche ce tableau de celui que nous avons tracé en décrivant la constitution scrofuleuse, et l'on verra jusqu'à quel point ils présentent d'analogie.

Ne retrouve-t-on pas le même rapprochement dans

les symptômes et la marche du rachitisme? Observons, avant d'aller plus loin, qu'on a reconnu dans le rachitisme plusieurs degrés, dont le premier est représenté par les différents caractères que nous avons assignés au tempérament rachitique. Le *second* consiste dans les changements qui s'opèrent dans la disposition des os, et qu'il est plus facile d'observer aux membres que partout ailleurs : dans des courbures vicieuses, qui souvent se font en sens opposé dans les os qui se correspondent, dans la disproportion de leur longueur, mais surtout dans le volume exagéré des articulations avec lequel contraste de plus en plus l'amincissement et l'émaciation des membres ; plus tard, des courbures semblables ont lieu dans la colonne vertébrale et, par suite, dans les côtes ; les capacités thoraciques et abdominales s'en trouvent changées, les organes importants qu'elles renferment peuvent être et souvent même sont gênés dans leurs fonctions : il en résulte du trouble dans la respiration, dans la circulation, dans la digestion, etc. : de là nécessairement des symptômes généraux plus ou moins graves.

Mais rappelons-nous qu'il s'agit de la scrofule des articulations, et arrêtons principalement notre attention sur les phénomènes qui lui appartiennent : il est facile de concevoir que, chez des individus ainsi prédisposés, il suffit d'une plaie accidentelle, d'une contusion, d'une entorse, d'une marche ou d'une course forcée pour déterminer un travail morbide plus ou moins prononcé dans l'articulation qui en a souffert ; une douleur souvent obtuse, parfois aussi très-aiguë, surtout lorsqu'il s'agit d'imprimer un mouvement à la partie malade, se fait sentir dans un point limité ou dans toute l'étendue de l'articu-

lation; il survient un gonflement plus considérable, tantôt élastique et mou, d'autres fois dur, selon qu'il appartient aux parties molles ou aux os, ou bien, à la fois à
toutes les parties articulaires; le point malade s'arrondit,
la peau ne présente aucune rougeur; elle est plus ou
moins tendue en raison du volume de la tumeur, et paraît
d'un blanc mat et comme vernissé. La position la plus
favorable pour l'articulation est celle dans laquelle les ligaments et les muscles sont tous à peu près également
relâchés. La maladie marche généralement avec une extrême lenteur; elle finit cependant par faire des progrès;
la nutrition s'altère de plus en plus dans le membre auquel appartient l'articulation malade; les veines superficielles placées au voisinage augmentent de volume et deviennent variqueuses; les glandes lymphatiques s'engorgent lorsqu'elles ne le sont pas déjà au début des premiers
accidents; les ligaments se ramollissent et se détruisent;
les surfaces articulaires, n'étant plus suffisamment main-
tenues, perdent leurs rapports naturels et en contractent
de viciés.

Enfin, quand la maladie est mal traitée ou abandonnée
à elle-même, le désordre finit par s'étendre jusqu'aux
téguments, qui, comme nous l'avons vu, à la suite des abcès glanduleux, s'injectent, s'enflamment et s'ulcèrent :
d'où résultent des fistules intarissables, une suppuration
plus ou moins abondante, et même des symptômes généraux plus ou moins alarmants.

La scrofule articulaire n'a cependant pas toujours un
résultat aussi funeste : la nature, aidée ou non des secours de l'art, en triomphe dans quelques cas malheureusement trop rares. La partie affectée, lorsque la cause

morbide est-reconnue et traitée convenablement, peut revenir à l'état normal et conserver le libre exercice de ses mouvements, ou guérir par une espèce de cicatrisation, d'où résulte presque inévitablement une ankylose complète ou incomplète.

Les caractères anatomiques ne laissent souvent aucun doute sur la nature scrofuleuse de l'affection articulaire : outre qu'ils prouvent que le mal peut être limité, soit aux parties molles seulement, soit aux extrémités osseuses articulaires, soit simultanément à tous les éléments constitutifs de l'articulation, ils mettent au jour, au milieu des lésions les plus variées, cette matière caséeuse, jaunâtre, épaisse, assez consistante et qu'on ne peut rapprocher que de la *matière tuberculeuse.*

Il nous eût été impossible de présenter autrement que d'une manière générale les caractères qui se rattachent à la scrofule des articulations : sous cette forme, la maladie strumeuse offre des points de contact trop nombreux avec d'autres affections qui ne pourront jamais être confondues avec elles ; d'ailleurs, la science n'est pas encore fixée sur les limites qui séparent le rachitisme et la scrofule. Un grand nombre de praticiens confondent aujourd'hui ces deux genres d'altération dans leur manière de voir ; nous n'avons pu nous-même nous refuser à constater les principaux rapports analogiques qu'elles offrent l'une et l'autre, et qui trouvent jusque dans le traitement adopté pour chacune d'elles deux nouveaux points de contact ; souvent on les rencontre simultanément chez le même sujet : était-il rationnel, en présence de tous ces faits, de laisser croire, par un silence absolu, qu'aucun d'eux n'avait attiré notre attention ?

ULCÉRATION SCROFULEUSE.

L'ulcération est une des formes les plus fréquentes de la scrofule ; du reste, cette altération n'est jamais que secondaire ; elle succède fréquemment soit aux indurations cutanées (tubercules), soit aux abcès froids, soit à l'engorgement des ganglions lymphatiques, aux caries, aux tumeurs blanches, etc. Quelle que soit son origine, sa nature reste la même ; mais elle diffère par son étendue, sa profondeur, par la nature des débris qui s'échappent des surfaces malades.

Les ulcères scrofuleux présentent un certain nombre de caractères généraux qu'il nous paraît utile de rappeler ; ils sont habituellement indolents, arrondis, à bords minces et décollés, à fond grisâtre, inégal, mamelonné, fongueux ; ils fournissent rarement un pus véritable ; il s'en exhale le plus souvent un ichor plus ou moins abondant et d'une fétidité particulière ; on les voit quelquefois s'ouvrir pour livrer passage à des débris de tissu cellulaire, à des fragments osseux ou à des portions de matière tuberculeuse ramollie ; leur suppuration est toujours fort longue, et leurs progrès heureusement très-lents, excepté toutefois lorque l'inflammation s'en empare, car alors ils deviennent douloureux, s'étendent rapidement en largeur et en profondeur, et prennent même, dans quelques cas, un aspect cancéreux. La sanie qui découle de leur surface devient sanguinolente : de leur fond surgissent des boursouflements, des fongosités ; leur pourtour se couvre de végétations verruqueuses, etc.

L'étendue des ulcères scrofuleux est généralement peu considérable ; mais souvent ils se multiplient sur une ou plusieurs régions du corps et détruisent ainsi une étendue parfois très-considérable des téguments, comme cela se voit au cou, à l'épaule, sur le thorax.

Pour bien connaître les particularités qui se rattachent aux ulcères scrofuleux, nous devons reprendre chacune de nos descriptions particulières au point où la maladie passe à l'état d'ulcération.

Tubercules cutanés. L'*ulcère* qui succède au tubercule isolé est à bords durs, indolents, d'un rouge foncé ou livide et pénètre profondément dans la peau : le bord des ulcères qu'on observe à la suite des tubercules *réunis en groupes* est plus rouge, plus gonflé, légèrement douloureux et saignant au moindre contact.

L'ulcère par lequel se termine presque toujours le tubercule de l'*esthiomène* est d'abord superficiel, le siége d'un suintement ichoreux, et ne tarde pas à se couvrir de croûtes sèches, assez adhérentes et diversement nuancées ; la peau qui l'environne s'injecte, se ramollit et se tuméfie.

Arrivée à ce point, l'ulcération peut offrir dans sa marche plusieurs modifications importantes ; tantôt protégée par des croûtes brunes, jaunes ou verdâtres, elle reste long-temps stationnaire : tantôt on la voit se cicatriser dans les points qu'elle occupait d'abord, et s'étendre aux parties voisines; tantôt enfin elle fait de continuels progrès en surface et en profondeur : c'est ainsi qu'elle peut envahir toute la face, détruire la peau, le tissu cellulaire, les muscles, les cartilages, ne s'arrêter qu'aux os et imprimer à la physionomie les plus hideuses déformations.

Les tissus qui environnent ou supportent cette ulcération se montrent souvent le siége d'un boursouflement plus ou moins considérable.

Du reste, dans cet ulcère, la douleur et la sensibilité sont loin d'être toujours en rapport avec l'étendue de ses ravages : la difformité qu'il entraîne est souvent, pour le malade, le sentiment le plus pénible qu'il ait à éprouver : disons, toutefois, que cette forme, sans contredit la plus redoutable de la scrofule externe, présente dans ses symptômes, dans sa marche et dans ses degrés, mille variétés différentes.

Tubercules sous-cutanés, *abcès froids*, *scrofule ganglionnaire*, *carie*, *etc.* Le bord des ulcères consécutifs à ces différentes formes de scrofules est souvent décollé, œdémateux et d'un rouge livide qui dessine assez fidèlement à l'extérieur l'étendue du décollement.

Le *fond* des ulcères qui succèdent à ces différentes formes de la scrofule cutanée présente également certains caractères distinctifs qu'il importe de noter : ainsi, dans les ulcères consécutifs aux *tubercules confluents*, on rencontre le plus souvent un fond blafard, boursouflé et dépourvu de ces bourgeons charnus qui dénotent un bon travail de cicatrisation ; la sanie purulente qui en découle forme, en se desséchant, des croûtes brunes ou verdâtres que soulèvent et détachent de nouvelles sécrétions.

Le fond des autres ulcères présente çà et là une teinte gris-jaunâtre ; une humeur plus souvent séreuse que purulente y séjourne habituellement ; il est souvent très-irrégulier : ces irrégularités proviennent, dans beaucoup de cas, de la présence des ganglions lymphatiques engorgés soit dans le fond de l'ulcère, soit à son pourtour : ces derniers points présentent aussi fort souvent les orifices béants des trajets fistuleux qui aboutissent aux tubercules ramollis ou à des abcès du voisinage : il n'est pas rare de rencontrer des glandes lymphatiques engorgées dans les régions voisines des ulcères scrofuleux.

On rencontre, dans quelques cas rares, des plaques gangréneuses d'un gris bleuâtre dans le fond de certains ulcères.

Enfin, dans la scrofule articulaire, on voit, quand le périoste a été mis à nu, cette membrane boursouflée et souvent couverte d'excroissances molles, grisâtres et fongueuses.

Scrofule muqueuse. Les ulcères qui succèdent à l'ophthalmie scrofuleuse peuvent comprendre toute l'épaisseur de la cornée et la perforer, ou déterminer le ramollissement ou l'obscurcissement de cette membrane.

Ceux du bord des paupières sont très-rebelles et constituent une maladie très-désagréable, surtout chez les jeunes personnes, et à laquelle on donne vulgairement le nom de *sycosis des paupières*. Il en résulte presque toujours l'ébranlement et la chute des bulbes des cils, ou bien on voit ces parties se couvrir d'aspérités jaunâtres, dont il est d'autant plus difficile de provoquer la chute qu'elles sont presque insolubles dans l'eau, et qu'elles ne se détachent guère que par l'application des corps gras.

Aux altérations diverses dont la muqueuse de l'oreille peut devenir le siége dans l'otite scrofuleuse, succède parfois l'ulcération de cette membrane ; son extrême finesse fait qu'elle ne peut guère s'ulcérer sans mettre à nu les points correspondants des surfaces osseuses qu'elle tapisse; de là nécessairement la carie de ces points osseux comme effet presque constant de l'ulcération de la muqueuse auriculaire. La carie suit alors la direction des nombreux conduits que tapisse cette membrane; l'apophyse mastoïde est le siége le plus ordinaire de cette espèce de carie ; on la reconnaît le plus souvent aux caractères qui lui sont propres. Dans quelques cas plus rares, la carie s'étend dans les canaux demi-circulaires du rocher, dans lesquels se prolonge la membrane muqueuse, par l'intermédiaire du vestibule, après avoir tapissé la caisse. D'autres points peuvent encore être affectés : ainsi l'aqueduc ou limaçon (Lallemand), celui de Fallope, le conduit auditif interne; cette altération est loin d'occuper constamment un point circonscrit; son siége peut être multiple; du reste, elle offre mille variétés sous le rapport du siége, du degré, des symptômes, des complications, et par conséquent des indications thérapeutiques, toutes considérations qui n'appartiennent qu'indirectement à notre sujet, et dont nous n'avons pas à nous occuper plus longuement.

Nous pensons avoir suffisamment indiqué les caractères des ulcères lentiformes qui surviennent chez les scrofuleux à la suite des écoulements du nez, de la vulve, etc.; il serait donc inutile d'y revenir.

Scrofule articulaire. L'ulcère, dans la scrofule des articulations, présente à la peau une ou plusieurs ouvertures fistuleuses, autour desquelles le tégument se montre généralement d'une teinte violacée ou brunâtre ; sous la couche dermatique, on trouve la trame cellulaire plus dense, et le tissu adipeux plus jaune; l'émaciation des muscles, qui présentent une teinte blafarde ou grisâtre et semblent infiltrés de sérosité ; les parties ligamenteuses gonflées et ramollies, souvent des parties du tissu cellulaire profond comme lardacées ; çà et là de petits foyers remplis soit de pus, soit d'humeur sanieuse, et plus fréquemment d'une substance jaunâtre, homogène, plus ou moins épaisse, et ressemblant à la *matière tuberculeuse* ; d'autres fois, ce sont des végétations, des fongosités ; des désordres s'observent également dans les troncs nerveux les plus voisins, dans les conduits veineux.

Dans l'intérieur de l'articulation existe parfois une quantité plus grande de synovie, et, plus souvent, un liquide sanieux, purulent, roussâtre, exhalé par la synoviale, toujours plus ou moins profondément altérée, épaissie, rougeâtre ou rugueuse, inégale et couverte, en totalité ou en partie, de granulations fongueuses et carniformes; dans certains cas, ulcérée et détruite partiellement ou dans toute son étendue. On peut encore rencontrer les ligaments inter-articulaires détruits, les cartilages d'encroûtement corrodés et détruits ou simplement décollés, le tissu osseux lui-même ramolli, comme carnifié, creusé de cavités, divisé en esquilles et baigné par la suppuration.

Nous venons de tracer plutôt le tableau d'anatomie pathologique de la scrofule articulaire, que les caractères de ses formes ulcéreuses; mais tous ces éléments de diagnostic se tiennent, et nous retrouvons dans d'autres régions, et au milieu de tissus d'organisation différente, des effets analogues de l'influence strumeuse: que présentent en effet, au scalpel de l'anatomiste, les parties sur lesquelles a sévi la scrofule, si ce n'est des hypertrophies du derme avec induration de son tissu, ou dépôt dans ses aréoles d'un liquide tantôt séreux, tantôt séropurulent; des kystes celluleux renfermant un liquide jaunâtre, au milieu duquel nage une matière caillebottée et caséiforme, des ganglions lymphatiques ou simplement hypertrophiés, ou rouges et transformés en un tissu serré, grisâtre et comme fibreux? Dans presque tous ces ganglions existe la matière tuberculeuse, soit infiltrée, soit sous forme de granulations enkystées ou non enkystées ; quelquefois même, le tissu ganglionnaire a disparu, et la matière tuberculeuse existe seule autour des ganglions malades. On trouve dans le tissu cellulaire des foyers purulents ou séro-purulents, qui, quelquefois, communiquent avec le ganglion ramolli; la matière tuberculeuse, souvent convertie en un liquide séreux verdâtre, ou en matière pultacée et caséiforme; enfin, des colorations, des décollements, souvent l'atrophie et quelquefois l'érosion du derme.

La *cicatrisation* des ulcères scrofuleux offre des phénomènes variés et importants à noter; souvent elle n'est que partielle, et peut avoir lieu, dans ce cas, soit au fond même de l'ulcère, soit dans une partie des téguments qui le recouvrent; ceux-ci, souvent roulés sur eux-mêmes, se cicatrisent parfois dans cette bizarre position; ailleurs, ils forment une cicatrice libre et flottante à la surface même de l'ulcération.

Les cicatrices complètes n'offrent pas davantage de régularité; elles sont toujours plus ou moins déprimées, à bords fongueux et proéminents; elles ont, ainsi que les parties voisines, une teinte violette ou bleuâtre qui diminue avec le temps, mais ne disparaît jamais entièrement. Nous devons rappeler ici d'autres colorations également violacées, mais plus circonscrites, et qui succèdent soit aux indurations cutanées, soit aux abcès froids dont nous avons fait plus haut la description.

Marche et durée. La maladie scrofuleuse a toujours, quelle que soit sa forme, une durée fort longue; sa marche offre, du reste, beaucoup d'inégalité: elle peut rester long-temps stationnaire; souvent on la voit disparaître dans un point et se reproduire dans un autre; elle est

aussi sujette à des retours fréquents, même après une
guérison apparente de plusieurs années. Elle guérit assez
souvent d'elle-même à l'époque de la puberté ; cette terminaison spontanée est surtout commune lorsque les sujets sont entourés de conditions hygiéniques favorables ;
elle n'entraîne que très-rarement au tombeau celui qui
en est atteint ; quelquefois, elle se termine par résolution ; mais son mode de terminaison le plus ordinaire est
la *suppuration.*

L'inflammation ne joue qu'un rôle fort secondaire
dans ces altérations strumeuses ; des phénomènes sympathiques, en petit nombre et peu prononcés, accompagnent
souvent des désordres locaux véritablement effrayants ;
toutefois, nous avons déjà dû remarquer qu'il n'en était
pas toujours ainsi, et que le siége du mal et la disposition
organique des tissus affectés influaient, dans beaucoup de
cas, sur l'intensité des provocations sympathiques.

La sensibilité morbide, à peu près nulle dans les tubercules cutanés et sous-cutanés, dans les engorgements
glanduleux, surtout s'ils siégent au milieu de parties dont
la mollesse et la facile dépression se prêtent à leur augmentation de volume, se réveille dès que le mal se trouve
renfermé dans des cavités inextensibles comme l'oreille,
ou contenu par des tissus fibreux, comme dans la scrofule articulaire. Le voisinage d'organes importants et doués
eux-mêmes d'une vive sensibilité imprime également à
la maladie scrofuleuse un cachet d'irritabilité et une
force de réaction sympathique tout-à-fait exceptionnelles ;
le lecteur a pu faire cette remarque à propos de la scrofule muqueuse, et particulièrement de l'ophthalmie scrofuleuse. Mais, on aurait tort de mettre au nombre

des accidents propres à la maladie scrofuleuse, les symptômes caractéristiques de certaines lésions organiques aiguës, et plus ou moins graves, qu'elle peut amener par
suite de son extension, et qui sont fort souvent la conséquence des désordres pathologiques les plus dissemblables.

Le caractère presque constant de la scrofule est la lenteur et l'indolence; la fièvre qui parfois l'accompagne
est celle de l'épuisement et de la consomption. Les malades se plaignent rarement; ils sont, dans beaucoup de
cas, d'une indifférence extrême sur leur état, et les excitations morales ne doivent pas plus être épargnées à la plupart d'entre eux que les stimulants organiques.

Il ne s'agit ici que de la scrofule externe; le même langage serait loin de pouvoir toujours être appliqué aux cas
nombreux de scrofule interne, surtout de celle qui se
porte si souvent sur les tissus membraneux du tube digestif et des bronches, etc., qui simule parfois tous les caractères des maladies les plus aiguës, et la seule peut-
être qui mette souvent en péril les jours du malade.

La maladie strumeuse est simple ou compliquée; ses
complications les plus ordinaires sont : diverses éruptions cutanées aiguës ou chroniques, des désorganisa-
tions tuberculeuses internes, des caries, des affections
scorbutiques et rhumatismales, etc.

Diagnostic. On ne peut confondre les indurations strumeuses, surtout en y réunissant, comme nous l'avons
fait, les tubercules de l'esthiomène (*lupus* des Anglais),
qu'avec des productions semblables dues à l'influence des
vices cancéreux ou syphilitique; mais il suffit, pour éviter
toute erreur, de comparer les divers phénomènes propres
à ces deux affections.

L'indolence absolue des ganglions lymphatiques strumeux et leur opiniâtreté suffiront toujours pour lesdis-
tinguer du simple engorgement des mêmes organes ; enfin
les ulcères strumeux se distinguent des ulcérations syphi-
litiquesp ar l'absence de toute propriété contagieuse directe
et de tout autre symptôme vénérien, par l'examen des signes commémoratifs, par leur marche lente et leur état
si souvent stationnaire. D'ailleurs, le diagnostic des altérations strumeuses est presque toujours favorisé par les
caractères généraux tirés de la constitution, et par la présence simultanée de plusieurs symptômes appartenant à
la même affection.

Etiologie. Il nous reste peu de choses à ajouter aux détails que nous avons déjà donnés relativement à l'origine
des scrofules dans nos Considérations générales sur ce
genre d'affections ; nous avons signalé parmi les *causes
organiques*, et celles *hygiéniques* ou accidentelles, toutes
les influences d'où peut résulter la prédominance des
fluides blancs dans l'économie ; toutes les causes capables de détériorer ces fluides et de les rendre impropres
à la nutrition, tout ce qui peut augmenter l'action des
ganglions et des vaisseaux lymphatiques.

Nous savons que les enfants d'un tempérament mou et
lymphatique y sont plus particulièrement disposés ; nous
avons, en outre, cherché à établir que la constitution *dite*
lymphatique devait plutôt être considérée comme étant
déjà le premier degré de la scrofule que comme une simple prédisposition à cette maladie ; nous avons indiqué
les différentes conditions de séjour, de nourriture, de
climat, de température, etc., qui paraissent le plus favoriser la disposition scrofuleuse ; nous avons parlé de l'in-

fluence de l'eau de neige, des eaux séléniteuses, etc. : bornons-nous donc à rappeler ici les principaux faits relatifs à l'origine des scrofules, ce point si important et encore si obscur de leur histoire.

Sous le rapport des dispositions organiques, Lalouette pensait qu'un enfant conçu pendant la menstruation pouvait naître entaché du vice scrofuleux ; M. Lepelletier cite deux faits qui semblent militer en faveur de cette opinion. Mais, ce qui est plus certain, c'est que les parents de la constitution la plus chétive, et principalement ceux qu'ont énervés de fréquents écarts de régime, mettent le plus ordinairement au monde des enfants scrofuleux. L'allaitement pendant la gestion est, aux yeux de beaucoup d'auteurs, une cause de scrofule pour l'enfant qui doit naître; on croit aussi généralement que l'allaitement qui s'accompagne de menstruation est une condition favorable au développement du germe scrofuleux. Qu'y a-t-il de plus évident, dans ces différentes conditions, si ce n'est la faiblesse organique qui doit nécessairement en résulter? N'est-ce pas par la même raison que la scrofule est une maladie de l'enfance, époque de faiblesse et de fragilité dans la vie de l'homme, que ce mal attaque de préférence les jeunes filles et les femmes dont la constitution a plus de mollesse et moins de résistance ?

Nous avons fait connaître ce qu'il est raisonnable de penser de la transformation ou de la dégénérescence du virus syphilitique en vice scrofuleux, admises par Astruc, Rosenstein, Camper, Stall, Selle, Portal, Alibert, Richerand, etc., et repoussées par M. Baudelocque.

Nous savons que Dulaurens, Bordeu, Baumès, Pujol, etc., ont admis que la transmission héréditaire de la scrofule s'effectuait au moyen d'un principe spécifique, d'un véritable germe strumeux ; cette opinion, que nous partageons entièrement, n'entraîne pas nécessairement la conséquence que la scrofule est un mal susceptible de se communiquer par le simple contact, d'être, en un mot, *contagieux au premier degré*. (Nous prions, à ce sujet, le lecteur de vouloir bien se reporter à l'article *Virus* de nos Considérations générales). Que prouvent d'ailleurs ces différentes expériences dans lesquelles des enfants sains ont couché à côté d'enfants scrofuleux, des frictions ont été faites sur la peau d'un enfant sain avec du pus scrofuleux, ou mieux provenant d'abcès scrofuleux, d'ingurgitation de matières strumeuses dans l'estomac des animaux ?

D'abord, on sait que le travail de la digestion imprime souvent aux substances les plus hétérogènes, des modifications telles qu'elles perdent leurs propriétés malfaisantes et ne laissent aucune trace de leur action sur nos tissus.

En second lieu, le pus n'est pas, proprement dit, la matière scrofuleuse ; c'est le *tubercule* qui la représente à nos yeux, et nous ignorons si des essais d'inoculation répétés ont été faits *sur l'homme* avec cette matière tuberculeuse ; car les expériences sur les animaux n'appuient jamais que faiblement les assertions de la pathologie humaine.

Enfin le mélange, dans un même lit, d'enfants sains et d'autres scrofuleux, ne prouve rien tant qu'il ne s'agit que de scrofules externes non ulcérées ; la science fourmille de faits qui justifient évidemment le conseil donné, de tout temps, de séparer, autant que possible, des sujets sains, les malades atteints de scrofule bronchique et pulmonaire, surtout lorsqu'il existe des ulcérations et des cavernes ; et quel est le père de famille éclairé ou le praticien père de famille lui-même qui enfreindrait tranquillement ces précautions indiquées par la prudence ? Nous avons nous-même reconnu que les faits manquent pour admettre dans la scrofule la faculté d'une contagion directe, ou de se transmettre par simple contact ; mais cette voie n'est pas la seule ouverte à la contagion : la génération, et surtout l'allaitement, nous en offrent deux voies largement ouvertes ; et nous ne doutons pas un instant qu'un père ou une mère scrofuleux ne mettent le plus souvent au monde des enfants entachés du même vice, de même qu'une nourrice scrofuleuse ne fournisse avec le lait les germes de la maladie dont elle est atteinte.

Parmi les causes déterminantes de la scrofule, la plus puissante et la plus active, selon M. Baudelocque, est la viciation de l'air respiré ; cette cause est, pour l'auteur que nous venons de citer, essentielle, indispensable, et, pour ainsi dire, la seule qui puisse occasionner la scrofule. L'opinion de M. Baudelocque est trop absolue pour être vraie ; il y a dans sa manière de voir exagération, sinon erreur ; ce savant praticien ne tient presque aucun compte de toutes les autres influences que nous avons signalées.

D'après M. de Humboldt, le développement des scrofules serait favorisé par la diminution de l'action électrique, l'absence du calorique et de l'oxigène.

La privation de la lumière et l'étiolement qui en est l'effet paraissent être une cause de scrofule ; enfin, nous avons signalé comme cause active des scrofules, l'abus des

préparations mercurielles ; il est certain que les individus qui ont subi de longs traitements mercuriels contractent une prédisposition à la scrofule susceptible de se
transmettre par la génération.

Telles sont les principales notions que la science possède sur l'étiologie des scrofules ; on voit qu'elles sont
loin d'être complètes, puisque les auteurs sont encore
aujourd'hui partagés d'opinion sur cette question importante. Nous ne pouvons admettre, avec M. Baudelocque,
que la respiration d'un air vicié soit la cause unique des
scrofules, puisque nous rencontrons tous les jours ces altérations sur des individus qui ont toujours vécu au milieu des conditions atmosphériques les plus heureuses ;
nous ne pouvons, d'un autre côté, contester avec ce savant l'action du froid humide sur leur production, puisque c'est réellement dans les pays froids et humides qu'on
rencontre le plus de scrofules ; peut-on nier davantage
l'influence d'une mauvaise alimentation ? Reconnaissons
que toutes ces causes doivent, en affaiblissant l'organisme,
en viciant l'hématose, en rendant les digestions difficiles
et imparfaites, en mêlant à nos humeurs des éléments de
réparation *crus* et mal préparés, disposer nécessairement
à la scrofule, véritable effet complexe d'influences variées,
et dont le principe morbide le plus saillant préexistait
dans l'organisme et n'a trouvé, dans toutes ces causes,
que des éléments favorables à son activité et à son développement.

Pronostic. Le pronostic de la scrofule varie suivant ses
formes, son siége, sa durée, son état de simplicité ou de
complication ; suivant le sexe, l'âge et la constitution du
sujet ; suivant que la maladie est vierge de tout traite-

ment ou qu'elle a déjà été inutilement combattue; mais nous devons dire que l'opiniâtreté si fréquente des affections strumeuses en rend presque toujours le pronostic plus ou moins grave.

On ne doit jamais perdre de vue, lorsqu'il s'agit de porter son pronostic, qu'un simple tubercule cutané ou ulcère scrofuleux est toujours un phénomène qui mérite toute l'attention des parents, parce qu'il est le plus souvent l'indice d'une maladie constitutionnelle que l'on ne guérit pas toujours facilement, que l'âge ne détruit presque jamais d'une manière complète et dont le germe est susceptible d'une transmission héréditaire.

Disons, toutefois, que la scrofule cutanée est la forme la moins dangereuse; que celle des ganglions lymphatiques, surtout lorsque ceux-ci tendent à la suppuration, entraîne, dans beaucoup de cas, des conséquences plus sérieuses; que la scrofule muqueuse n'offre pas la même gravité dans toutes les parties : celle qui affecte la conjonctive oculo-palpébrale peut occasionner, comme nous l'avons vu, la perforation de la cornée, son épaississement, la destruction des bulbes qui supportent les cils, etc., et par suite, sinon la cécité, du moins l'affaiblissement de la vision, le renversement des paupières, l'épiphora, etc.

L'ankylose, complète ou incomplète, peut succéder à la scrofule des articulations; mais la forme strumeuse dont le pronostic est le plus grave est, sans contredit l'esthiomène.

Le pronostic doit également porter sur le nombre, l'étendue et la gravité des lésions concomitantes, sur leur caractère, leur nature héréditaire ou non héréditaire, l'époque de leur développement, etc., toutes circonstances qu'il est important d'apprécier pour établir sûrement son pronostic.

Traitement. 1° Modifier la constitution par des soins hygiéniques appropriés ; 2° opposer au principe morbide les moyens puissants que l'art met à notre disposition ; 3° traiter les accidents locaux en raison de leur siége, de leur étendue, de leur nature ; telles sont les trois principales conditions du traitement anti-scrofuleux.

Moyens hygiéniques. La première chose à faire, lorsqu'on est appelé à donner des soins à un scrofuleux, est de s'assurer des conditions d'air qui l'entourent ; *un air pur et sec* est celui qui convient par-dessus tout ; de là, la nécessité de fuir les habitations basses et humides, les pays marécageux ; à la campagne, un site élevé, autant que possible à l'abri des vents de l'ouest ; dans les villes, des chambres spacieuses, situées de préférence aux étages supérieurs, et disposées de manière à ce qu'il soit facile d'en renouveler l'air intérieur ; l'exposition au midi et au levant est celle qu'il faut toujours préférer.

Après les conditions d'air ambiant, vient l'*exercice,* qui aide puissamment son action ; il doit être en raison de l'âge et des forces du malade, fréquemment renouvelé et jamais poussé jusqu'à l'épuisement ou une extrême fatigue : on a souvent besoin de le diriger chez les enfants ; pris avec régularité et modération, il active la circulation, répartit plus également les humeurs dans les organes excentriques, facilite les digestions, l'hématose et contribue puissamment au rétablissement de la santé. Les maladesse trouvent bien de s'y livrer après chaque repas ; on doit le varier fréquemment, afin que toutes les parties de l'organisation participent successivement à son heureuse influence. Alibert avait depuis long-temps signalé les heureux effets de l'*exercice* chez les scrofuleux, et observé qu'à l'hôpital Saint-Louis, où l'on traite chaque année un grand nombre de ces malheureux, les malades qui guérissent le plus vite, et peut-être même les seuls qui guérissent radicalement, sont les individus employés à différents travaux dans l'intérieur de l'établissement, et ne séjournant dans les salles que le temps du sommeil. M. Guersent a eu de fréquentes occasions de faire la même remarque à l'Hôpital des Enfants; mais, nous ne saurions trop le répéter, l'exercice, pour être salutaire, doit être en raison des forces du malade; s'il les dépasse, et que cet excès se répète souvent, son influence sur la santé perd son cachet favorable, et il devient une nouvelle source d'épuisement et de faiblesse. On aurait tort de croire qu'il est facile, dans ce cas, de prendre pour base de sa conduite les dispositions et le goût du malade lui-même; non, le scrofuleux désire généralement le repos et la tranquillité; le mouvement prolongé lui répugne; il a besoin d'être stimulé pour sortir de son apathie; c'est donc à aiguillonner ses désirs, à lui en susciter de nouveaux, à piquer sa curiosité, à lui créer des motifs variés d'exercice que doivent s'attacher les personnes chargées de lui donner leurs soins.

L'*alimentation* forme un chapitre important dans le traitement des scrofules; la nourriture la plus substantielle et la plus fortifiante est généralement celle qui convient le mieux; on ne peut pas, du reste, établir, à son égard, de règles fixes. Il faudrait, pour cela, que tous les malades se trouvassent pourvus d'un tube digestif également énergique, ce qui n'est pas. Il est rare qu'on observe la scrofule sur des enfants encore allaités; mais cela se voit quelquefois, et, dans ce cas, si l'on supposait que le germe scrofuleux pût avoir été pris avec le lait d'une nourrice, atteinte elle-même de la maladie scrofuleuse, on devrait changer immédiatement cette nourrice et sevrer l'enfant, ou faire terminer l'allaitement par une femme saine et d'une constitution robuste.

Après l'allaitement, et suivant l'âge des malades, on les nourrira de bouillons d'animaux, de viandes de boucherie, de volailles bouillies ou rôties, d'œufs frais, de légumes muqueux, de compotes de fruits, etc. Certaines espèces de poisson dont la chair est plus ou moins animalisée, comme le turbot, le saumon, la truite, etc., conviennent également. Nous pensons qu'on a retranché d'une manière trop absolue *le lait* du régime alimentaire des scrofuleux : il est certain que le lait, les végétaux mucilagineux, les viandes blanches des jeunes animaux conviennent peu pour remédier à la constitution scrofuleuse; mais on ne doit pas perdre de vue que, chez la plupart des malades, une grande susceptibilité organique se trouve jointe à la débilité, et si on n'a pas la précaution d'élever graduellement la muqueuse digestive à un état de vigueur qui la rende capable de digérer, sans souffrir, les matières les plus solides, et de supporter les excitants les plus énergiques, il arrivera souvent qu'on se trouvera brusquement arrêté par l'irritation de cette membrane. Nous pensons donc que, tout en laissant les substances animalisées comme base de la nourriture des scrofuleux, on se trouvera souvent bien de leur adjoindre, de temps en temps, d'autres mets plus doux, des fruits bien mûrs et même un peu de bon lait, qui ne peut fournir à la nutrition que des éléments réparateurs incapables de nuire.

L'eau rougie doit être la boisson habituelle des scrofuleux ; on préfère avec raison les vins de Bordeaux, qui, sous un volume égal, contiennent moins de principe excitant (alcool), et renferment une substance astringente et tonique (tannin) favorable à la digestion. Il est important que l'eau dont les scrofuleux font usage soit pure et parfaitement aérée ; on peut, dans la suite, la remplacer par une décoction de sommités de houblon.

Mais ce qu'il faut retrancher avec soin du régime des scrofuleux, ce sont toutes ces substances indigestes qui, sous forme de pâtisseries, de sucreries, flattent moins l'œil encore qu'elles ne nuisent à l'estomac ; les farineux nuisent par la grande quantité de gaz qu'ils dégagent. Quant aux boissons excitantes, telles que le thé, le café, et, à plus forte raison, toute espèce de liqueurs spiritueuses, elles doivent être sévèrement interdites. On doit, en un mot, considérer le scrofuleux comme un convalescent, étudier, souvent et avec soin, ses dispositions organiques, et n'arriver que par gradations aux aliments les plus excitants et en même temps les plus nourrissants.

Bien que les questions qui se rattachent à l'air, à l'exercice et à l'alimentation des scrofuleux soient les plus importantes, il en est d'autres cependant qui réclament également une grande attention.

Ses *vêtements* seront chauds sans être lourds ; car s'il est nécessaire d'entretenir autour du corps une température uniforme, et de le garantir contre les variations atmosphériques, et surtout l'impression du froid humide, on doit éviter de provoquer la transpiration.

Le *lit* sur lequel il couche sera plutôt dur que mou; on en proscrira la plume et même la laine; un sommier fait avec du crin ou des feuilles aromatiques séchées est le coucher qui convient le mieux : on accorde avec raison une grande préférence aux feuilles de fougère. Notre observation relative aux vêtements s'applique également aux couvertures du lit. Le coucher du scrofuleux doit être sain; mais il faut en écarter cette mollesse qui ne peut que lui faire abandonner avec plus de regret un lieu de repos converti en un séjour de paresse et de *dangereuse inaction*.

Les soins d'une *extrême propreté* devront être journellement donnés au sujet scrofuleux.

Ces soins réunissent la *tenue* de la tête et des cheveux à l'aide du peigne et de la brosse, pour éviter, soit le développement ou l'aggravation des gourmes porrigineuses auxquels les scrofuleux sont sujets, soit la pullulation des insectes vermineux;

Les lotions du visage, pour enlever la chassie des paupières et mettre les glandes de Meibomius à l'abri de l'irritation causée par son contact prolongé; pour s'opposer à l'établissement de ces produits croûteux si ordinaires aux orifices du nez et aux commissures des lèvres;

Les ablutions et les bains généraux ont pour effet de débarrasser la peau des parties huileuses de la transpiration qui s'opposent à ce que cette fonction importante s'exécute d'une manière facile et régulière; mais toute espèce de bains ne convient pas également aux malades qui nous occupent : les bains tièdes, prolongés ou fréquemment renouvelés, auraient l'inconvénient d'augmenter la faiblesse, déjà trop grande; les bains froids sont évidemment plus favorables : on sait quel parti avantageux Tissot a su tirer de leur usage dans le traitement des scrofules ; Borden les recommande d'une manière toute particulière ; Pujol assure qu'un grand nombre de sujets ont été guéris par cette seule méthode. Les médecins anglais administrent les bains froids avec prédilection ; ceux pris à la mer sont les plus favorables, mais tous exigent certaines précautions dans leur emploi. Le premier effet du bain froid est un refoulement des liquides dans les cavités splanchniques, un acte de concentration vitale, bientôt suivi du retour des forces à la périphérie, d'une véritable réaction annoncée par l'état du pouls, la coloration plus ou moins vive des téguments, la chaleur de la peau, la liberté et la vivacité des mouvements, etc. Ces différents phénomènes se suivent avec plus ou moins de rapidité chez les différents malades ; la durée du bain doit donc varier pour chacun d'eux. La meilleure manière d'entrer dans le bain est l'*immersion brusque*. Le moment le plus favorable pour en sortir est celui où s'annoncent les phénomènes de réaction, qu'on se trouve généralement bien de prolonger par le séjour d'une heure ou deux dans un lit sec et chaud. On peut, jusqu'à un certain point, remplacer les bains de mer par ceux d'eau salée, mitigée ou non par l'addition d'une certaine quantité de gélatine.

Les fonctions de la peau seront en outre favorisées par des frictions sèches avec la main, revêtue ou non d'un gant de flanelle, avec des brosses douces. L'usage de la flanelle est un moyen précieux, et qu'il ne faut jamais négliger quand on peut. Ce n'est qu'après avoir ainsi entouré le malade des bonnes conditions d'air, de séjour, d'alimentation et de mille petits soins particuliers, qu'on peut aborder sans crainte le traitement des symptômes caractéristiques de la scrofule : le traitement présente alors d'autant plus de chances de succès que le malade est plus à l'abri de toutes les influences nuisibles, et que les soins d'une hygiène bien entendue et suivie avec persévérance ont remonté ses forces, ranimé sa constitution et disposé les organes à l'action des médicaments.

Traitement médicamenteux. Parmi les remèdes nombreux et variés qu'on emploie contre les maladies scrofuleuses, les uns ont évidemment pour effet de venir en aide aux soins hygiéniques, et de contribuer, avec plus ou moins d'énergie, au rétablissement des forces; les autres semblent exercer, sur l'altération scrofuleuse, une action toute spéciale; d'autres enfin sont principalement destinés à remédier aux accidents locaux du vice scrofuleux, et constituent pour ainsi dire la partie extérieure et chirurgicale du traitement.

La plupart des auteurs voulaient autrefois qu'on débutât, dans tout traitement anti-scrofuleux, par l'administration d'un vomitif ou d'un purgatif. Nous ne pouvons adopter ce conseil comme règle de pratique constante et générale; mais nous ne voyons nul inconvénient à s'y soumettre chez les malades dont le tube digestif est sain, et nous pensons qu'on se trouvera bien de le suivre dans les cas où l'on remarque des symptômes de saburre et d'embarras gastrique, avec perte plus ou moins complète d'appétit et surtout lorsque l'estomac et les intestins paraissent exempts de toute trace d'inflammation.

Les médicaments qu'il est utile d'administrer au malade, en même temps qu'on s'attache à éloigner de lui toute cause susceptible d'entretenir ou de favoriser l'altération strumeuse, et à le tenir entouré des conditions les plus favorables à la guérison, sont tous choisis dans la classe des excitants et des toniques : ainsi, les décoctions préparées avec les plantes amères, les différentes espèces de *gentiane*, de *centaurée*, de *quinquina*, etc. ; les infusions de *camomille*, de *sauge*, de *romarin*, de sommités de houblon, etc. ; les jus d'herbes préparés avec certaines plantes crucifères, le *cresson*, le *beccabunga*, le *trèfle d'eau*, etc. On fait avec les substances amères des préparations vineuses ou alcooliques qui, tenant en suspension le principe médicamenteux, conviennent de préférence aux constitutions molles et dans les saisons humides et froides ; nous préférons, en général, les vins de *gentiane*, de *quinquina*, *antiscorbutique*, etc., aux teintures, comme étant moins excitants et plus toniques. Les sirops inspirent souvent moins de répugnance aux très-jeunes enfants; leur action a moin d'énergie, et leur usage doit être continué plus long-temps.

Les préparations les plus actives se prennent à petites doses et, de préférence, le matin, à jeûn; les infusions excitantes et les tisanes amères se boivent chaque jour, à des doses répétées, et peuvent souvent être continuées pendant les repas, en guise d'eau commune, pour étendre le vin.

La *bière antiscorbutique*, dont on fait journellement usage à l'Hôpital des Enfants, est une boisson qui convient beaucoup aux enfants scrofuleux. (Voir le Formulaire.)

Après les amers et les antiscorbutiques viennent les préparations ferrugineuses. On peut se reporter à ce que nous avons déjà dit des propriétés toniques du fer ; on l'employe pur ou oxidé; Pujol et Baumès conseillent le fer, comme un bon excitant de l'appareil sanguin; l'eau ferrée convient pour boisson habituelle à bien des malades.

Nous pouvons mettre sur le même rang les eaux minérales sulfureuses, prises, autant que possible, à la source même. Tous ces médicaments, on le voit, ne peuvent agir que comme excitants généraux des différents systèmes de l'économie; nous nous sommes déjà plusieurs fois expliqué sur ce mode d'influence, et nous pensons inutile d'entrer, à ce sujet, dans de nouveaux détails.

Mais, outre ces moyens généraux, il en existe d'autres, dont la principale influence peut être particulièrement dirigée sur tel ou tel système de l'économie; c'est ainsi que nous, qui avons principalement pour but le traitement de la scrofule externe, nous trouvons des secours précieux et puissants dans l'usage prolongé des bois sudorifiques (squine, gaïac, sassafras, salsepareille), dans les bains sulfureux et alcalins, dans les bains de mer, etc.

Les bains sulfureux peuvent être préparés et administrés dans toutes les saisons; rien de plus facile que d'en graduer la durée et l'activité; mais, pour qu'ils soient efficaces, on doit les prolonger long-temps et les répéter aussi souvent que possible. Outre l'excitation favorable qu'ils produisent dans les engorgements scrofuleux, ils ont aussi pour avantage de diminuer l'impressionnabilité de la peau, et souvent de préserver, pendant l'hiver, les enfants d'engelures et de rhumes, et de les fortifier contre l'action débilitante des chaleurs de l'été.

Les bains d'eau thermale sulfureuse (celles de Baréges, de Plombières, du Mont-d'Or, etc.) sont préférables à

ceux préparés artificiellement ; mais on retire également
de ces derniers des avantages incontestables.

Les bains de mer fournissent un moyen non moins puissant. Tissot, Cullen, Bordeu, etc., en ont préconisé les
effets, et ce qui doit surtout contribuer à en accréditer
l'usage, c'est le petit nombre de scrofuleux que l'on rencontre parmi les habitants des contrées maritimes.

Plusieurs saisons de bains de mer sont souvent nécessaires, et l'on doit même, dans l'intervalle des saisons,
les remplacer par des bains alcalins, dont l'effet, sans
être identique à celui des bains de mer, s'en rapproche
cependant beaucoup, surtout lorsqu'on ajoute au sel alcalin une faible quantité de gélatine.

La science possède un certain ordre de substances médicamenteuses auxquelles beaucoup d'auteurs attribuaient
la faculté d'exercer sur la maladie scrofuleuse une action
spéciale, et jusqu'à un certain point spécifique, et dont
plusieurs conservent encore aujourd'hui une vogue en apparence méritée.

En tête de ces moyens se trouvent les excitants alcalins;
on les emploie à l'extérieur et à l'intérieur. Le sous-carbonate de potasse fait presque toujours partie des teintures excitantes qui sont prescrites aux scrofuleux. Disons
toutefois que Thomson regarde l'hydrochlorate de chaux
comme un médicament plus souvent dangereux qu'utile,
et M. Guersent avoue ne jamais en avoir obtenu de succès évidents.

L'hydrochlorate de baryte a été quelque temps haute-
tement préconisé dans le traitement des scrofules ; Craw-
ford, Pinel et Baumès rapportent des faits qui semblent
attester que ce médicament a servi plusieurs fois à ré-

soudre certains ganglions engorgés et à cicatriser quelques ulcérations scrofuleuses. Ce remède est cependant à peu près abandonné aujourd'hui même par ceux qui l'ont le plus préconisé. Toutefois, M. Baudelocque en a obtenu d'excellents effets dans des cas d'ophthalmies scrofuleuses contre lesquelles avaient complétement échoué les préparations d'iode.

Les mercuriaux ont été long-temps et assez généralement employés contre les scrofules ; les préparations usitées étaient non-seulement le proto-chlorure hydrargyré (mercure doux), mais aussi le sublimé corrosif (deutochlorure de mercure), des oxides et des sels à bases mercurielles. Warthon conseillait de pousser l'administration du mercure jusqu'à la salivation, soit à l'intérieur, soit en frictions. M. Guersent ne partage pas cette manière de voir : ce célèbre praticien regarde la salivation chez les jeunes malades comme un des accidents les plus fâcheux qu'ils puissent éprouver et comme une cause puissante de prostration. Bordeu et Pujol attachaient un grand prix aux frictions mercurielles faites sur les points affectés et les parties environnantes : on a préféré tantôt le deuto-chlorure, tantôt le nitrate, tantôt le sulfure noir de mercure ; mais, comme chacune de ces substances était presque toujours associée aux amers et aux antiscorbutiques, ces derniers pouvaient avoir la plus grande part dans les avantages de cette médication mixte. Du reste, aujourd'hui la médecine anglaise est, pour ainsi dire, la seule qui continue d'employer les mercuriaux dans le traitement des scrofules : les praticiens français y ont généralement renoncé, à cause de l'incertitude du succès promis par ces médicaments et du danger de leur administration. M. Baudelocque lui-même, après quelques essais infructueux, les a complétement abandonnés.

L'iode et ses composés sont de tous les médicaments proposés comme anti-scrofuleux, ceux qui ont été le plus vivement accueillis de nos jours, et sur l'emploi desquels il est peut-être permis de fonder le plus d'espérance : l'iode s'employe, à l'intérieur, en solution aqueuse ou en teinture : à l'extérieur, sous forme de bains, de pommades, de fumigations : les doses, à l'intérieur, varient depuis un quart de grain jusqu'à un grain dans les vingt-quatre heures, pris en deux fois, moitié matin et soir.

La dose pour les bains, les pommades, les fumigations, varie en raison de l'âge du malade, de la force et du degré d'excitation qu'on veut prévenir ; on trouvera dans notre Formulaire les préparations les plus usitées.

Les médicaments iodurés sont, jusqu'à un certain point, nouveaux dans la pratique médicale, et doivent être, pour cela même, jugés bien différemment par les auteurs selon leurs préventions ou leurs résultats. Quelques médecins regardent l'iode comme une panacée contre les scrofules, tandis que d'autres vont, pour ainsi dire, jusqu'à refuser à cette substance d'une activité incontestable toute influence favorable dans le traitement de ces maladies : il y a ici évidemment, d'une part, exagération, de l'autre injustice. L'iode est loin de guérir tous les cas de scrofules ; toutefois, on ne peut nier qu'il ne contribue puissamment chaque jour à la résolution d'engorgements glanduleux lymphatiques du cou, de l'aisselle, de l'aine, à la guérison de scrofules articulaires, de tubercules cutanés et sous-cutanés ; mais l'énergie même du médicament impose dans son emploi les plus grandes précautions. Nous devons ajouter qu'il n'est pas également utile dans tous les degrés de scrofules, et qu'il importe, par conséquent, de saisir le moment favorable à son administration : c'est principalement au début de la maladie, lorsqu'elle n'a pas encore subi sa dégénérescence tuberculeuse, qu'on se trouve bien des préparations iodurées : elles conviennent surtout chez les sujets mous, pourvus d'embonpoint et qui ne sont tourmentés d'aucune agitation fébrile.

Du reste, les effets de l'iode sont aujourd'hui bien connus. D'après les expériences de MM. Coindet, de Genève, Jœrg, de Leipzig, Wallace, de Dublin, Jahn, de Meiningen, etc., cette substance agit surtout comme un excitant des plus énergiques. L'effet du médicament est loin de se porter toujours sur le même système organique : c'est tantôt l'appareil digestif, tantôt les organes de la respiration, d'autres fois ceux des sécrétions, qui en supportent les effets : rien n'est donc moins constant que l'action de l'iode sous le rapport du siége où elle s'exerce; mais ce qu'il y a de certain, c'est que l'activité du médicament ne se perd jamais, et qu'administré trop long-temps, ou à trop haute dose ou à des époques intempestives, il peut en résulter des accidents plus ou moins graves, qu'on a appelés *phénomènes iodiques* ou *de saturation*, et qui consistent, selon M. Coïndet, dans l'*accélération du pouls*, des *palpitations*, une *toux sèche*, de *fréquentes insomnies*, un *amaigrissement rapide*, la *perte des forces*, l'*enflure* ou le *tremblement des jambes*, la *diminution des sueurs*, etc.

Le tableau des effets de l'iode, tracé par le docteur Jahn, est encore plus effrayant; outre la résorption de la graisse et l'amaigrissement, on y trouve l'augmentation de toutes les sécrétions, la teinte livide et sale de la peau, les sueurs visqueuses, la gêne de la respiration, la présence, à la surface des urines, d'une pellicule grasse et irisée, des diarrhées bilieuses, la tuméfaction des veines superficielles, la lividité des lèvres, la faiblesse du pouls, la surabondance de sérosité dans le sang, la diminution des forces, l'irrégularité des digestions, l'exaltation de la sensibilité, un tremblement des membres analogues à celui que détermine le mercure, un sommeil agité et difficile, etc.; si, malgré cette longue et grave série d'accidents, dit l'auteur que nous venons de citer, on continue l'administration de l'iode, on voit survenir des phénomènes encore plus alarmants : les seins, les testicules et la glande thyroïde s'atrophient, et l'on voit s'établir tous les accidents de la phthisie dite *nerveuse*. Dans plusieurs cas où le docteur Jahn vit survenir la mort, il trouva, à l'autopsie, la graisse totalement disparue, tous les tissus flétris et flasques, les glandes rapetissées et fondues, les ganglions mésentériques, la thyroïde, les capsules surrénales, le foie, la rate et les ovaires (*Arch. génér. de Méd.*, ch. 23, pag. 543).

Les doses d'iode nécessaires pour produire de tels effets sont extrêmement variables; le docteur Gairdner a vu les symptômes les plus graves survenus après une semaine de l'usage de cette substance, prise à la dose d'un demi-grain trois fois par jour : et Brera parle d'une jeune fille qui éprouva, dans plusieurs parties, les symptômes d'une vive excitation pour avoir pris, pendant trois jours de suite, un grain et demi d'iode en trois pilules (*Arch. génér. de Méd.*, t. ii, 2ᵉ série, pag. 430).

Reconnaissons, toutefois, qu'à côté de ces exemples, qui

dénotent les dangers des préparations iodées chez certains sujets, on en cite d'autres qui prouvent qu'un grand nombre d'individus supportent sans le moindre accident de fortes doses de ces médicaments; et les faits nombreux qui attestent leur efficacité contre les altérations strumeuses leur assurent pour toujours une place distinguée dans la matière médicale. Ajoutons seulement que leur grande activité peut facilement les rendre dangereux, et que leur emploi réclame une main exercée et des précautions particulières, que l'habitude et l'expérience peuvent seules donner.

Les préparations d'iode séparées des précautions hygiéniques perdent une grande partie de leur influence ; comme aussi leur union avec certaines substances toniques, telles le *fer*, le *soufre*, etc., tout en émoussant leur *acuité blessante*, leur conserve toute leur action médimenteuse, et en fait des agents vraiment précieux dans le traitement des scrofules. Nous ne reviendrons pas ici sur ce que nous avons dit de l'iodure et du sulfure de fer, qui forment la base de notre sirop anti-herpétique et de nos bols dépuratifs ; nous sommes déjà entré, à leur sujet, dans des détails suffisants sur l'action de ces préparations, sur leurs doses, leur mode d'action, les précautions à prendre dans leur emploi, etc. : nous devons seulement ajouter que nous les regardons comme éminemment utiles dans le traitement des maladies scrofuleuses ; nous pensons, toutefois, qu'on doit ici préférer les numéros les plus faibles qui contiennent une égale quantité de principe tonique, et dans la composition desquels n'entre aucun agent purgatif énergique.

Ceci nous conduit naturellement à dire un mot des

purgatifs qui ont été les médicaments le plus anciennement et le plus généralement prescrits contre les affections
scrofuleuses : chaque auteur les prescrivait dans un but
différent et pensait remplir une indication particulière.
Bien que l'expérience ait souvent constaté leur efficacité,
on sait aujourd'hui qu'ils ne peuvent, contre les scrofules,
être pris pour bases d'un traitement rationnel. Lorsque
l'indication d'y recourir se présente, il faut non-seulement
choisir le moment favorable, mais aussi s'adresser de préférence aux préparations les moins irritantes : combien
peu d'auteurs se rappellent aujourd'hui *les pilules de
Grateloup, celles de Janin*, l'elixir de Raulin, etc., et
mille autres préparations qui ont usurpé jadis tant de célébrités mensongères !

Nous en dirons autant des exutoires, souvent prescrits
sans mesure contre les scrofules; nous sommes loin de
prétendre que l'établissement d'un cautère ou d'un vésicatoire doive toujours rester sans résultat chez un scrofuleux : nous possédons, au contraire, un assez grand
nombre de faits qui prouvent qu'ils peuvent être, dans
certains cas, fort utiles pour détourner des organes thoraciques le danger imminent d'une congestion scrofuleuse; mais on ne doit pas perdre de vue que la suppuration qu'ils déterminent peut devenir elle-même une
nouvelle source d'épuisement et de faiblesse. On doit être
assez réservé sur l'emploi de ce moyen et s'attacher d'autant plus à se pénétrer des motifs de cette réserve, qu'il
faut souvent lutter, comme l'observe M. le docteur Jolly,
contre les préjugés de famille, si difficiles à vaincre en pareil cas.

Outre ces moyens généraux, quelques succès ont encore été obtenus avec la ciguë, la digitale, l'hydrochlorate d'or, l'arseniate de soude, l'hydrochlorate de cuivre ammoniacal, id. de chaux, etc.; mais quelques-uns de ces médicaments sont fort dangereux, et l'efficacité des autres n'est pas appuyée sur des expériences assez nombreuses et assez concluantes.

Si le lecteur a suivi avec attention cette longue série de médicaments réputés anti-scrofuleux, il aura pu observer que ceux qui tiennent le premier rang, et peut-être les seuls véritablement actifs, sont les excitants et les toniques, principalement représentés par les amers, les principes sulfureux et surtout ferrugineux : la plupart des autres ne semblent exercer une action efficace que lorsqu'ils leur sont associés. Nous n'hésitons pas, dans notre conviction et d'après nos épreuves répétées, à leur donner la préférence. Nous pensons qu'ils suffisent à la guérison dans le plus grand nombre des cas, mais, nous ne saurions trop le répéter, sous la condition expresse qu'on ne les séparera jamais des préceptes d'une sage hygiène, sans l'application desquels on ne peut espérer qu'un soulagement incomplet, une guérison temporaire.

Traitement local. Le traitement local des scrofules doit être étudié dans chacune des formes que prend la maladie, et modifié en raison du siége, de l'état actuel, de la marche et de l'intensité des symptômes.

Ainsi, dans les tubercules cutanés et sous-cutanés, dans les ganglites scrofuleuses superficielles, on cherche à favoriser la résolution et la suppuration, soit par des pommades fondantes, telles les pommades d'iodure de plomb : id. de potassium, id. d'ammoniaque, id. de mercure, etc. ; soit par des emplâtres de même nature, comme

de dyachilum, de ciguë, de *vigo cum mercurio*, etc.; par
des douches d'eau alcaline ou d'eau de mer, par des cataplasmes résolutifs; par l'application de la laine en suin,
ou de flanelle recouverte de taffetas gommé, etc.

On doit favoriser l'action de ces différents moyens par
quelques révulsifs cutanés et intestinaux quand l'état du
tube digestif n'apporte aucun obstacle à l'emploi de ces
derniers. Les mêmes préparations conviennent également
contre les ganglites tuberculeuses superficielles; on doit
y recourir avec persévérance : les frictions seront douces
et prolongées; les quantités de pommade pour chacune
d'elles doivent être proportionnées à son activité, à l'âge et
à la constitution du sujet.

Cavallo et Jalabert présentent l'électricité comme un
puissant moyen résolutif des tumeurs scrofuleuses; il résulte également de faits publiés par M. le docteur Adrien
(de Châlons), que l'inoculation du *virus vaccin* sur des
tumeurs glandulaires chroniques peut, non-seulement en
opérer la résolution, mais encore modifier avantageusement l'état général du sujet. Cette tentative ne pourrait
toujours être faite avec quelque chance de succès que dans
les cas, peu nombreux, où l'on aurait affaire à des malades non vaccinés; car il résulte de nos expériences per-
sonnelles, faites pendant notre internat à l'hôpital Saint-
Louis, service d'Alibert, que l'effet préservatif du virus
vaccin n'est pas affaibli, et encore moins détruit, par la
présence ultérieure, dans l'économie, des vices scrofuleux ou syphilitique, etc.

Nous ne devons pas oublier de signaler la *compression*
comme un des moyens les plus capables de favoriser la résolution des ganglions scrofuleux. Alibert a bien voulu

parler, dans sa Monographie des Dermatoses, des essais en ce genre que j'ai tentés à l'hôpital Saint-Louis, et du succès obtenu chez plusieurs jeunes malades du pavillon *Gabrielle*. Cette compression s'établit au moyen de rondelles d'agaric superposées, de compresses et d'une longue bande passée un certain nombre de fois sur les points malades.

On ne peut espérer et on ne doit par conséquent, jusqu'à un certain point, tenter la résolution des tumeurs scrofuleuses, que tant que le mal n'a pas dépassé le premier degré ; souvent même alors la tumeur passe, malgré tous les efforts, soit à l'état d'induration, soit à celui d'abcès ou de suppuration, ce qui est, du reste, le plus ordinaire.

On conseille généralement d'attaquer et de détruire les indurations scrofuleuses avec le nitrate d'argent, le nitrate acide de mercure, ou même la potasse caustique ; Wisman et Larrey proposent d'en faire l'ablation ; ce procédé, lorsqu'il s'agit d'engorgements peu volumineux et superficiels, est, sans contredit, le plus expéditif et peut-être le plus sûr ; on obtient, dans tous les cas, des ulcérations de bonne nature et des cicatrices promptes et régulières.

Quant au conseil donné, par plusieurs auteurs, de tenter la résolution des ganglites scrofuleuses au moyen d'applications de sangsues répétées et en petit nombre, nous ne pensons pas qu'on puisse l'appliquer d'une manière générale : il deviendrait nuisible chez beaucoup d'enfants par la déperdition du sang qu'il détermine ; il faudrait tout au plus le réserver pour les sujets qui auraient conservé le plus de force et d'embonpoint ; encore doutons-

nous qu'il réussisse souvent. Autant ce procédé combat
avec promptitude et succès tous les engorgements de nature franchement inflammatoire, même chez de très-jeunes
enfants, autant il nous paraît peu convenable à opposer
à des lésions, locales il est vrai, et qui revêtent, dans
certains cas, les caractères d'une inflammation suffisante
pour provoquer une excitation fébrile plus ou moins prononcée, mais qui n'en sont pas moins symptômatiques
d'une diathèse constitutionnelle, dont la faiblesse et
l'inertie forment les symptômes prédominants. Le repos,
la diète et les applications émollientes suffiront presque
toujours pour triompher de ces inflammations éphémères
et le plus souvent sympathiques ou accidentelles et de
courte durée.

Quelle marche faut-il tenir relativement aux tumeurs
scrofuleuses qui, rebelles à toutes les tentatives de résolution, finissent par se ramollir et passer à la suppuration? Beaucoup d'auteurs conseillent d'attendre l'ouverture spontanée des abcès au lieu de la provoquer avec
l'instrument tranchant. L'avis contraire a été émis par
des praticiens d'un mérite incontestable; on s'expose,
disent ces derniers, en attendant l'ouverture spontanée de l'abcès, à ce que celle-ci n'ait lieu qu'après que la
peau a été amincie et dénudée de tissu cellulaire, au
point qu'il soit désormais impossible d'en obtenir le re-
collement. On dit aussi que l'ouverture de l'abcès scrofuleux ne doit être pratiquée qu'après la fonte purulente
de toutes les parties qui constituent l'engorgement, et que,
dans tous les cas, l'instrument doit être plongé dans la
partie la plus déclive de la tumeur; la plupart de ces préceptes, et ce dernier surtout, sont vrais et d'une applica-

tion journalière. Aucun d'eux, cependant, ne nous paraît pouvoir être donné d'une manière absolue. Ainsi, dans une ganglite cervicale, lorsque l'engorgement est très-considérable, quand la compression exercée par la tumeur a provoqué des désordres sympathiques dans les organes environnants, et principalement l'inflammation du tissu cellulaire, faut-il, lorsque tout annonce sa conversion en pus et que la peau, qui a elle-même plus ou moins participé à cet état de phlogose, menace de s'amincir et de s'abcéder, attendre ce résultat spontané ou le prévenir par une ponction prématurée, et lors même qu'on sait fort bien que la masse glanduleuse n'est elle-même que peu ou point ramollie? Nous n'hésitons pas, dans ce cas, à nous prononcer pour l'affirmative ; une conduite opposée exposerait à l'inconvénient des ruptures spontanées de la peau, et de plus, à des décollements considérables, à des fusées purulentes dont la suite pourrait être au moins des abcès par congestion, etc. ; au lieu que le *pus cellulaire* une fois évacué, la scrofule se rapproche de l'extérieur; l'action directe des médicaments en devient plus facile, et l'ouverture provoquée, et qu'on a soin d'entretenir libre, fournit à l'humeur, à mesure qu'elle se forme, une issue facile et à l'abri de tout inconvénient. On ne doit, selon nous, attendre la fonte purulente complète d'un engorgement tuberculeux et son ouverture spontanée, que lorsqu'il est peu considérable et qu'il a son siége dans des régions dépourvues d'organes importants ou d'un tissu cellulaire abondant.

Le traitement des engorgements scrofuleux abcédés spontanément ou avec le secours de l'art rentre, pour ce qui est des soins locaux, dans celui des abcès froids et cesse de faire partie de notre sujet; tout ce que nous pouvons ajouter, c'est que les décollements et les trajets fistuleux peuvent être combattus par des lotions alcalines ou iodurées, par des injections de même nature; dans quelques cas, on est forcé d'en venir à l'extraction de la matière tuberculeuse, dont la présence entretient la suppuration et l'ulcération, etc.

Nous devons, avant de passer au traitement des ulcères scrofuleux, nous occuper des moyens particuliers à opposer au tubercule de l'esthiomène.

Les moyens par lesquels on conseille d'attaquer les tubercules de l'esthiomène, sont presque tous choisis dans la classe des excitants ou des caustiques; on a principalement pour but de modifier la vitalité des parties malades et de déterminer une salutaire excitation. L'huile animale de Dippel, le nitrate d'argent, la potasse, le beurre d'antimoine, le nitrate acide de mercure, le cautère actuel, les poudres et les pâtes arsenicales sont les topiques auxquels on a recours le plus ordinairement. L'emploi de ces escharrotiques varie nécessairement en raison du volume des parties à détruire; plusieurs applications successives deviennent le plus souvent nécessaires. Il est rare qu'on soit à même de tenter la résolution du tubercule de l'esthiomène; les malades se présentant presque toujours avec des ulcérations plus ou moins étendues; et comme ces dernières réclament, en général, le même traitement que le tubercule lui-même, nous exposerons de suite les considérations thérapeutiques qui les concernent.

Lorsqu'il s'agit d'un tubercule ou d'une ulcération d'esthiomène peu étendue et assez récente, l'art conseille d'en essayer l'ablation d'un seul coup, par l'application suffisante de caustique: ce moyen a quelquefois réussi; mais si le mal est trop étendu, le plus sage est d'agir successivement et par points isolés; on doit toujours, avant d'appliquer le topique, débarrasser, au moyen de corps gras ou d'applications émollientes, les surfaces malades des produits croûteux qui les recouvrent fréquemment.

Toutes les fois qu'on veut pratiquer une cautérisation superficielle et peu douloureuse, on promène sur les points affectés, soit un pinceau légèrement imbibé d'huile animale de Dippel, soit un crayon de nitrate d'argent; le nitrate acide de mercure et la pâte arsenicale du frère Côme doivent être préférés dès qu'on veut agir plus profondément; le nitrate acide de mercure est un caustique avantageux dès qu'il s'agit de cautériser fortement le nez et l'entrée des fosses nasales.

Chez les enfants, et dans les *lupus* peu étendus, on peut employer la poudre arsenicale de Dupuytren; on en saupoudre les surfaces ulcérées et dépouillées de croûtes. L'acide arsenieux, qui entre dans sa composition, était, aux yeux de Dupuytren, un caustique spécifique; une couche d'un millimètre, au plus, suffit pour chaque application. On peut incorporer cette poudre dans de l'onguent rosat ou la délayer dans l'eau de gomme dans les cas où l'on craint qu'elle ne soit enlevée ou entraînée. On doit toujours attendre que la poudre ou la pommade tombe d'elle-même, ce qui n'a lieu qu'au bout de huit ou dix jours, et on renouvelle les applications jusqu'à parfaite guérison.

Dans les ulcérations considérables ou trop multipliées, il est mieux de n'agir à la fois que sur des surfaces d'un pouce à deux d'étendue. M. Rayer conseille, quand l'ulcère est ancien et très-indolent, d'en ranimer d'abord la surface à l'aide d'un vésicatoire avant de commencer l'usage de la poudre. On doit, pour obtenir tout l'effet qu'on se propose, en employant la poudre arsenicale de Dupuytren, en conserver scrupuleusement les principes constitutifs; tous deux paraissent nécessaires à son action.

Cette poudre a, sur celle du frère Côme, l'avantage de ne pas déterminer d'érysipèle autour des parties sur lesquelles on l'applique; son action est, il est vrai, moins énergique, mais on peut, sans danger, revenir plusieurs fois à son application (Rayer).

La *poudre arsenicale du frère Côme* doit être réservée contre les esthiomènes anciens et invétérés; ce n'est que chez l'adulte qu'on peut recourir à son emploi.

On ne se sert plus aujourd'hui du cautère actuel; quel que soit, du reste, le caustique auquel on ait eu recours, lorsque les croûtes qu'il a déterminées se détachent, on trouve au-dessous d'elles une ulcération de meilleur aspect et qui tend à se cicatriser; mais il est rare qu'une seule cautérisation suffise, on est le plus souvent forcé d'en pratiquer un plus ou moins grand nombre, et ce n'est qu'à force de persévérance et de soins qu'on finit par obtenir, dans les cas heureux, la guérison complète de ce mal redoutable.

Dans notre Formulaire, nous donnons la composition de deux pommades contenant, dans des proportions différentes, un certain nombre de substances actives dont la réunion, sous cette forme, nous a constamment paru produire les plus heureux effets dans les cas assez nombreux d'esthiomène où nous les avons employés. Leur formule nous a été suggérée non-seulement par l'étude approfondie des phénomènes qui accompagnent cette grave altération, mais aussi par l'observation attentive de l'action, sur nos tissus, de chacune des substances qui entrent dans leur composition.

Douées d'une propriété stimulante des plus énergiques, leur emploi doit être surveillé avec attention. On est souvent obligé de les substituer l'une à l'autre ; il suffit d'une simple onction sur les parties malades. Le but principal auquel on doit tendre, selon nous, dans le traitement de la plupart des cas d'éthiomène, est d'établir une suppuration de bonne nature là d'où découle un ichor sanieux et plus ou moins fétide ; il faut donc, comme nous avons déjà dit, changer la vitalité des surfaces malades ; c'est cette importante modification que nous avons constamment obtenue par l'emploi des pommades dont la formule se trouve à la fin de cet ouvrage. Seulement il faut s'attacher à maintenir l'irritation qu'elles déterminent dans un état constant de salutaire modération. Trop faibles, les tissus restent mous et gorgés, les liquides exhalés ne varient pas ; trop forts, ils deviennent d'un rouge vif et extrêmement douloureux ; ils ne donnent plus qu'un pus sanguinolent.

Nous n'avons pas à exposer ici les soins à donner pour prévenir ou remédier, soit au renversement des paupières, soit à l'oblitération des orifices naturels, soit à l'irrégularité et à la difformité des cicatrices et aux autres accidents que peuvent entraîner les ulcères de l'esthiomène ; de même que nous devons observer qu'il est impossible d'appliquer sans danger au traitement interne de la même affection chez les enfants, soit plusieurs des caustiques ci-dessus énumérés et plus ou moins étendus, soit d'autres préparations d'une activité analogue, dont les essais chez l'adulte n'ont pas toujours été exempts d'accidents graves et sont loin d'avoir constamment répondu à l'attente du praticien et à l'espoir du malade.

Les amers et les dépuratifs sont ici les seuls et les meilleurs moyens qu'on puisse mettre en usage conjointement avec les prescriptions hygiéniques les plus sévères; mais revenons aux ulcères scrofuleux considérés d'une manière générale.

On est souvent forcé d'en aviver la surface, soit par des lotions avec des liquides stimulants, tels que le vin, les dissolutions alcalines, sulfureuses ou iodées; soit en les saupoudrant d'acide citrique, d'alun, de crême de tartre, de calomel, etc.; les cataplasmes d'oseille ou de ciguë sont encore souvent employés; enfin, pour ce qui est des fongosités, des clapiers purulents, des esquilles ou des autres corps devenus étrangers qui peuvent exister, on se comporte, pour chacun de ces accidents, en raison des règles de l'art, lesquelles sont, du reste, applicables à une foule de cas analogues, et ont pour principal but de déterger les surfaces malades, de les rendre moins irrégulières, d'éloigner les obstacles à la cicatrisation, et d'arriver, en laissant les traces les moins difformes possibles, à une guérison trop souvent bien long-temps attendue.

La plupart des moyens que nous venons d'examiner, sauf quelques modifications subordonnées à la nature des complications, sont applicables dans les cas d'exostose, de périostose, de carie ou de nécrose scrofuleuses; d'autres, comme nous l'avons vu, conviennent plus particulièrement à la scrofule cutanée. Recherchons maintenant quelles indications particulières peut offrir la scrofule du système muqueux, et d'abord l'*ophthalmie scrofuleuse*.

La fréquence des phénomènes inflammatoires qui la compliquent et la nécessité de prévenir, dans bien des cas, les désordres qu'elle peut occasionner dans la fonction si importante de la vision, rendent souvent nécessaire l'application de quelques sangsues derrière des oreilles, à la nuque et le long des jugulaires, de préférence aux tempes et aux paupières, à cause des phénomènes de gonflement et d'érysipèle que les piqûres provoquent presque toujours dans ces dernières parties.

Ware et Scarpa comptaient encore plus sur les purgatifs doux et répétés que sur les évacuations sanguines, pour combattre les symptômes aigus de l'ophthalmie scrofuleuse; on se trouve souvent fort bien de faire concourir l'emploi de ces deux moyens, en y joignant des pédiluves fréquents et sinapisés.

On doit, toutes les fois qu'on le peut, faire avorter les pustules en les touchant avec un pinceau chargé d'azotate d'argent : outre que ce moyen prévient souvent l'ulcération, il agit encore comme un excellent anti-phlogistique.

Le meilleur moyen, au dire des ophthalmologistes les plus distingués, d'arrêter l'ulcération du bord libre des paupières et de la faire cicatriser est de la toucher à plusieurs reprises avec un caustique et surtout l'azotate d'argent fondu, en ayant soin de le faire pénétrer dans les trajets fistuleux qui se rendent aux glandes de Meibomius.

Les collyres opiacés, ceux d'azotate d'argent, etc., employés long-temps et d'une manière suivie, réussissent fort souvent très-bien. Mais, quel que soit le topique auquel on ait recours, il ne produit qu'un soulagement momentané ou mieux reste souvent inefficace, lorsqu'il n'est pas secondé par un traitement général approprié et le concours si puissant des moyens hygiéniques.

L'*otite scrofuleuse*, tant qu'elle est accompagnée d'une vive douleur, doit être combattue par des injections calmantes et narcotiques : ici, les évacuations sanguines ne deviennent nécessaires que dans les cas rares où le mal est assez intense pour provoquer un trouble général et la fièvre ; quelques révulsifs cutanés et intestinaux suffisent le plus souvent pour dissiper avec les topiques anodins les phénomènes d'excitation qui s'opposaient à l'emploi des moyens résolutifs et mieux appropriés à la nature du mal.

En tête de ces moyens se placent les exutoires derrière les oreilles ou à la nuque, les injections stimulantes : celles d'eau iodée ou chlorurée jouissent d'une vogue méritée ; on ne doit cependant pas négliger les eaux sulfureuses, celles alcalines, les dissolutions de plomb, de sulfate de zinc et surtout d'eau de goudron, etc.

Les écoulements du nez, de la vulve, seront combattus par des moyens analogues : la disposition des parties permet ici de recourir à un certain nombre de topiques gras fort avantageux, et dont les formules se trouvent à la fin de cet ouvrage ; mais disons, en terminant cet article, dont la haute importance peut seule excuser la prolixité, qu'une précaution conseillée par les praticiens les plus recommandables consiste à terminer le traitement et à consolider la guérison chez un grand nombre de malades par l'établissement d'un exutoire, dont la suppuration doit être long-temps et scrupuleusement entretenue : ce moyen est très-efficace pour livrer aux humeurs un libre passage ;

prévenir les congestions de la matière tuberculeuse sur les organes internes et s'opposer aux récidives d'un mal toujours opiniâtre et sujet à des retours d'autant plus pénibles, qu'ils sont parfois complétement inattendus et dont la puberté ne garantit pas toujours.

TROISIÈME GROUPE.

Si la théorie des *virus*, au lieu de conserver le caractère d'incidence qui lui appartenait dans un traité des affections essentiellement chroniques du premier âge, avait été la pensée dominante de notre travail, nous eussions cru d'une bonne logique de commencer nos descriptions par celles des gourmes syphilitiques, en les faisant précéder des considérations qui se rattachent à l'origine et à la nature du *vice vénérien :* cette marche nous aurait laissé le précieux avantage de pouvoir exposer, dès le principe, les arguments et les faits les moins irrécusables et les plus généralement reconnus en faveur de notre thèse ; mais, d'un autre côté, elle présentait l'inconvénient de mettre en première ligne des maladies beaucoup moins communes que toutes celles dont nous nous sommes occupé, et d'intervertir, sans motif suffisant, un ordre qui nous a paru résulter de la succession naturelle des phénomènes morbides et de leurs rapports avec l'organisme.

Nous savons effectivement que les gourmes dartreuses sont les premières altérations qui se rencontrent le plus ordinairement chez le nouveau-né : certains de leurs éléments pathologiques (l'achore bénin et surtout l'achore lactumineux) ne sont, dans la plupart des cas, qu'une conséquence de l'organisation : il n'en est déjà plus

ainsi de la scrofule : son apparition est plus tardive; elle
coïncide, en général, avec les premières secousses morbides résultant soit d'évolutions organiques importantes,
telle la dentition; soit de lésions positives et prolongées
de tel ou tel organe : le cachet pathologique, malgré l'apparence contraire, perce jusque dans les symptômes les
moins alarmants, et le changement ou la modification des
principales conditions qui entourent l'existence du sujet
sont presque toujours indispensables à la guérison.

Enfin, dans les gourmes syphilitiques, dont il nous reste
à tracer l'histoire, le principe de la maladie se montre,
pour ainsi dire, à découvert : ses ravages sur nos tissus
sont souvent rapides et profonds; sa présence occulte
dans l'économie, quoique étant un phénomène assez fréquent, n'est qu'un calme trompeur dont l'interruption,
souvent inattendue, est signalée, chez beaucoup de sujets,
par le développement rapide des accidents les plus graves;
enfin, un caractère distinctif, peut-être plus important
que tous les autres, nous est fourni par le traitement : la
science possède dans les préparations mercurielles un véritable spécifique contre les ravages de la syphilis, lequel,
dans des *mains habiles et exercées*, tient ses propriétés
antidotiques presque toujours au niveau de l'influence
morbide elle-même.

Mais, avant de passer aux descriptions des gourmes syphilitiques, mettons en parallèle les caractères distinctifs
des principes virulents avec la marche et la nature de ces
altérations.

Rien de plus obscur que les différentes notions qui se
rattachent à l'origine des maladies syphilitiques : rien de
plus connu et de mieux décrit que leurs symptômes et

les règles de leur traitement. Le mot *syphilis* est lui-même l'objet de plusieurs versions étymologiques : Swediaur le fait dériver de deux mots grecs, σύν, avec, et φιλία, amitié; Bosquillon, de σιφλός, difforme : la première de ces opinions n'a pas besoin d'être expliquée ; la seconde est sans doute principalement fondée sur l'étendue et la gravité des ravages exercés par la maladie lors de son apparition en Europe.

La *syphilis* a-t-elle été importée d'Amérique par Christophe Colomb, comme le soutient Oviedo, auteur contemporain de ce fameux navigateur? Est-ce plutôt en Sicile, en Espagne ou en France qu'a existé son berceau originel? N'est-elle qu'une dégénérescence de la lèpre et des autres affections cutanées qui ont régné d'une manière si générale et si effrayante en Europe, du quatorzième au quinzième siècle, comme le pense M. Lagneau? Ne doit-on voir en elle, comme semble le prouver l'étude attentive des faits qui se rattachent à son histoire, qu'une affection commune à toutes les époques et à tous les peuples? Un fait certain, c'est qu'il faut descendre jusqu'au quinzième siècle pour trouver des notions suivies sur ce mal étrange, qui rencontra dans les guerres des croisades et le bouleversement du moyen-âge des éléments si nombreux et si favorables à son activité, qu'on vit de toutes parts surgir, par son influence, une multitude de symptômes restés jusque là peut-être inaperçus, et dont la violence força l'attention en même temps qu'elle effraya les esprits.

Il suffit de lire le troisième livre du Pentateuque, attribué à Moïse, pour se convaincre que, dès le temps des Hébreux, on connaissait la gonorrhée comme un écoulement contagieux résultant d'un coït impur, et dont les suites pouvaient être fort graves; aussi le législateur recommande-t-il, à ce sujet, les précautions hygiéniques les plus étendues.

Il serait facile de retrouver décrits la plupart des symptômes vénériens dans les œuvres d'Hippocrate, de Galien, de Celse; dans ceux, plus récents, de Henster, de Gruner, de Swediaur; dans les poésies de Dioscoride et de Juvénal, dans les traités de Paul d'OEgine, de Lanfranc, de Gui de Chauliac, de Backet, etc.

Il existe en Angleterre des statuts qui remontent jusqu'au onzième siècle, et en vertu desquels tout concierge qui serait pris ayant chez lui des femmes affectées de la maladie vénérienne aurait à subir une forte amende.

Ces quelques citations suffisent pour nous démontrer que, de tout temps, les auteurs ont reconnu et signalé des symptômes qui ne sont autres que ceux de la maladie vénérienne, et qu'on savait provenir le plus ordinairement, alors comme aujourd'hui, du rapprochement des sexes; que, de plus, la plupart de ces symptômes morbides se transmettaient par contagion directe ou le simple contact.

Le temps et l'expérience n'ont fait que consacrer ces différentes assertions, et la science a fait faire à l'étude des maladies vénériennes d'incontestables progrès; on peut affirmer qu'ils ont porté beaucoup plus sur la distinction à établir entre les phénomènes morbides, sur les caractères distinctifs qui les séparent, sur leur marche, leur durée, etc., que sur les notions qui se rattachent au principe de la maladie, à la nature de la syphilis et à son caractère contagieux.

La multiplicité des transmissions contagieuses, leur rapidité et leur extrême facilité, qui étaient telles dans les premiers temps, au dire de la plupart des auteurs, qu'il suffisait de toucher au malade ou à ses vêtements, de respirer quelques instants l'air de son appartement, etc., pour subir les effets de la contagion, ont dû faire admettre, dès le principe, dans les maladies syphilitiques, la présence d'un *virus* transmissible, et à l'influence duquel il était tout naturel d'attribuer les ravages de la syphilis.

Cette *entité virulente*, que nous retrouvons jusque dans l'antiquité la plus reculée, a successivement parcouru les diverses phases de notre histoire, a su résister à toutes les vicissitudes de l'art, et nous est échue encore entourée de tous les prestiges du raisonnement et des faits. La médecine physiologique elle-même, dans les premiers temps de son prosélytisme outré, s'est trouvée réduite à la remplacer par des mots différents (*inflammation spécifique*), qui laissent subsister tout entière la pensée dominante et primitive, et constituent un vrai cercle vicieux, incapable de séduire aucun observateur judicieux. Les preuves que les auteurs de tous les siècles ont attaché la même idée au mot *virus* se trouvent dans les lois de Moïse; dans les statuts anglais du onzième siècle; dans l'ordonnance de la reine Jeanne, rendue en 1347, et concernant les maisons de débauche dans la ville d'Avignon; dans cette multitude de repaires consacrés, au moyen-âge, à l'isolement et à la séquestration des maladies réputées contagieuses, et au nombre desquelles figuraient, pour la plus grande part, les affections vénériennes; enfin, dans les précautions de notre police sanitaire elle-même, que l'œuvre remarquable du vertueux et dévoué Parent du Châtelet nous montre d'autant plus nombreuses et actives, que nous nous rapprochons davantage de notre époque de civilisation et de science.

Malgré l'évidence du caractère contagieux dans les maladies syphilitiques, tous les efforts de l'intelligence ont échoué dès qu'il s'est agi d'expliquer la nature de l'élément pathologique, agent de la contagion, et le champ des hypothèses est encore le seul qui soit ouvert aujourd'hui à cette importante question.

Nous ne rappellerons aucun des détails historiques dont nous avons étayé nos Considérations générales sur les virus; nous dirons seulement qu'on s'est demandé si celui de la syphilis était le produit d'une altération morbide, une espèce d'être animalisé pouvant se développer, sans germe préexistant, chez une personne isolée, et par conséquent sans le concours de circonstances se rattachant à l'état et à l'exercice des organes sexuels; en un mot, si le virus syphilitique était susceptible d'un *développement spontané*. Benoît Verati, cité par Astruc, Huber, médecin allemand, et Cullerier lui-même ont penché pour l'affirmative; MM. Richond et Devergie n'hésitent pas à se ranger du même avis; mais des assertions, tel mérite qu'aient leurs auteurs, ne suffisent pas pour établir irrévocablement un fait, et nous ne trouvons pas dans les observations qui les appuyent des éléments suffisants de conviction.

Le pus est le véhicule ordinaire de la contagion syphilitique; mais on a pensé que la salive, la sueur, le lait, le sperme, le souffle même, pouvaient également lui servir de moyen de transmission. Nous ne doutons pas que ces divers produits sécrétés ne puissent devenir des voies de contagion chez des individus atteints d'une syphilis constitutionnelle, et dont toutes les parties de l'organisme sont par conséquent imprégnées de virus ; aussi n'hésitons-nous pas à admettre comme vrais la plupart des faits qui militent en faveur de cette manière de voir, surtout l'observation de Cullerier relative à une femme mariée, près l'ombilic de laquelle se développa une ulcération chancreuse après plusieurs éjaculations faites sur cette région.

Mais nous ne connaissons aucun fait qui nous force à reconnaître que, dans aucun cas, des symptômes de syphilis se soient manifestés chez des individus qui n'avaient reçu aucun germe de la maladie pendant l'acte de la génération, ou de la gestation, ou de l'allaitement, et dont aucune surface absorbante ne s'est trouvée depuis en contact avec le *miasme vénérien* ; et, sans affirmer d'une manière absolue que le rapprochement des sexes et le coït avec les personnes infectées soient toujours indispensables à la contagion, nous regardons cependant ces voies d'infection comme les plus communes et les plus favorables.

Nous n'admettons pas que la matière onctueuse sécrétée par la muqueuse génitale puisse donner lieu à des accidents syphilitiques, parce qu'elle est devenue épaisse et acrimonieuse sous l'influence de sa stagnation par la malpropreté.

Nous n'admettons pas qu'une femme seulement atteinte de flueurs blanches, ou qui se trouve à une époque très-rapprochée de l'évacuation menstruelle, puisse jamais non plus communiquer la maladie syphilitique, à moins qu'elle n'ait eu elle-même auparavant cette maladie, dont les signes extérieurs peuvent avoir disparu, soit d'eux-mêmes avec le temps, soit par l'influence d'un traitement local et incomplet.

Toutefois, il existe une circonstance qui semble, d'après plusieurs observations exactes et des expériences ayant pour but la confirmation du fait lui-même, pouvoir donner lieu au développement spontané de la syphilis ; c'est celle où plusieurs hommes, sains d'ailleurs, cohabitent avec la même femme à des intervalles très-rapprochés.

Les premières notions sur ce fait important, et dont j'ai toujours conservé le souvenir, m'ont été fournies long-temps avant de commencer mes études médicales par la lecture d'une petite brochure ayant pour titre *La Vénusalgie*, mais dont le nom de l'auteur m'a complétement échappé. L'observation de M. Jourdan, relative à ces trois officiers passant la nuit avec la même femme, laquelle contracta une vaginite, et, sur les trois militaires, l'un une blennorrhagie bâtarde, et l'autre un écoulement urétral, vient fortifier cette opinion.

On doit, du reste, se mettre en garde contre tous ces cas de syphilis spontanée : leur extrême rareté, l'impossibilité, chez beaucoup d'individus, surtout chez les femmes, de s'assurer de l'état d'intégrité des organes sexuels, doit le plus souvent laisser supposer, lorsqu'une cohabitation est suivie de symptômes syphilitiques, qu'il existait, chez l'homme ou la femme, quelque altération de même nature.

Ainsi rien ne prouve jusqu'ici que le *virus vénérien* provienne en réalité de la combinaison de plusieurs fluides animaux altérés et viciés, et qu'il ne soit pas, au contraire, constitué par un principe primitivement étranger à notre organisme, et dont l'introduction par contagion devient seule cause des ravages dont nous sommes les témoins.

Nous devons, à ce sujet, parler des découvertes récentes faites par M. le docteur Donné sur la nature intime de la sécrétion syphilitique. Ce savant observateur a trouvé, dans le pus sécrété autour du gland, affecté de chancre ou de simple balanite, des *animalcules vivants*. « Ces animalcules, visibles seulement à l'œil nu, diffèrent peu, dit M. Donné, du *vibrio tineosa* de Muller. »

Le pus sécrété en toute autre partie du corps, quelque altéré qu'il fût, n'a jamais rien présenté de semblable; du pus pris sur un chancre du gland, et qui contenait des vibrions, ayant été inoculé, produisit une pustule. Cette pustule ouverte, et le liquide qu'elle renfermait recueilli avant d'avoir subi l'influence de l'air, et examiné au microscope, présenta une multitude de vibrions semblables. Le pus des bubons syphilitiques, celui des chancres secondaires, situés ailleurs que sur le gland, n'ont pas offert d'animalcules, non plus que celui de la blennorrhagie. On n'en rencontre pas chez la femme dans le mucus vaginal à l'état normal; mais, dans la vaginite syphilitique, la matière des écoulements présente, en outre des vibrions, un animalcule particulier d'une grosseur notable. M. Donné se demande, après la consignation de ces curieuses observations, si l'existence de ces animalcules est liée à la nature de la maladie, à la spécificité de l'écoulement, sans pouvoir rien affirmer à ce sujet. Ce qu'il y a de certain, c'est que l'animalcule ne se rencontre pas dans le mucus vaginal à l'état sain : l'élément vénérien est-il nécessaire à sa production ?

Toutes ces questions seront peut-être long-temps encore à résoudre ; toutefois, en les rapprochant de nos Considérations générales sur les Virus, elles offriront à beaucoup de lecteurs le cachet d'une haute probabilité.

Quoi qu'il en soit de la nature intime de la syphilis, sa propriété contagieuse ne peut plus être un doute pour qui que ce soit, surtout après les courageuses expériences tentées naguère à l'Hôpital des Vénériens, et les épreuves plus récentes de M. Ricord. Il est certain toutefois que toutes les altérations syphilitiques ne sécrètent pas un fluide d'une égale contagiosité : celui du chancre primitif possède cette propriété au plus haut degré ; les végétations sèches, la plupart des syphilides sont les formes pathologiques qui prêtent le moins à la contagion. L'explication de ce fait vient de ce que les dernières altérations ne sont le plus souvent que secondaires et consécutives, et que le principe virulent doit présenter d'autant plus de force et d'activité qu'il est fourni par une affection plus récente, et qu'il jouit, au plus haut degré, de l'espèce de vitalité qui lui est propre. C'est peut-être pour avoir perdu de vue cette importante considération, que beaucoup d'expérimentateurs ont échoué dans leurs essais d'inoculation, et sont devenus anti-contagionistes.

Les régions où la transmission contagieuse s'effectue avec le plus de facilité sont d'abord l'origine des surfaces muqueuses absorbantes : ainsi les organes de la génération, les lèvres, l'orifice nasal, la muqueuse oculo-palpébrale ; viennent ensuite toutes les surfaces cutanées, accidentellement ou artificiellement dépouillées d'épiderme : telles les érosions, les plaies, etc.

On trouve dans les *Archives générales de Médecine*,

tome II, série ii, page 246, un fait raconté par M. Taxandre, et duquel semblerait résulter que du pus vénérien mêlé à des liquides ou autres substances alimentaires, et ingéré dans l'estomac, peut communiquer la syphilis. Nous verrons bientôt qu'il existe, pour l'enfant, des voies d'infection dans la génération, dans la gestation, et surtout dans l'allaitement.

Mais complétons en peu de mots les caractères virulents des maladies syphilitiques.

La syphilis a la propriété de se reproduire en développant, chez un autre individu, des altérations identiques ou analogues à celles qui ont fourni le principe de la contagion ; car on ne serait pas autorisé à nier cette proposition de MM. Marc et Nacquart, par cela seul que le pus d'un chancre donnerait, par exemple, lieu au développement d'une gonorrhée ou d'une pustule muqueuse : la syphilis est représentée par un certain nombre de lésions qui, bien que différentes dans la forme, n'en conservent pas moins les attributs caractéristiques de la maladie vénérienne ; et il suffit de la reproduction de l'une de ces formes, sous l'influence d'un contact impur, pour qu'il y ait une inoculation contagieuse.

On retrouve également, dans les maladies syphilitiques, le caractère d'incubation que nous avons signalé dans les affections des groupes précédents ; un intervalle de plusieurs mois, et souvent même de plusieurs années, sépare l'invasion des symptômes primitifs du développement des accidents consécutifs ; j'ai connu, dans le service d'Alibert, plusieurs femmes affectées de syphilides ulcéreuses et tuberculeuses, et qui affirmaient ne reconnaître d'autres causes à leur mal que de simples écoulements gagnés dans leur jeune âge, et qu'elles avaient eu l'imprudence d'abandonner à eux-mêmes.

Enfin, le traitement établit lui-même un nouveau caractère d'analogie entre toutes ces affections virulentes et chroniques du premier âge ; car si parmi les symptômes primitifs du mal vénérien, plusieurs se présentent à l'état aigu et réclament, sous ce rapport, l'emploi momentané, et pour ainsi dire accidentel, des antiphlogistiques, il n'en est pas ainsi de tous ; ces moyens sont presque toujours inutiles dès qu'il s'agit de combattre des symptômes secondaires ; et quels que soient, du reste, le caractère et la forme de l'altération morbide, sa guérison complète ne peut être obtenue que par l'emploi des dépuratifs, en tête desquels nous devons ici placer les préparations sudorifiques, sans oublier celles de *mercure*, qui jouissent incontestablement d'une propriété *spécifique* et, pour ainsi dire, antidotique dans le traitement de la syphilis ; ce dont nous serons à même de nous convaincre dans la partie de ce chapitre qui a trait à la thérapeutique.

La plupart des observations qu'on a faites sur la syphilis ont été fournies par les adultes, et cependant des symptômes de maladie vénérienne ont été, dès le quinzième siècle, observés sur des enfants nouveau-nés ; recherchons si le mal revêt, dès la naissance, les caractères qui le distinguent dans la suite, et dans quelles conditions différentes se sont opérées les transmissions contagieuses dont on a fait mention.

Il a été reconnu et admis depuis long-temps qu'un enfant affecté de quelque manière que ce soit de la maladie vénérienne, peut, dans l'allaitement, la communiquer à sa nourrice, de même qu'un enfant sain peut recevoir la maladie d'une nourrice infectée ; M. Brassavole, médecin de Faënza, rapporte, en 1551, une observation qui donne de cette double assertion une preuve trop évidente pour que nous ne tenions pas à la consigner ici dans son entier.

« Une dame Or... avait retenu une nourrice n'étant encore qu'à son septième mois de grossesse ; elle força la nourrice, pour entretenir son lait, de prendre un nourrisson à l'Hôpital des Enfants-Trouvés à Ferrare ; cet enfant était né avec la *maladie vénérienne*, et infecta la nourrice sans que celle-ci s'en doutât. La dame Or... accouchée, l'enfant de l'hôpital fut rendu et le sien allaité. Mais, au bout de huit jours, le sein de la nourrice devint malade au point que la mère fut obligée de nourrir elle-même pendant que la nourrice se faisait guérir. Bientôt la mère se trouva également infectée d'*un mal fort grave*, qui ne céda qu'à un traitement fort long et suivi avec la plus grande assiduité ; cette dame eut depuis plusieurs enfants parfaitement sains. »

Cette observation, toute incomplète qu'elle est, nous montre, toutefois, évidemment le *virus syphilitique* passant d'un enfant infecté à la nourrice ; de celle-ci à un enfant sain, qui, à son tour, le communique à sa mère. Du reste, l'observation nous montre souvent de pareils faits ; mais ce que nous regrettons qu'on n'ait pas signalé dans cette observation, c'est à quels signes on avait reconnu l'infection sur l'enfant de l'hôpital ; quels furent les caractères de la maladie chez la nourrice ; si le mal se montra chez elle ailleurs qu'au sein ; si l'enfant de madame Or..., au moment d'être remis à sa mère, présentait des signes extérieurs du mal vénérien, et quels ils étaient ;

enfin quels furent, chez la mère, les symptômes de la maladie, et par quel traitement on obtint la guérison chez tous ces malades.

Jacques Catanée dit avoir vu plusieurs enfants à la mamelle, infectés d'une *syphilis héréditaire*, communiquer cette maladie à leurs nourrices.

L'observation suivante, due à M. Lucas Championnière, est une nouvelle preuve affirmative de ce fait important.

« Une femme, dont le mari avait toujours joui de la meilleure santé, se présenta à l'Hôpital des Vénériens avec un enfant âgé de dix-huit mois, dont tout le corps était couvert d'une syphilide pustuleuse ; la mère offrait aussi, dans différentes régions, de semblables boutons, qui ne laissaient aucun doute sur leur nature ; le mamelon n'avait jamais été malade.

» Cette femme mariée, et dont la moralité ne laissait aucun doute, racontait qu'étant accouchée d'un enfant fort et bien portant, elle se chargea de nourrir l'enfant d'une personne qu'elle ne connaissait pas. Cet enfant était extrêmement maigre et avait le corps couvert de boutons semblables à ceux qu'on observait sur son propre enfant.

» La nourrice, n'ayant aucun soupçon sur la nature de ce mal, allaita les deux enfants sans aucune distinction, les couchant souvent ensemble et confondant leurs vêtements.

» Mais bientôt elle s'aperçut qu'il se développait sur le corps de son enfant des boutons semblables à ceux que portait le nourrisson ; et bien que ce dernier n'eût point de mal à la bouche, il lui survint à elle-même sur le sein,

le dos et la poitrine, de larges croûtes, dont quelques-
unes existaient encore au moment où cette femme se présenta à l'hôpital.

»La mort du nourrisson, qui n'avait pas tardé à avoir
lieu, et l'état de marasme auquel son enfant était lui-
même parvenu, l'avaient seuls déterminée à appeler un
médecin, qui reconnut la double infection vénérienne.»

On doit également à M. le docteur Michu une observation fort remarquable, laquelle constate qu'un enfant infecté a communiqué la maladie vénérienne, d'abord à la
femme qui l'allaitait, ensuite à deux enfants de cette
femme, dont il partageait une partie de la nourriture, se
servant de la même cuillère, etc.

D'un autre côté, Massa regarde aussi l'allaitement
comme une voie de contagion ; mais nous venons de voir
que cette voie de transmission syphilitique est ouverte
pour la nourrice comme pour l'enfant. Levret, voulant
éviter de contagionner les nourrices, proposa de faire allaiter les enfants infectés par des chèvres auxquelles on
pratiquerait des frictions mercurielles.

Il paraît que les conseils de Levret ne furent pas suivis
ou restèrent sans succès, puisqu'on voit, en 1775, les di-
recteurs de l'Hôpital des Enfants-Trouvés d'Aix, en Provence, réclamer pour la seconde fois les conseils de
l'Académie de Médecine en faveur de ces jeunes et fréquentes victimes de l'infection vénérienne ; ce nouvel
appel eut alors pour effet de déterminer à confier les enfants malades à des nourrices elles-mêmes infectées, et il
fut facile de les traiter ainsi l'un par l'autre sans le moindre inconvénient. On choisit dans ce but une maison à
Vaugirard, dont les frais d'entretien furent prélevés par

le lieutenant de police Lenoir sur les jeux publics, de telle
sorte que, dit Leblanc, à la thèse remarquable duquel
nous empruntons la plus grande partie de ces détails, le
*produit d'une passion servit à réparer les accidents
d'une autre.*

L'infection d'un enfant par la nourrice, et réciproquement, est donc un fait acquis à la science et qui a trouvé,
d'ailleurs, sa confirmation jusque dans les observations
les plus récentes. Quant à la manière de concevoir cette
transmission virulente par l'allaitement, nous nous sommes déjà suffisamment expliqué à cet égard, et le lecteur,
en se reportant à nos Considérations générales sur les
Virus, retrouvera les interprétations que nous avons données de cet important phénomène.

Personne ne conteste aujourd'hui que l'accouchement
ne soit une cause fréquente de contagion pour l'enfant
nouveau-né ; il est certain que cette contagion est presque
inévitable lorsqu'il existe sur un ou plusieurs des points
que l'enfant doit franchir pour arriver au monde, quelque
altération syphilitique d'où s'écoule un fluide virulent ;
le danger d'infection sera plus grand encore si c'est à
l'entrée du vagin et au bord de la vulve que se trouve la
lésion, parce que l'enfant reste toujours plus ou moins de
temps en contact avec ces parties avant de franchir le
passage.

Toutefois des faits bien constatés démontrent que l'enfant peut contracter la syphilis jusque dans le sein de sa
mère ; beaucoup de médecins pensent que l'enfant reste
constamment sain pendant toute la durée de la gestation,
et qu'il ne gagne le mal vénérien qu'au passage ou par
l'allaitement. Les causes de cette opinion erronée vien-

nent, dit Leblanc, de l'époque à laquelle le mal commence à paraître ; l'intervalle qui sépare du moment de la naissance celui de l'apparition des premiers symptômes vénériens, est ordinairement le même que celui qu'on retrouve chez l'adulte, entre l'instant de la contagion et l'époque où se montrent les signes extérieurs du mal. Ainsi l'*ophthalmie syphilitique* n'attaque les nouveau-nés qu'au bout de deux ou trois jours, souvent même plus tard ; les *pustules* ne paraissent qu'après quinze, vingt, trente jours et plus de naissance, et ainsi pour les autres symptômes.

Mais les observations suivantes, dues à l'illustre *Cullerier*, ne peuvent laisser aucun doute sur la possibilité de l'infection de l'enfant dans le sein maternel :

1ª Une dame B…, venue à Paris en germinal an 4, pour être traitée de pustules syphilitiques ulcérées et siégeant aux organes de la génération, sur les côtés du tronc, le dos et les extrémités supérieures, déclara être enceinte de sept à huit mois, avoir contracté la syphilis plusieurs mois avant sa grossesse, et avoir déjà suivi plusieurs traitements restés incomplets faute de persévérance. Cullerier la traita, pendant huit jours, avec le sirop sudorifique aiguisé d'un huitième de grain de sublimé, qu'on fut obligé de suspendre, parce que la mère sentait chaque jour diminuer et s'affaiblir les mouvements de son enfant. Bientôt la malade ressentit les douleurs de l'accouchement ; sa délivrance se fit avec lenteur mais sans accident. L'enfant, mort au moment de la naissance, avait le corps couvert de pustules qui eussent présenté les mêmes caractères que celles dont sa mère était atteinte, si elles n'avaient pas été ramollies et macérées par l'eau de l'amnios.

L'évidence de ce rapport, ajoute l'auteur, ne put même pas échapper à la garde-malade, à laquelle on voulait cacher l'état de la mère.

2°. Une dame D..., atteinte d'un écoulement abondant, et dont le mari avait éprouvé plusieurs maladies vénériennes pour lesquelles il n'avait jamais suivi de traitement régulier, accoucha d'un enfant présentant toutes les apparences d'une bonne santé ; mais la garde-malade, en le nettoyant, aperçut à l'anus quelque chose d'extraordinaire. Cullerier, consulté, reconnut sur l'un des replis de la membrane muqueuse deux petites végétations désignées sous le nom de *choux-fleurs*. La mère s'étant décidée à nourrir, elle fut traitée, et son enfant guérit sans autres médicaments que ceux apportés avec le lait ; les végétations s'affaissèrent graduellement, et finirent par se détacher au bout de deux mois environ.

3°. Une femme F... chargée, en l'an 2, d'élever un enfant atteint de la maladie vénérienne, fut prévenue des dangers de la contagion si elle donnait le sein à cet enfant ; en conséquence, elle se décida à le nourrir de bouillie et de lait sucré, le touchant avec précaution , et évitant même de l'embrasser. Mais elle le faisait manger, comme toutes les nourrices, d'abord en portant la cuillère à la bouche pour s'assurer que l'aliment n'est pas trop chaud, et en ramenant ensuite avec la lèvre supérieure sur le bord ce qui restait au fond après que l'enfant avait pris la dose à sa convenance.

Mère elle-même de quatre enfants, dont l'aîné avait huit ans et le dernier dix mois, elle laissait manger à ses enfants le restant de la bouillie du nourrisson et boire ce qu'il laissait de lait sucré ; souvent même elle leur passait quelques cuillerées d'aliments avec la cuillère qui sortait de la bouche du petit malade.

Celui-ci mourut au bout de trois mois, et, quelque temps après, la mère et ses quatre enfants furent reconnus, par Cullerier, affectés du *mal vénérien* et reçus à l'hôpital.

Les symptômes étaient à peu près les mêmes chez tous; on remarquait des chancres aux lèvres et à la bouche ; des chancres et des pustules à l'anus ; deux petites filles en avaient sur les grandes lèvres ; l'enfant allaité, âgé d'un an (13 mois), était le plus malade ; tout le pourtour de l'anus, jusque sur les fesses, était couvert de pustules tuberculeuses, et la bouche *était* garnie de chancres et de *pustules aplaties*. La mère et les enfants, traités par la liqueur de Van-Swieten, guérirent complétement dans l'espace d'environ deux mois, et n'ont pas éprouvé depuis le plus léger retour.

Cette observation présente certains rapports avec une autre citée plus haut et recueillie par M. Michu ; elle est surtout remarquable en ce sens qu'elle nous offre la contagion syphilitique opérée par une double voie : d'abord celle de l'allaitement pour l'enfant le plus jeune de ceux appartenant à la mère, ensuite, pour les autres, infection par *contact médiat* au moyen de la nourriture et des instruments pour la prendre.

Nul doute que la syphilis ne puisse être facilement communiquée à un enfant sain par l'effet de la contagion immédiate ou d'un contact direct entre une partie saine et une surface où siégerait une altération syphilitique ulcérée et humide ; chez l'enfant, les fonctions de la peau ont

31

une telle activité, l'épiderme qui la recouvre est si mince
et si perméable, que nous pensons que la transmission virulente peut, à cet âge, s'opérer non-seulement à l'origine des membranes muqueuses et sur tous les points
volontairement (inoculation) ou accidentellement dé-
pouillés du vernis épidermique, mais aussi sur tous ceux
restés intacts, admettant toutefois pour ces derniers cas la
nécessité d'un contact plus prolongé. Schelling, médecin
allemand, pensait que le seul usage de vêtements ayant
servi à des personnes infectées peut communiquer la syphilis ; que l'infection peut également être le résultat d'un
bain pris en commun.

Les observations qui précèdent nous démontrent que
l'enfant peut contracter la maladie vénérienne dans trois
conditions différentes et à trois époques successives de sa
première existence :

D'abord, à l'état de fœtus, dans le sein de sa mère ; puis
au moment de l'accouchement ; enfin, pendant l'allaitement.

Si l'on se rappelle nos considérations générales sur la
génération, on comprendra facilement que la contagion
peut venir du père, seul infecté, au moment de la conception ; ou bien de la mère, qui contractera la syphilis
pendant sa grossesse et la communiquera à son enfant ;
ou, enfin, du père et de la mère.

L'infection, au passage, pendant l'accouchement, constitue, à proprement parler, une syphilis de cause externe,
et pourrait, à la rigueur, être séparée du chapitre des
gourmes syphilitiques ; mais, comme ce mode de transmission n'influe en rien sur la nature et les formes des
symptômes ; que, d'ailleurs, l'enfant qui naît peut être

considéré comme ne jouissant pas encore de la vie commune, nous laisserons réunies ces différentes sources d'infection et leur accorderons à chacune la même influence.

Qu'une nourrice ait la syphilis au moment d'allaiter un enfant sain, ou qu'elle gagne cette maladie pendant l'allaitement, les conséquences seront toujours les mêmes pour l'enfant.

Un enfant dont les parents, au moment de sa naissance, n'offrent aucun signe apparent de la maladie vénérienne, peut-il être atteint lui-même de la syphilis par cela seul que son père ou sa mère aura contracté autrefois cette affection ?

Les observations suivantes fournies par Cullerier et Leblanc répondent affirmativement à cette question.

1°. Un enfant d'environ trois ans, qui, dans le courant de l'an 5, fut attaqué d'une large pustule à la fesse près l'anus; et d'une autre moins grande à deux pouces au-dessous de la première, lesquelles furent d'abord regardées comme un simple effet de la dentition, puis reconnues, plus tard, pour des signes certains d'infection vénérienne, appartenait à des parents jouissant de la meilleure santé. Seulement, le père avait eu un écoulement qui s'était tari plusieurs mois avant son mariage.

2°. Leblanc prit, à l'Hôpital des Vénériens, l'observation d'une petite fille de cinq à six ans, affectée d'un écoulement, de végétations aux parties sexuelles, de douleurs ostéocopes, sans avoir souffert l'approche d'aucun homme, ni éprouvé antérieurement aucun symptôme syphilitique, et dont le père avait eu un simple écoulement au moment de la conception de cet enfant, et la mère également une blennorrhagie, bien avant la grossesse, et qu'elle qualifiait de flueurs blanches.

Ces faits nous démontrent en outre que, chez l'enfant comme chez l'adulte, le virus vénérien peut rester longtemps assoupi. Nous trouvons une nouvelle preuve de cette dernière assertion dans l'observation suivante, égalementdue à Cullerier :

La femme G..., entrée à l'Hôpital des Vénériens, germinal an 8, ayant des pustules consécutives sur le corps, de légères exostoses et des douleurs ostéocopes (symptômes dont elle avait été attaquée successivement depuis deux ans), avait avec elle son enfant âgé de six mois, qu'elle allaitait. Cet enfant était bien portant et pourvu d'embonpoint; la mère fut traitée par les sudorifiques et la dissolution de sublimé : tous les symptômes se dissipèrent avant la fin du traitement, qui fut continué longtemps à cause de l'ancienneté du mal. L'enfant ne prit de médicaments que ceux qui lui furent communiqués par l'allaitement, parce qu'il n'avait pas d'apparence de mal et parce qu'on pensait que le traitement de la mère suffirait pour détruire le virus chez l'enfant, en cas qu'il existât. Environ un an après, la mère revint à l'hôpital avec son enfant, alors couvert de *pustules tuberculées et croûteuses* sur presque toute l'habitude du corps : la mère ne présentait aucun symptôme de syphilis.

Cette observation est fort remarquable : elle nous montre d'abord un enfant infecté dès le temps de la gestation, puisque l'enfant a présenté les mêmes symptômes que sa mère, et qu'au moment de l'accouchement le mal n'existait pas aux organes sexuels, et chez lequel le virus syphilitique séjourna pendant dix-huit mois sans donner aucun signe de sa présence : elle nous prouve, en second lieu, que le traitement subi par la nourrice ne suffit pas toujours, tel long et complet qu'il se trouve, pour guérir la nourrice et l'enfant.

Sous ce dernier rapport, l'observation que nous venons de citer établit un fait qui peut être considéré comme tout à-fait exceptionnel. Leblanc cherche à l'expliquer en disant que la mère, fatiguée par la maladie et le traitement, n'avait qu'une faible quantité de lait, et que, par conséquent, elle n'avait pu faire passer à son enfant qu'un dose insuffisante de principes médicamenteux. Cet habile observateur ajoute qu'il serait encore possible que le *virus véné-rien*, jusque là caché et assoupi, n'eût pu être atteint par le remède, dont l'efficacité est sur-tout démontrée dans les cas où le mal est développé et exerce toute sa maligne influence.

Existe-t-il chez les nouveau-nés des signes certains auxquels on puisse reconnaître la présence de la maladie syphilitique ?

Les auteurs ont indiqué les teintes jaune, brune ou livide de la peau ; l'aridité des téguments, la présence de taches variées, de squames, d'éruptions érysipélateuses ; la maigreur, la pâleur et les rides du visage ; mais l'expérience a démontré l'insuffisance de ces différents signes : car ils ne sont pas plus communs chez les enfants infectés par la syphilis que sur ceux issus de parents scrofuleux ou dartreux, ou affaiblis par les excès ou d'autres maladies chroniques ; sur les enfants qui ont souffert de la faim et du froid, comme cela se voit souvent parmi les enfants trouvés ; sur ceux qu'on n'a pas allaités et qui ont été mal nourris, etc.

C'est aussi à tort qu'on a donné l'endurcissement du tissu cellulaire comme un signe d'infection syphilitique : ce phénomène, très-ordinaire chez les enfants réunis dans les hôpitaux et issus de parents pauvres, mal nourris et végétant au milieu d'habitations humides et malpropres, se rencontre également sur les enfants de personnes riches, et n'est, dans bien des cas, qu'une suite de l'impression du froid.

Il en est de même des éruptions aphtheuses connues sous le nom de millet, de muguet, qu'on rencontre fréquemment sur quelques points des lèvres, de l'intérieur des joues, du palais, de la langue, etc. ; ces symptômes n'ont de valeur qu'autant qu'ils sont accompagnés des signes rationnels de la maladie vénérienne.

Des indications plus précises peuvent être fournies par l'état de santé des père et mère, par l'aveu ou la connaissance de leur genre de vie, par l'existence de la syphilis antérieure à la conception, et irrationnellement ou incomplétement traitée ; par la présence du mal gagné pendant la grossesse ; enfin, par l'état de la mère au moment de l'accouchement.

Mais les signes rationnels les plus certains se tirent de l'examen de l'enfant et de l'existence sur quelques points de son enveloppe extérieure des symptômes pathognomoniques de la maladie vénérienne.

OPHTHALMIE SYPHILITIQUE.

L'ophthalmie vénérienne des nouveau-nés est une affection très-fréquente et résultat ordinaire d'une infection contractée immédiatement, au passage, par le contact des conjonctives avec des parties abreuvées d'un écoulement contagieux. Elle se montre du deuxième au huitième jour, et elle attaque presque toujours les deux yeux à la fois; la plupart de ses symptômes indiquent une inflammation très-aiguë : la conjonctive s'enflamme, les paupières se gonflent et se ferment; il en sort une matière d'abord séreuse et trouble, ensuite plus épaisse, parfois d'une abondance extrême et d'un blanc tirant sur le jaune; sa facile coagulation par le contact de l'air fait que les paupières restent agglutinées et sont, dans bien des cas, fort difficiles à séparer.

La matière de l'écoulement, reçue sur un linge et desséchée, présente une couleur d'un jaune foncé; mais, à mesure que le mal perd de sa violence, l'humeur, qui avait à peu près la consistance et la couleur de la crême, s'éclaircit de plus en plus, devient filante et finit par reprendre les caractères du mucus. Le gonflement des paupières ne se dissipe qu'après un ou deux septenaires, et la teinte rougeâtre et livide, qui occupait la face cutanée palpébrale, et qui est très-distincte de celle du reste du visage, s'éclaircit et s'efface à mesure que le gonflement diminue.

Cette affection guérit ordinairement avec facilité ; mais, lorsqu'elle est méconnue ou négligée, le mal peut faire des progrès au point de voir la conjonctive s'excorier et s'ulcérer, la cornée s'obscurcir, la vue s'éteindre et même, dans quelques cas très-graves, l'œil se vider complétement.

Il est quelques symptômes particuliers à l'iritis syphilitique qu'il nous paraît utile de consigner ici, bien que cette affection soit assez rare dans le premier âge de la vie.

L'iris offre une teinte cuivrée ayant quelque chose d'analogue aux syphilides du derme ; son tissu se gonfle et prend un aspect tomenteux ; sa face antérieure est veloutée et comme inégale ; la pupille devient irrégulière et prend des formes variées. On aperçoit en outre, à la petite circonférence de l'iris, de petites franges, de petits flocons de couleur roussâtre, nommés *condylomes* par Beer et *crista galli* par Muller.

BLENNORRHAGIE.

La blennorrhagie constitue, chez les petites filles, un symptôme assez commun de syphilis ; on reconnaîtra qu'un écoulement par la vulve a ce caractère, s'il vient de l'intérieur des parties, s'il présente des *variations graduées* dans la quantité et la consistance de la matière qui s'écoule, si, enfin, sa durée se prolonge.

CHANCRES, ULCÉRATIONS.

Les ulcérations syphilitiques ont des caractères qui ne permettent pas de les méconnaître, même dans les premiers mois de l'existence : on n'hésitera pas à affirmer qu'un enfant est atteint du *virus vénérien*, lorsqu'il offrira, peu de temps après l'accouchement, aux parties de la génération, des excoriations rebelles, des ulcères plus ou moins profonds, à forme arrondie, à bords droits et comme taillés à pic, avec une coloration cuivreuse et mieux violacée dans les parties environnantes ; les bords de l'ulcère, sans être durs et calleux, comme chez l'adulte, ont toutefois une consistance assez marquée ; le fond est un peu blafard et n'a pas cette teinte rose des parties accidentellement dénudées.

Cette altération peut exister, chez l'enfant, ailleurs

qu'aux parties génitales : on peut aussi la reconnaître aux lèvres, sur la langue, dans l'intérieur de la bouche, etc.

SYPHILIDES.

La *roséole syphilitique* figure au nombre des symptômes d'infection observés chez les nouveaux-nés ; on la connaît à des taches cuivrées et d'un rouge obscur. Ces taches sont ou bornées à une région du corps (à la poitrine, au visage), ou étendues à toute la surface des téguments ; elles ne sont pas persistantes chez les enfants, et elles ne laissent que fort rarement après elles ces maculatures ternes, grisâtres, cuivrées et livides qui, chez l'adulte, ne disparaissent souvent qu'au bout de plusieurs mois.

Dans quelques cas rares, les traces de la roséole syphilitique se couvrent de petites élevures séreuses et aplaties, ce qui lui donne l'aspect d'une *éruption lenticulaire* ; tantôt de vésicules analogues, pour le volume et la forme, aux *boutons de la varicelle* ; ces deux productions élémentaires sont à peu près les seules dont le développement coïncide, chez le nouveau-né, avec l'apparition des taches roséolées.

Les *tubercules plats* et *humides*, décrits à tort sous le nom de *pustules plates*, puisqu'ils n'offrent que des élevures solides et sans trace de pustule ou de vésicule, sont un symptôme commun d'infection syphilitique chez le nouveau-né ; le siége de ces productions indique, selon Leblanc, l'époque à laquelle le mal a été contracté : ainsi la présence de tubercules sur les organes de la génération, dénoterait une infection récente ; mais quand plusieurs parties du corps sont, en même temps, le siége de ces tu-

bercules, sans qu'on en ait encore observé aux parties génitales, on a, selon le même auteur, toute raison de croire
qu'on a affaire à une éruption consécutive, et que le mal
a été contracté dès le moment de la conception ou dans
les premiers temps de la grossesse et non au passage :
cette conclusion devient plus inévitable encore si le mal
existe déjà au moment de l'accouchement.

Quant aux tumeurs qui se montrent, peu de temps
à près la naissance, à l'aine, aux aisselles, au cou, ou doit,
avant de se prononcer sur leur nature, examiner attentivement les différentes conditions qui ont accompagné leur
développement : nul doute qu'elles n'aient un caractère
vénérien, lorsqu'elles succèdent à une ophthalmie, à des
ulcérations, à des tubercules, etc., surtout si la santé des
parents est équivoque.

Mais, lorsque ces engorgements ne se manifestent que
six mois, un an et même plus, après la naissance, lorsqu'on
n'a remarqué aucun symptôme syphilitique antérieur ;
lorsqu'ils sont précédés de malaise, de fièvre, de mauvaises digestions, d'amaigrissement, lorsque plusieurs
glandes sont en même temps tuméfiées, que l'engorgement
est sans douleur, sans inflammation ; lorsqu'il est libre et
roulant sous la peau, que l'enfant est pâle, etc. : nul doute
qu'on ait affaire à une maladie scrofuleuse, qu'on doit se
garder de confondre avec les signes de l'infection syphilitique.

Du reste, il n'est pas toujours facile de se prononcer avec
certitude sur le caractère primitif ou consécutif de l'altération qu'on a sous les yeux : plusieurs des lésions indiquées
comme primitives par la plupart des auteurs, se retrouvent
dans l'ordre des symptômes consécutifs : tels l'ulcère, le

tubercule, l'exanthème syphilitique, etc. : le degré d'altération auquel le mal est parvenu en dira souvent plus que sa forme : nous avons cependant déjà énuméré plusieurs circonstances bien capables, sous ce rapport, d'éclairer le diagnostic ; il en reste une assez importante et qui a trait également à l'origine du mal : ainsi un enfant né de parents sains, chez lequel il n'existe aucune trace de maladie, et qui au bout de quelques semaines, de quelques mois, est attaqué de chancres aux lèvres ; d'aphthes sur la langue et à l'intérieur des joues ; ensuite, de tubercules ou d'ulcérations à l'anus, aux organes génitaux, aux fesses, etc., a certainement contracté la maladie de sa nourrice, lors même que celle-ci n'offrirait au mamelon ni sur d'autre partie du corps aucune trace actuelle d'infection vénérienne ; il suffit dans ce cas pour que la certitude du diagnostic conserve le même degré de force, que cette nourrice ait été auparavant affectée de la maladie syphilitique.

Il se trouve malheureusement des cas nombreux où le manque de signes positifs empêche de reconnaître la présence de la syphilis : c'est alors que le danger d'infection devient imminent pour la nourrice ; le retard dans le développement des symptômes caractéristiques, et qui est souvent, comme nous l'avons vu, de quelques mois et même d'une année et plus, rend la contagion pour ainsi dire inévitable.

La syphilis, au premier âge, marche généralement avec moins de lenteur que chez l'adulte ; la nature de la lésion élémentaire et surtout son siége influent beaucoup sur son développement. De tous les symptômes extérieurs que nous venons d'indiquer, le chancre ou la syphilis ulcéreuse est celui dont les progrès sont les plus rapides ;

l'ulcère implanté sur le système muqueux marche plus vite que celui de la peau, et l'ophthalmie syphilitique est, sans contredit, la lésion la plus à craindre, puisqu'elle peut être, parfois, assimilée aux affections les plus aiguës et les plus graves, par la vive douleur qui l'accompagne et les désordres souvent irréparables qu'elle peut entraîner.

Chez l'enfant, les produits pathologiques de la syphilis ne se montrent presque jamais stationnaires ; quelques-uns d'entre eux, tel le tubercule, etc., se résolvent parfois d'eux-mêmes ; mais, dans cette maladie, la terminaison la plus ordinaire est l'ulcération ; celle-ci peut donc être primitive et consécutive ; lorsqu'on la néglige ou qu'on l'abandonne à elle-même, elle tend presque toujours à s'agrandir. Tantôt elle ne s'étend qu'en surface, tantôt elle pénètre en même temps dans la profondeur des tissus, n'épargnant aucun organe ; les os eux-mêmes ne sont pas à l'abri de ses ravages.

Les différentes espèces d'altérations syphilitiques que nous venons d'exposer, peuvent exister isolées ou se montrer réunies chez le même sujet ; ainsi, l'enveloppe extérieure peut offrir, ici un exanthème, là un tubercule ou végétation, plus loin une ulcération.

La disparition spontanée de la syphilis est fréquemment suivie de *récidive* après un laps de temps très-variable ; et à son retour, le mal paraît bien souvent sous une forme différente de celle qu'il avait à son origine.

Lorsqu'une ulcération, siégeant sur la peau ou à l'origine du système muqueux, a détruit une grande partie ou toute l'épaisseur du tissu membraneux, la seule terminaison possible est la *cicatrisation*, qui offre encore un nouveau caractère distinctif de la syphilis.

Les cicatrices syphilitiques sont inégales, tournées en spirale ou arrondies, blanches et déprimées.

Ces cicatrices ressemblent parfois à celles qui succèdent à la maladie scrofuleuse, au point qu'on ne peut les en distinguer qu'à l'aide des signes commémoratifs ou d'autres symptômes syphilitiques concomitants.

Outre ces cicatrices difformes, la syphilis peut encore laisser après elle des taches, des engorgements, etc.

Les taches syphilitiques sont ordinairement arrondies, et dépassent rarement la largeur d'une pièce de trois francs ; elles sont généralement peu nombreuses, et se rencontrent surtout au visage, au front et dans les sour-cils ; leur teinte est cuivrée et jamais noirâtre, comme cela arrive quelquefois chez l'adulte ; elles ne sont le siége d'aucune démangeaison, et persistent souvent fort long-temps ; leur teinte plus foncée et leur forme mieux circonscrite les distinguent des taches de la *péliose*.

La syphilis existe souvent comme affection simple et isolée ; elle ne provoque de troubles sympathiques sérieux que lorsqu'elle sévit sur quelque organe important, comme dans l'ophthalmie vénérienne, ou que ses lésions sont confluentes et étendues. Des chancres multipliés peuvent déterminer un mouvement fébrile plus ou moins prononcé ; des douleurs nocturnes sont souvent annoncées, chez les petits malades, par l'agitation et l'insomnie ; des douleurs ostéocopes se rencontrent même quelquefois sur de jeunes enfants négligés ou abandonnés à eux-mêmes.

La scrofule que nous avons vue n'être, dans bien des cas, du moins en apparence, qu'une conséquence de la maladie vénérienne, manifeste quelquefois ses symptômes à côté de ceux qui caractérisent la syphilis, et constitue, pour cette dernière, une complication des plus graves.

Pronostic. Après le diagnostic épars et disséminé que nous venons de donner, il nous reste, avant de passer au traitement, à poser les bases d'un pronostic rationnel. L'ophthalmie syphilitique, qui guérit parfois avec promptitude et facilité, entraîne, lorsqu'on la néglige, par suite des progrès de l'inflammation, l'excoriation et l'ulcération de la conjonctive et de la cornée, le trouble et même la perte complète de la vue : c'est donc une maladie fort grave, et qui doit obtenir toute la sollicitude des parents et l'attention du praticien.

Le pronostic est généralement favorable avec des tubercules peu nombreux, ou des ulcérations superficielles, étroites et peu douloureuses ; défavorable, au contraire, quand l'ulcère est profond, les tubercules multipliés, surtout si l'enfant est déjà affaibli.

Il est d'observation que les tumeurs des aines guérissent mieux que celles des aisselles et du cou; que l'absence de douleur, et surtout d'ulcération, est une condition très-favorable pour l'enfant ainsi à l'abri des dangers de la suppuration.

La vigueur de l'enfant, une bonne nourrice, des soins intelligents, l'aisance des parents font beaucoup en faveur du pronostic.

Mais si aux caractères distinctifs du mal vénérien se joignent une altération prononcée dans la couleur ou la consistance de la peau, un air de décrépitude dans les traits du visage, l'amaigrissement du corps, et par-dessus tout cela, l'impossibilité d'entourer le malade des soins nécessaires, on ne peut conserver qu'un faible espoir de guérison ; enfin, nous devons ajouter qu'une syphilis récente, quels que soient d'ailleurs sa forme et son siége, est toujours moins grave qu'un mal ancien et déjà invétéré.

Traitement. Il ne peut s'agir ici du traitement de la syphilis en général, mais bien des applications thérapeutiques à tel ou tel cas de syphilis originelle observée après la naissance ou dans les deux premières années qui la suivent. Nous ne rappellerons pas davantage toutes les discussions, la plupart encore pendantes, qui ont eu lieu entre les partisans et les antagonistes du *mercure* dans le traitement de la syphilis ; nous dirons seulement que, sans éprouver pour ce métal et ses différents composés l'enthousiasme de certains praticiens, nous sommes encore plus éloigné de le regarder comme un médicament inutile ou capable, dans des mains habiles et expérimentées, d'occasionner aucun des graves accidents qu'on lui a si souvent reprochés ; le danger des préparations mercurielles n'est pas dans leur énergique activité, mais dans l'emploi vicieux qu'on en fait : un médecin habile retirera chaque jour, de leurs propriétés vraiment anti-dotiques, les effets les plus avantageux ; mais elles peuvent, avec l'ignorance et l'impéritie, devenir aussi facilement une arme à deux tranchants et qui blesse celui-là même qui ose l'employer.

La pensée d'une médication directe ne peut guère venir à l'esprit tant qu'il s'agit d'un enfant à la mamelle et quelquefois même qui ne fait que de naître ; aussi a-t-on eu, depuis long-temps, l'heureuse idée de se servir de la mère ou de la nourrice pour faire passer à l'enfant, en même temps que l'aliment, le principe médicamenteux.

Nous avons vu toutefois que ce mode de médication pouvait être insuffisant; et, dans ce cas, on ne doit pas hésiter à donner au malade lui-même les médicaments nécessaires : c'est, d'ailleurs, la seule conduite à tenir dès que l'enfant allaité a dépassé l'âge de l'allaitement, où se trouve dans la nécessité d'être sevré.

Cullerier établit, en conséquence, que l'enfant peut être guéri : 1° en traitant la mère pendant sa grossesse; 2° en traitant la nourrice pendant l'allaitement; 3° enfin par le traitement direct.

Dès 1780 et pendant la longue et brillante pratique de Cullerier, les femmes grosses reçues à l'hôpital et atteintes ou seulement soupçonnées de la maladie vénérienne étaient mises de suite en traitement lorsqu'elles n'avaient pas atteint le septième mois, et conservaient la liberté de se faire traiter de suite ou d'attendre leur accouchement lorsqu'elles avaient dépassé ce terme.

La femme qui ne devait point nourrir son enfant subissait le traitement suivant : après l'avoir préparée par quelques jours de tisane délayante et l'administration d'un léger minoratif, on la traitait soit par les frictions, soit par la liqueur de Van-Swieten, soit par le calomel. Cullerier préfère généralement la liqueur de Van-Swieten, qu'il commençait par donner à la dose d'un huitième de grain, puis un quart de grain, plus tard, enfin, un demi-grain dans les vingt-quatre heures : cette dernière dose était réservée pour les femmes robustes, pour celles que le remède n'irritait pas.

La liqueur se donnait soit dans l'eau de graine de lin, soit dans une dissolution de gomme arabique édulcorée avec du miel ou du sirop; on y joignait, pour éviter l'avortement, quelques bains éloignés et d'une température modérée.

Quinze à vingt grains de sublimé suffisaient pour un traitement ordinaire ; dans les cas graves, on portait la dose de vingt à quarante grains, et on y joignait l'usage quotidien des boissons sudorifiques en tisane ou en sirop.

La dose pour la tisane était un litre par jour ;

Celle du sirop variait de trois à six onces. Cullerier recommande, lorsqu'on ajoute la préparation mercurielle soit à la tisane, soit au sirop, de ne faire cette addition qu'au moment de boire, pour éviter la décomposition.

Dans le traitement par les frictions, la malade en pratiquait une de jour à autre. La dose d'onguent mercuriel variait d'un à deux gros pour chaque friction. On ajoutait un bain tous les quatre jours et quelquefois même seulement tous les six ou huit jours.

On modérait ou on suspendait l'usage des mercuriaux lorsqu'ils étaient mal supportés et qu'ils provoquaient soit l'irritation des voies digestives, soit la salivation ; car, à l'époque dont nous parlons, on ne considérait plus déjà la *salivation* comme une condition favorable au traitement anti-vénérien, mais bien comme une complication qu'on devait s'attacher à prévenir et se hâter de combattre dès qu'elle se déclarait.

Leblanc regarde l'application d'un vésicatoire comme le meilleur moyen à opposer à une salivation trop opiniâtre.

Les femmes traitées par la méthode des frictions étaient plus sujettes que les autres à la salivation ; cet inconvénient, joint à la malpropreté que ce genre de médication, entraîne nécessairement avec lui sont les principaux motifs de la répulsion qu'il inspirait à Cullerier.

Leblanc insiste fortement sur les avantages du traitement spécifique pendant la grossesse ; cette marche, ajoute-t-il, est la meilleure garantie qu'une mère puisse avoir de mettre au monde un enfant bien portant. N'oublions pas, toutefois, que les observations précédentes nous ont démontré que le traitement qui, dans ce cas, guérit la mère ne suffit pas toujours pour assurer la guérison de son enfant ; mais les cas d'insuccès doivent être peu nombreux, surtout lorsqu'on n'attend pas pour se soumettre au traitement, une époque trop rapprochée du terme de la grossesse.

Cullerier se contentait d'administrer aux femmes trop avancées dans leur grossesse quelques paquets de poudre de calomel, des doses légères de liqueur de Van-Swieten, ou de leur faire pratiquer un petit nombre de frictions volantes. On appliquait, en outre, sur les symptômes locaux les topiques indiqués par la nature du mal.

Le traitement proprement dit n'était commencé qu'après l'accouchement et même la cessation complète des sécrétions lochiales.

Du reste, le traitement des nourrices exige beaucoup de douceur et les plus grandes précautions ; la nourriture ne doit pas leur être épargnée ; la sécrétion du lait est souvent fort abondante, et la santé et la vie de l'enfant sont naturellement liées à son entretien.

Pour les enfants qu'on jugeait convenable de soumettre à un traitement direct, on employait soit de légères frictions; soit, à l'intérieur, le calomel uni au sucre et à la rhubarbe dans les proportions suivantes :

> ℞ Calomel en poudre,   5 centigr.
> Rhubarbe   id.   60
> Sucre   id.   12 décigr.

Mêlez selon l'ordonnance. A prendre dans les vingt-quatre heures.

Cullerier n'hésitait pas, dans les cas graves, à recourir au deutochlorure de mercure (sublimé corrosif), d'abord à la dose d'un vingt-quatrième de grain, puis un vingtième, puis un douzième de grain, selon l'âge et la force du malade.

Tels étaient les différents modes de traitement adoptés à l'Hôpital des Vénériens et suivis, pendant de longues années, dans le service de l'illustre Cullerier.

Ces principes de thérapeutique sont encore aujourd'hui ceux d'un grand nombre de praticiens; mais on reconnaîtra que de pareilles médications ne doivent jamais être prescrites ni suivies que par des hommes de l'art; c'est pourquoi nous avons jugé inutile d'entrer, à cet égard, dans des détails plus circonstaciés.

Les *mercuriaux* sont ici, comme on le voit, la base, pour ainsi dire, unique de la médication. Des auteurs pensent que l'adjonction des sudorifiques est un moyen précieux de doubler l'énergique activité du mercure, et d'assurer son heureuse influence. D'autres praticiens affirment qu'un traitement par les sudorifiques *seuls* peut suffire à toutes les exigences, et met à l'abri du danger auquel expose l'usage intempestif ou immodéré des préparations mercurielles. Telle est surtout l'opinion des partisans si vantés des méthodes anti-syphilitiques *dites végétales* ou *naturelles*.

Enfin, un certain nombre de médecins, parmi lesquels figurent des hommes d'un mérite incontesté, s'en remettent encore aux antiphlogistiques, aux anodins et aux simples préceptes hygiéniques pour combattre et détruire les symptômes si variés de la syphilis.

Ce serait sortir de notre sujet que de mettre en présence toutes ces méthodes de traitement et de discuter longuement les avantages et les inconvénients de chacune d'elles. Nous n'avons pas à faire connaître le traitement de la syphilis en général, mais quelles applications thérapeutiques on peut être appelé à faire aux cas heureusement peu nombreux d'infection syphilitique chez l'enfant nouveau-né. Voici toute notre pensée sur la conduite que nous n'hésiterions pas à tenir en pareille circonstance.

Nous commençons par déclarer qu'il nous est impossible de refuser aux préparations mercurielles une action toute spécifique et neutralisante sur le principe actif et virulent de la syphilis ; mais nous n'admettons pas que la maladie vénérienne ne puisse être guérie que par le mercure, et nous pensons qu'il est sage de réserver cet antidote précieux, mais d'une activité souvent dangereuse, pour les cas graves, soit par la multiplicité et l'étendue des altérations, soit par leur caractère chronique et de récidive.

Les faits consignés dans ce chapitre, et que confirment, d'ailleurs, une multitude d'observations recueillies jusque dans ces derniers temps, ne permettent pas de douter qu'une femme grosse ne puisse, étant traitée, guérir en même temps que l'enfant qu'elle porte dans son sein. Un traitement d'un mois suffira, si le mal est récent, primitif,

et caractérisé par des lésions superficielles et peu nombreuses.

La durée du traitement sera double et même triple s'il
s'agit d'une affection contractée antérieurement à la grossesse, si, surtout, il existe des symptômes consécutifs et
qui dénotent une infection constitutionnelle.

La durée du traitement doit encore être subordonnée
à la nature et à l'énergie des médicaments qu'on emploie ;
ainsi, les sudorifiques seront toujours continués plus
long-temps que les mercuriaux. Il faut, en général, n'employer, dans le traitement des maladies qui ont atteint un
haut degré de gravité, que des médicaments éprouvés et
d'une efficacité consacrée par l'expérience. Nous sommes
loin de contester les bons effets obtenus, dans certains cas
de syphilis, par les opiacés, les préparations d'iode, d'or,
d'argent, etc. ; mais aucune de ces substances n'exerce
sur la maladie vénérienne une influence favorable assez
constante pour être prise comme base d'une indication
anti-syphilitique générale. Il faut donc les réserver pour
remplir telle ou telle indication particulière que le praticien éclairé ne manque jamais de saisir, et qui n'é-
chappe qu'à l'ignorance et à la légèreté.

L'enfant infecté dans le sein de sa mère, laquelle n'a
pas été traitée pendant sa grossesse, se trouve dans le
même cas que celui qui n'a contracté le mal qu'au passage, ou de l'enfant sain et qui prend le mal d'une nourrice infectée, avec cette différence, toutefois, que le premier est attaqué nécessairement d'un mal plus ancien et
qui peut avoir revêtu le cachet constitutionnel.

Nous avons déjà vu que la voie de traitement la plus
commode pour l'enfant qu'on allaite est d'administrer à la

nourrice, qu'elle participe ou non à la maladie, les doses de médicaments jugées nécessaires pour la guérison. Seulement, les auteurs conseillent, dans ce cas, d'éloigner toutes les causes qui pourraient compromettre la sécrétion du lait et perdre ainsi le double avantage du traitement et d'une nourriture appropriée aux organes digestifs de l'enfant.

Mais quelle conduite faut-il tenir dans les cas où le traitement imposé à la nourrice ne guérit qu'incomplétement la maladie chez l'enfant, ou lorsque les premiers symptômes du mal ne se montrent qu'après le temps de l'allaitement, ou lorsque celui-ci a été forcément interrompu? Nous pensons, avant tout, qu'alors le traitement direct devient inévitable; et, en second lieu, que ce traitement doit varier selon la nature et la gravité des cas morbides.

Ainsi, un enfant qui serait sous l'influence d'une contagion récente et seulement caractérisée par la présence de quelques symptômes primitifs, tels un écoulement, des chancres ou rhagades superficiels, quelques excroissances ayant leur siége dans le voisinage des régions où s'est opérée l'inoculation, offrira toutes les chances de guérir par l'effet d'un traitement local approprié.

Les accidents inflammatoires seraient combattus par l'emploi des topiques émollients, des mucilagineux, des opiacés. Quelques applications de sangsues peuvent, dans certains cas, devenir nécessaires : cela se rencontre surtout dans l'ophthalmie syphilitique; une ou deux sangsues aux tempes, auprès des malléoles, ou même, comme le conseille Lagneau, sur le centre de chaque paupière, avec l'attention de laisser abondamment saigner les pi-

qûres, procurent souvent un dégorgement fort utile et
parent à de graves accidents. C'est aussi le cas d'insister
tout particulièrement sur la fréquence des lotions et les
soins d'une extrême propreté, afin d'empêcher le séjour
de la mucosité purulente sur le globe de l'œil.

On pourra s'aider également, pour combattre l'inflammation, des révulsifs cutanés et intestinaux, des boissons nitrées, etc.

Une fois la détente obtenue, et lorsque la lésion extérieure ne cède pas, comme cela arrive souvent, au traitement antiphlogistique, on devra s'attacher à obtenir,
soit la cicatrisation des ulcères, soit la dessiccation et la
chute des excroissances par l'emploi méthodique des résolutifs appropriés.

Nous savons que, dans bien des cas, la cautérisation
avec l'azotate d'argent a rapidement triomphé d'une multitude de symptômes syphilitiques extérieurs et circonscrits, et surtout d'ulcérations; mais ce que nous n'avons
garde d'oublier, c'est que l'expérience a maintefois aussi
démontré que la récidive suivait souvent de près ces apparences de guérison plus brillante que positive, et nous
nous rangeons de l'avis des médecins qui regardent la
cautérisation d'emblée comme un moyen de traitement
dangereux et auquel on ne doit recourir qu'avec la plus
grande réserve. D'ailleurs, bien des faits tendent à prouver
que toute altération syphilitique, quels que soient son siége
et sa forme, doit parcourir, avant de disparaître, certaines
phases en apparence nécessaires à sa complète guérison.
C'est donc à aider cette marche, jusqu'à un certain
point périodique, plutôt qu'à l'entraver par une brusque
interruption qu'on doit principalement s'attacher. Les to-

piques que nous préférerions seraient quelque base mercurielle mitigée ou non par l'addition d'une substance
narcotique et incorporée dans un corps gras bien frais et
peu susceptible de rancidité.

Mais nous ne pensons pas que, lors même qu'il ne s'agit
que d'une syphilis superficielle, discrète et récente, on puisse
regarder comme ayant assez fait, d'avoir obtenu la guérison des lésions extérieures par l'emploi d'un traitement
local approprié. On sait combien, chez l'enfant, l'absorption des principes nuisibles se trouve favorisée par une
circulation rapide et une activité toute particulière des
bouches absorbantes ; la prudence exige donc, même dans
les cas les plus simples, de prescrire quelques tisanes diaphorétiques, quelques minoratifs destinés à augmenter
les sécrétions cutanées et intestinales, et à pousser au
dehors, en même temps que les parties excrémentitielles,
les principes virulents qui, échappés à l'action annihila-
trice des médicaments, peuvent séjourner dans l'organisme
et devenir la source d'accidents consécutifs.

À plus forte raison devra-t-on insister sur l'emploi, à
l'intérieur, des diaphorétiques et même des sudorifiques
lorsque le mal est d'une date moins récente et que ses
produits sont multipliés à la surface du corps.

Au nombre des moyens destinés à favoriser les fonctions cutanées, plusieurs écrivains font, avec raison, figurer les bains et les frictions ; ces dernières surtout paraissent exercer la plus heureuse influence, et on ne
saurait les employer trop souvent. On les pratique avec
la main seule ou garnie d'un gant de flanelle, avec une
brosse douce. On les rend, à volonté, adoucissantes, sti-

mulantes, en y joignant l'emploi des topiques anodins ou balsamiques.

Mais serait-il sage de ne recourir qu'aux sudorifiques aidés des révulsifs cutanés et intestinaux chez l'enfant atteint d'une syphilis évidemment consécutive et constitutionnelle? Telle n'est pas notre opinion. En pareil cas, nous n'hésiterions pas à employer le seul médicament spécifique dans la syphilis, le *mercure*.

La plupart des reproches qu'on lui a faits sont loin de l'avoir toujours été avec connaissance de cause; et parmi ses antagonistes, quelques-uns sont gens à système ou possesseurs de prétendus spécifiques. Nous aussi, nous avons, à plusieurs reprises, préconisé dans cet ouvrage l'emploi de certains médicaments dans le traitement des gourmes chez les enfants; nous nous sommes attaché à démontrer les bons effets de l'iodure et du sulfure de fer comme base de notre médication quand il s'est agi de combattre quelqu'une des graves affections qui figurent dans nos deux premiers groupes. Nous avons même la certitude que ces substances, surtout associées aux divers agents qui entrent, comme elles, dans la composition du sirop anti-herpétique et des bols dépuratifs, conserveraient encore leur action favorable dans les cas de gourmes syphilitiques récentes et superficielles; mais nous sommes des premiers à reconnaître que nous regardons ces préparations comme insuffisantes contre la syphilis invétérée, et que le seul moyen de leur conserver contre ces redoutables altérations le degré d'action nécessaire serait de leur adjoindre une base mercurielle.

La science ne fournit aucune donnée certaine sur le choix à faire entre les différentes préparations mercurielles, non plus que sur la manière de les administrer. Chaque composé ainsi que chaque méthode ont, pour ainsi dire, leurs partisans et leurs détracteurs; toutefois, en France, les frictions et la liqueur de Van-Swieten sont les préparations qui se disputent la prééminence; dans le nord de l'Allemagne, on préfère généralement l'oxide noir de mercure; tandis qu'en Angleterre, les frictions sont à peu près le seul moyen auquel on ait recours. C'est au praticien, qui seul peut être appelé à diriger un pareil traitement, à suivre, dans cette circonstance, les conseils de son expérience personnelle ou les inspirations de ses souvenirs d'étude et d'examen.

Là doit s'arrêter notre travail sur les maladies chroniques du premier âge; nous nous sommes efforcé de le rendre aussi complet que possible. Notre désir serait qu'il ne renfermât que les lacunes laissées par la science elle-même, et surtout qu'il pût devenir pour le praticien, comme pour le père de famille éclairé, un guide suffisant pour l'étude et le traitement de ces nombreuses maladies auxquelles l'enfance est sujette, qu'on a le tort, souvent irréparable, de négliger ou d'abandonner à elles-mêmes, et qui deviennent, par l'effet de cette coupable insouciance, une source de chagrins et de douleurs physiques pour des familles entières.

FIN.

FORMULAIRE

dans lequel nous n'avons réuni que les principales Substances
médicamenteuses et Préparations pharmaceutiques employées
dans le traitement des différentes espèces de gourmes.

TISANES.

Infusions diaphorétiques.

Feuilles de bourrache.
    id. de mélilot.
    id. de buglose.
Racine de polypode de chêne.
Fleurs de violette.
    id. de tilleul.
Feuilles de capillaire.
    id. de thé.
Fleurs de camomille.
Feuilles de mélisse.
    id. de sauge.
    id. de romarin.
Fleurs de sureau.

L'usage de ces plantes est conseillé par Lorry ; on prépare avec chacune
d'elles des infusions, en jetant un litre d'eau bouillante sur une quantité de
plantes qui varie de 2 à 8 grammes, selon l'âge et la force du petit malade.

Décoctions sudorifiques.

Sassafras.
Gaïac.
Squine.
Salsepareille.
Buis.
Astragale sans tige.

Chacun de ces végétaux doit être rangé, à cause de son action toute spéciale sur les fonctions exhalantes du tissu cutané, parmi les médicaments

dépuratifs ; on doit toujours les employer en décoction ; la dose varie de 4 à 8 gram. pour 500 gram. d'eau.

Nous avons également indiqué comme possédant une propriété sudorifique incontestable :

> L'ammoniaque (dose : 2 à 10 gout. pour, eau commune, et mieux infusion diaphorétique, 1 litre) ;
>
> L'antimoine et ceux de ses composés dont l'expérience peut autoriser l'usage interne.

Boissons acidulées et rafraîchissantes.

Lorry indique : l'Écorce de câprier,

> la Racine de l'arrête-bœuf,
>
> id. de chardon,
>
> id. d'oseille,
>
> id. de la garance des teinturiers, etc.,

comme fournissant aux petits malades, dans le traitement de l'achore, des boissons agréables et d'un effet salutaire.

Infusions et décoctions amères.

On prépare ces boissons avec les :

> Racine de bardane,
>
> id. de scorsonère,
>
> Feuilles de scabieuse,
>
> La canne de Provence,
>
> La douce-amère,
>
> La saponaire,
>
> La petite centaurée,
>
> La racine de patience,
>
> La chicorée,
>
> Le pissenlit,
>
> Les semences du lupin,
>
> Le cresson,
>
> Le beccabunga,
>
> Le trèfle d'eau,
>
> Les sommités de houblon,
>
> La racine de gentiane,
>
> Les différentes espèces de quinquina.

Une infusion de l'une ou l'autre de ces plantes suffit, chez les très jeunes

enfants, et lorsqu'on a lieu de redouter la susceptibilité des organes digestifs;
mais, le plus ordinairement, on les emploie en décoction. La dose, pour
chaque plante, ne peut pas être identique, car leur activité est extrêmement
variable; toutefois, en indiquant de 2 à 4 gram. pour 500 gram. d'eau commune, on n'aura jamais à redouter les conséquences de sa prescription.

Bière antiscorbutique. (Hôpital des Enfants.)

℞ Raifort récent.	32 gram.
Cochlearia.	16 id.
Bourgeons de sapin.	id. id.
Alcoolat de cochlearia.	32 id.
Bière nouvelle.	2,000 id.

Faites macérer le tout pendant 4 ou 5 jours. Filtrez et conservez. Dose :
plusieurs tasses dans la journée, entre les repas.

Tisanes spéciales.

Tisane anti-scrofuleuse.

℞ Iode.	1 décigr.
Iodure de potassium.	1 décigr.
Chlorure de sodium.	8 gram.
Eau commune.	1 litre.

Cette tisane s'administre par tasses dans la journée.

Autre id.

℞ Sel marin.	8 gram.
Iode.	5 centigr.
Décoction commune.	1 litre.

Cette tisane s'administre comme la précédente.

Autre id.

℞ Décoction de quinquina.	
Eau de mer.	parties égales.

A donner par petites tasses dans la journée.

MIXTURES.

Mixture iodée.

℞ Iode.	3 décigr.
Hydriodate de potasse.	4 gram.

Eau commune.	60	id.
Teinture aromatique.	4	id.

Mêlez.

Anti-scrofuleuse. Dose : trois cuillerées à café par jour.

Autre anti-scrofuleuse.

♃ Chlorure de barium.	4	décigr.
Eau distillée.	125	gram.
Sirop de sucre.	30	id.

Mêlez.

Dose : deux à quatre cuillerées par jour.

SOLUTIONS. (Usage interne.)

Solution iodurée simple.

♃ Iode.	12	décigr.
Iodure de potassium.	25	id.
Eau distillée.	60	gram.

F. s. a. Dose : 1 à 4 gout. par jour dans un verre d'eau sucrée.

Autre d'hydriodate de potasse.

♃ Hydriodate de potasse.	2	gram.
Eau distillée.	30	id.

Mêlez.

Dose : 5 à 20 gout. par jour divisées dans plusieurs tasses de véhicule.

Autre anti-scrofuleuse. (Roseinstein.)

♃ Sous-carbonate de potasse.	30	gram.
Eau distillée.	500	id.

F. s. a. De 10 à 40 goutt. par jour, dans une tisane appropriée.

Autre. (Id.)

♃ Muriate de Baryte.	4	gramm.
Eau distillée.	20	id.

F. s. a. La dose à l'intérieur est de 10 à 20 gout. par jour chez les enfants.

SIROPS.

Les sirops de fumeterre, de pensées sauvages, de gentiane, de quinquina, anti-scorbutique, etc., sont journellement employés dans le traitement des gourmes.

Les doses varient de 16 à 64 gram. par jour ; les deux premiers sont plus souvent employés comme excipient de substances plus actives.

Sirop anti-scrofuleux. (Trousseau.)

℞ Citrate de fer. 4 gram.
  Sirop de sucre. 250 gram.
Mêlez.
Dose : une à deux cuillerées dans les 24 heures.

Autre id. (Ricord.)

℞ Sirop de gentiane. 500 gram.
  Iodure de fer. 30 gram.
Mêlez.
Dose : une à deux cuillerées par jour dans une tisane appropriée.

Sirop anti-herpétique n° 1. (Duchesne-Duparc.)

℞ Décoction concentrée de :
  Petite centaurée.
  Fumeterre.
  Douce-amère.
Puis ajoutez :
  Rhubarbe.
  Iodure de fer.   De chaque   q. s.
  Sirop de sucre.   pour 500 gram. de sirop.

Dose : depuis une cuillerée à café jusqu'à une cuillerée à bouche matin et soir.

Autre id. n° 2. (Duchesne-Duparc.)

℞ Iodure de fer.
  Aloès.
  Daphne mezereum.   De chaque   q. s.
  Salsepareille.   pour 500 gram. de sirop.
  Sel végétal.
  Sirop de sucre.

(En usage chez l'enfant après la seconde dentition seulement.) Dose : une à deux cuillerées à café dans les 24 heures.

Nous n'indiquons pas ici les doses proportionnelles ; le lecteur connaît les motifs de notre silence à cet égard. Chaque sirop est préparé par Mette, pharmacien (29, rue des Lombards), et ne se délivre que sur ordonnance de médecin.

TEINTURES. — ELIXIRS. — VINS MÉDICINAUX.

On emploie souvent, dans la scrofule, les teintures de gentiane, de quinquina, d'iode, d'iodure de potassium, etc.

Teinture anti-scrofuleuse. (Codex.)

♃ Limaille de fer pur.	100 part.
Crème de tartre.	250 part.
Alcool à 35°.	50 part.
Eau de pluie.	3,000 part.

F. s. a. Dose : 10 à 40 gout. par jour dans une tisane appropriée.

Elixir anti-scrofuleux.

♃ R. de gentiane concassée.	30 gram.
Carbonate d'ammoniaque.	8 gram.
Alcool à 20°.	1 litre.

F. s. a. Dose : 2 à 8 gram. dans un véhicule approprié.

Autre id. (Dubois.)

♃ R. de gentiane coupée.	45 gram.
Eau-de-vie.	1 litre.
Carbonate de potasse.	4 gram.

F. s. a. Dose : 4 à 16 gram. par jour, selon l'âge.

Vin anti-scrofuleux. (Parquin.)

♃ Hydriodate de fer.	15 gram.
Vin de Bordeaux.	500 gram.

Dose : Une cuillerée à bouche matin et soir.

POUDRES.

Poudre contre l'esthiomène. (Rayer.)

♃ Calomel à la vapeur.	199 part.	
Acide arsénieux.	1 part.	M.

On applique cette poudre sur les ulcères de l'esthiomène.

Autre épilatoire. (14.)

℞ Chaux du commerce.   30 gram.
   Sous-carbonate de potasse.   60 gram.
   Charbon pulvérisé.   4 gram.

Cette poudre est employée dans le même cas et de la même manière que celle des frères Mahon. La dose doit varier selon l'état plus ou moins enflammé du cuir chevelu.

Autre anti-scrofuleuse. (Smith.)

℞ Sulfure noir de mercure.   15 décigr.
   Poudre antimoniale.   1 décigr.

Et divisez en 4 paquets : un paquet le matin à jeûn.

Poudre de Fordyce.

℞ Tartrate de potasse et de soude.   5 décigr.
   Rhubarbe en poudre.   3 décigr.

Mêlez et divisez en 12 paquets égaux. Dose : deux paquets matin et soir.

Poudre des frères Mahon.

℞ Cendre de bois neuf.   64 gram.
   Charbon porphyrisé.   32 gram.
 Mêlez.

Contre la teigne. On saupoudre chaque jour la tête avec ce mélange.

PILULES.

Pilules anti-scrofuleuses.

℞ Limaille de fer non oxidé.   4 gram.
   Gomme ammoniaque.   4 gram.
   Extrait de petite centaurée.   4 gram.

F. des pilules de 5 décigr. Une matin et soir.

Autres Id.

℞ Lupuline.   8 gram.
   Gomme arabique.   4 gram.
   Extrait de chicorée.   q. s.

F. des pilules de 2 décigr. Deux matin et soir.

Autres id.

℞ Chlorure de barium.   12 décigr.
  Poudre de gentiane.   15 gram.
  Gomme arabique.   4 gram.
  Sirop simple.   q. s.

Pour 192 pilules. Une à deux matin et soir.

Autres id.

℞ Sous-carbonate de fer.   30 gram.
  Extrait de réglisse.   q. s.

Pour 100 pilules. Une à deux, matin et soir.

BOLS. — PASTILLES. — TABLETTES.

Bols dépuratifs au sulfure de fer. (Duchesne-Duparc.)

N° 1. ℞ Sulfure de fer.
  Poudre de rhubarbe.
  Sirop de fumeterre.
              De chaque q. s. p. 100 bols.

Dose : un à deux matin et soir.

Autres id. (Duchesne-Duparc.)

N° 2. ℞ Sulfure de fer.
  Aloès s.
  Rhubarbe.
  Quinquina.
  Sirop de miel.   De chaque q. s. p. 100 bols.

Dose : un à deux seulement dans les vingt-quatre heures ; n'y recourir qu'après la seconde dentition.

Ces deux formules, préparées par Mette, pharmacien, 29, rue des Lombards, ne se délivrent que sur ordonnance de médecin.

Bols anti-scrofuleux.

℞ Éponge calcinée.   24 décigr.
  Sulfate de potasse.   15 décigr.
  Baume de soufre simple.   10 gout.
  Sirop.   q. s.

F. des bols de 2 décigr. Dose : un à deux matin et soir dans un verre d'eau de mer naturelle ou factice.

Pastilles anti-scrofuleuses.

2' Chlorure d'or et de sodium.   25 centigr.
    Sucre.   32 gram.
Mucilage de gomme adragante.   q. s.
Pour 60 pastilles. Une matin et soir.

PURGATIFS.

Sirop de chicorée simple ou composé.   16 à 64 gram.

—

Rhubarbe, racine du *rheum palmatum*. Poudre.   1 à 2 gram.
Sirop id.   4 à 32 gram.

—

Manne, 16 à 40 gram : dans 90 à 125 gram. d'eau commune.

—

Calomel, depuis 10 jusqu'à 30 et même 40 centigram.

—

Jalap, racine du *convolvulus jalapa*.
Poudre, 30 centigr. à 1 gram. Incorporée dans du miel, selon la prescription de Lorry.

—

Sulfate de soude (sel de Glauber), 8 à 16 gram.

—

Tartre stibié, doses très-fractionnées et en lavag. 1 à 3 centigr.

—

Pêcher (Fleurs de). Infus.   4 à 8 gram. pour 500 gram. d'eau.
Sirop.   4 à 32 gram.

—

Aloès (suc épaissi de l'*aloe perfoliata*). Poudre. 5 à 20 centigr.
Teinture.   2 à 6 gouttes.

—

Scammonée (gomme résine du *convolvulus scammonia*).
Poudre.   5 à 20 centigr.
Sirop.   2 à 8 gram.

—

Racine de mechoacan. Poudre. 4 à 15 décigr.

MÉDICAMENTS EXTERNES.

Bain alcalin gélatineux.

℞ Sous-carbonate de soude.   250 gram.
   Gélatine (colle de Flandre).   500 gram.

Faites dissoudre séparément le sous-carbonate de soude et la gélatine;
puis, versez dans suffisante quantité d'eau pour un bain général.

Autre id.

℞ Sel marin.   500 gram.
   Colle de Flandre.   500 gram.

Faites fondre comme dessus, et versez dans suffisante quantité d'eau.
(Ces bains agissent comme anti-scrofuleux.)

Bain anti-scrofuleux.

℞ Hydriodate de fer.   15 à 60 gram.
   Eau pure.   500 gram.

Faites dissoudre et versez dans un bain ordinaire.

Bains iodés.

N° 1. ℞ Iode.   1 à 2 gram.
      Iodure de potassium.   2 à 4 gram.
      Eau distillée.   250 gram.

Faites dissoudre, et versez dans une baignoire de bois contenant la quantité d'eau ordinaire.

Le bain n° 2 contient le double des doses ci-dessus, et ne sera employé
que pour les enfants qui ont dépassé la seconde dentition.

LOTIONS.

Solution sulfureuse.

℞ Sulfure de potasse.   1 à 2 gram.
   Eau chaude commune.   500 gram.

Solution alcaline.

℞ Sous-carbonate de potasse.
   ou de soude.   50 centigr. à   1 gram.
   Eau commune.   500 gram.

Eau blanche.

℞ Sous-acétate de plomb liquide.   5 à 10 décigr.
   Eau commune.   500 gram.

Solution contre l'ulcération scrofuleuse compliquée de syphilis.

℞ Deuto-iodure de mercure.   4 décigr.
   Iodure de potassium.   5 décigr.
   Eau distillée.   500 gram.

F. s. a.

Lotion contre la teigne.

℞ Eau de chaux.   500 gram.
   Sulfure de soude.   185 gram.
   Alcool.   24 gram.
   Savon blanc.   10 gram.

F. s. a. Tous les deux jours, entourez la tête d'un linge imbibé de cette liqueur.

Autre id.

℞ Iode.   5 à 10 centigr.
   Alcool rectifié.   4 gram.
   Eau pure.   500 gram.

Pour les plaies de nature scrofuleuse.

Solution iodurée rubéfiante. (Lugol.)

℞ Iode.   8 gram.
   Iodure de potassium.   15 gram.
   Eau distillée.   60 gram.

F. s. a. L'emploi méthodique et quotidien de cette solution suffit seul, dans bien des cas, pour obtenir la résolution ou la cicatrisation des engorgements et des ulcères scrofuleux.

POMMADES.

Pommade émétisée.

℞ Axonge lavée.   32 gram.
   Tartre stibié.   1 à 2 gram.

Mêlez.

Pommade de goudron.

℞ Axonge lavée.   32 gram.
   Goudron.   2 gram.
Mêlez.

Pommade de goudron camphrée.

℞ Axonge lavée.   32 gram.
   Goudron.   2 gram.
   Camphre.   5 décigr.
Mêlez.

Pommade de soufre.

℞ Axonge lavée.   32 gram.
   Soufre sublimé.   4 gram.
Mêlez.

Pommade d'iodure de soufre.

℞ Axonge lavée.   32 gram.
   Iodure de soufre.   2 gram.
Mêlez.

Pommade d'iodure de mercure.

℞ Axonge lavée.   32 gram.
   Iodure de mercure.   2 gram.
Mêlez.

Pommade d'iodure de plomb.

℞ Axonge lavée.   32 gram.
   Iodure de Plomb.   2 gram.
Mêlez.

Pommade de zinc.

℞ Axonge lavée.   32 gram.
   Fleurs de zinc.   1 à 2 gram.
Mêlez.

Pommade d'hydriodate d'ammoniaque.

℞ Axonge lavée.   32 gram.
   Hydriod. d'ammoniaque.   1 à 2 gram.
Mêlez.

Pommade de chlorure de soufre.

℞ Axonge lavée.   32 gram.
   Chlorure de soufre.   1 à 2 gram.

Pommade d'oxide de manganèse.

℞ Axonge lavée.   32 gram.
   Oxide de manganèse.   2 à 4 gram.

Pommades contre l'esthiomène. (Duchesne-Duparc.)

POMMADE N° 1.

℞ Styrax liquide   90 gram.
   Axonge.   90 gram.
   Deuto-chlorure hydrargyré.   4 gram.
   Tartre stibié.   4 gram.
   Teinture de cantharides.   2 gram.
   Poudre d'euphorbe.   2 gram.

F. s. a. Pom. homog.

POMMADE N° 2.

℞ Styrax liquide.   125 gram.
   Axonge lavée.   60 gram.
   Deuto-chlorure hydrargyré.   8 gram.
   Tartre stibié.   8 gram.
   Teinture de cantharides.   2 gram.
   Poudre d'euphorbe.   2 gram.

F. s. a. Pom. homog.

Ces deux pommades, désignées sous les n° 1 et 2, et contenant chacune les mêmes substances, mais dans des proportions différentes, ont constamment produit les plus heureux effets dans les cas assez nombreux d'esthiomène où je les ai employées.

Leur formule m'a été suggérée non-seulement par l'étude approfondie des phénomènes qui accompagnent cette redoutable dermatose, mais aussi par l'observation attentive de l'action sur nos tissus de chacune des substances qui entrent dans leur composition.

Douées d'une propriété stimulante des plus énergiques, leur emploi doit être surveillé avec attention.

On est souvent obligé de les substituer l'une à l'autre. Il suffit d'une simple onction sur les parties malades.

Le but principal auquel on doit tendre dans le traitement de l'esthiomène, est d'établir une suppuration de bonne nature là d'où découle un ichor sanieux et plus ou moins fétide.

Il faut donc changer la vitalité des surfaces malades; c'est cette importante modification que j'ai constamment obtenue par l'emploi des pommades dont je viens de donner la formule. Seulement, il faut s'attacher à maintenir l'irritation qu'elles déterminent dans un état de salutaire modération.

Trop faible, les tissus restent mous et gorgés, les liquides exhalés ne varient pas; trop forte, ils deviennent d'un rouge vif et extrêmement douloureux; ils donnent un pus sanguinolent.

Pommade contre la teigne.

1.	♃ Charbon en poudre.	30 gram.
	Soufre sublimé.	60 gram.
	Axonge.	160 gram.

F. s. a.

Autre id.

2.	♃ Soude d'Alicante pulvérisée.	90 gram.
	Sulfure de potasse pulvérisé.	10 gram.
	Axonge liquéfiée.	90 gram.

F. s. a.

Autre id.

3.	♃ Soude du commerce.	10 gram.
	Chaux éteinte.	8 gram.
	Axonge.	60 gram.

F. s. a. De chacune 4 à 4 gram. dans les vingt-quatre heures.

Pommade hydriodatée. (Caron de Villards.)

♃ Hydriodate de potasse.	1 décigr.
Onguent rosat.	4 gram.

En frictions légères; gros comme la tête d'une épingle. Contre l'ophthalmie scrofuleuse.

Pommade d'iodure de zinc.

♃ Iodure de zinc.	4 gram.
Axonge.	32 gram.

Dose : 2 à 8 gram. ; en frictions. Contre la scrofule.

Pommade épilatoire. (Cazenave.)

♃ Carbonate de soude.	8 gram.
Chaux.	4 gram.
Axonge.	32 gram.

Mêlez.

Dose : 2 à 4 gram ; en onctions.

Autre id. (Frères Mahon.)

℞ Axonge.	64 gram.
Soude du commerce.	12 gram.
Chaux éteinte.	8 gram.

Mêlez.

Contre la teigne. Dose : 2 à 8 gram. Matin et soir, en frictions.

Là s'arrêtent les différentes formules que nous avons cru devoir consigner à la fin de cet ouvrage. Le lecteur suppléera facilement aux détails que nous avons été forcé d'omettre sur le mode particulier d'action de chaque médicament, que nous n'avons fait qu'indiquer d'une manière énumérative, et les précautions que quelques-uns d'entre eux exigent dans leur emploi. Ce travail est loin d'être complet; aussi, notre intention n'était-elle que de réunir, à propos des affections chroniques du premier âge, les préparations médicamenteuses avec lesquelles on a surtout l'habitude de les combattre journellement. D'ailleurs, la science possède des formulaires trop complets pour que le praticien puisse jamais être arrêté dans ses prescriptions; et nous pourrions même renvoyer, pour les renseignements complémentaires, au formulaire spécial complet qui termine notre nouveau Manuel des Dermatoses.

LISTE DES AUTEURS.

Stahl est le premier qui ait publié, en 1705, un Traité in-8° sur les Maladies des Enfants.

Après lui, viennent :

Hoffmann, qui nous a laissé un Traité clinique des Maladies des Enfants, publié en 1715 et 1753;

Juncker, dont le traité in-4° parut en 1746 ;

Boerrhaave, en 1768; *Armstrong*, dont l'Essai sur les Maladies les plus communes aux Enfants fut imprimé à Londres, en 1777.

Nous devons à *Rosen* de *Roseinstein* un Traité des Maladies des Enfants que *Lefèvre* de *Villebrune* a traduit en français et fait imprimer à *Paris* en 1778. Cinq autres éditions du même ouvrage, en langues différentes, sont des *titres incontestables* de son utilité et de son mérite, et du succès immense qui lui était réservé dès son apparition. Cet ouvrage est écrit pour le peuple, et demeura pendant long-temps le code favori de la médecine domestique. On reproche à son auteur d'avoir été l'un de ceux qui concoururent le plus efficacement à propager le système des maladies vénériennes *déguisées* ou *larvées*, et à faire considérer le *virus vénérien* comme un *protée* qui revêt toutes les formes et prend tous les masques imaginables.

Villebrune a également traduit, en 1786, un ouvrage de *Underwood* sous le titre de Traité des Maladies des Enfants; 1 vol. in-8°.

En 1792, *Alexandre Hamilton* a réuni dans un même

ouvrage, traduit en français en 1798, tout ce qu'on savait alors sur les maladies des femmes et des enfants.

Chambon en 1799 et *Chayne* en 1804 ont laissé, l'un à Paris, un simple essai didactique ; l'autre, à Edimbourg, un traité *ex Professo* sur les affections particulières au premier âge.

L'ouvrage de *Chayne* n'est pas le seul que nous ayons à signaler au commencement du dix-neuvième siècle ; car, bientôt après, parut celui de *Hume* ayant pour titre : Observations sur le Traitement des Maladies internes et externes des Enfants, et sur la manière de les gouverner ; in-8°, *Dublin*, 1803.

Ensuite et successivement ceux d'*Heberden* (Abrégé des Maladies des Enfants, in-8°, Londres, 1805) ;

De Gardien, dans les troisième et quatrième volumes de son ouvrage sur les Accouchements, les Maladies des Femmes, etc.;

De Péraudin, sous la forme d'une simple dissertation ayant pour titre : des principales Maladies des petits Enfants, et surtout celles qui sont annoncées dans le 24e aphorisme d'Hippocrate, sect. 3 ; in-4°, Paris, 1806 ;

De Plenck, sur le Diagnostic et le Traitement des Maladies des Enfants ; Vienne, 1807 ;

D'*Herdmann*, sur la Manière de gouverner les enfants et de traiter leurs maladies; in-8°, Londres, 1807 ;

De Charles *Peschier*, Dissertation sur les Maladies des Enfants; in-4°, Paris, 1809 ; etc., etc.

Si nous jetons maintenant un coup-d'œil sur les ouvrages que nous sommes convenus de classer dans la seconde catégorie, nous trouvons que, dès 1675, *Etmuller*

publia son *Valetudinarium Infantile*, ouvrage qu'on affirme être fort bien pensé et très-sagement écrit;

Que presqu'en même temps, *Harris* fit paraître un
Traité sur les Maladies aiguës des Enfants. Cet ouvrage,
qui eut plusieurs éditions, fut traduit en français par *De-
vaux*, en 1730.

Viennent ensuite les travaux de *Weissius* et *Volcamer*
sur l'Abus des Purgatifs chez les nouveau-nés; ceux de
Wolf sur les causes qui rendent les maladies plus nombreuses et plus fréquentes chez les enfants des personnes
riches, que chez ceux de la classe indigente.

En 1740, *Platner* cherche à prouver dans un *in-4°*
que le sommeil des enfants n'est que l'effet de l'agitation
et du mouvement.

Un an plus tard, *Lichtenberger*, dans un traité de
même format, condamne le mauvais régime suivi pour les
enfants nouveau-nés, et traite de leurs principales affections.

Schulze écrit, en 1758, sur les maladies dues à la faiblesse et à l'indulgence malentendue des mères;

Nous devons à *Pockh* une dissertation sur le Régime
des Nouveau-Nés;

A Guenet, une Instruction abrégée sur les Maladies des
Enfants (1777), dans laquelle l'auteur a su réunir à la
précision et à la clarté des préceptes, les méthodes de cu-
ration les plus simples et les plus efficaces.

Les circonstances qui ont accompagné cette dernière
publication relèvent encore davantage le mérite de l'auteur : il s'agissait pour *Guenet* de seconder les vœux de
Louis XVI, et de faciliter, en les éclairant, la distribution
et l'emploi des médicaments envoyés par le roi dans les

villages où sont allaités les enfants du bureau général des nourrices de Paris.

Papendorp écrit en 1781 sur l'Imperforation de l'Anus chez les Enfants; l'année d'après, *Murray* expose les difficultés du traitement dans les maladies de l'enfance.

En 1788, *Andry* publie ses Recherches sur l'Endurcissement du Tissu cellulaire des Nouveau-Nés ; ce même sujet est traité par *Auvity* deux ans plus tard.

Peu d'auteurs modernes se sont plus occupés des maladies de l'enfance que *Beaunes :* nous lui devons un Traité des Convulsions dans l'Enfance (Paris, 1789) ; des Mémoires sur le Carreau (1788) ; sur l'Ictère des Nouveau-Nés (1788) ; sur les Accidents de la première Dentition ; un Traité sur l'Amaigrissement des Enfants : tous ouvrages du plus grand mérite et couronnés par plusieurs académies.

En 1803, *Leblanc* a écrit un Mémoire sur les Maladies Vénériennes des Enfants Nouveau-Nés, avec exposition des moyens curatifs.

Nous devons à *Pierre Gaspard Forestier* une Dissertation remarquable sur les Maladies des Enfants dues à la dépravation des humeurs des père et mère : cet ouvrage parut également en 1803.

Enfin, nous citerons les travaux de *Lafage* publiés en 1812, sur les Maladies des Nouveau-Nés, depuis leur naissance jusqu'à l'époque de la dentition ;

Ceux de *Finot*, qui ne traitent, au contraire, que des Maladies qui surviennent à l'époque et sous l'influence de première Dentition ; et la Monographie remarquable publiée par *Bricheteau* en 1814, sur l'Hydropisie aiguë des ventricules du Cerveau.

A cette nomenclature, déjà si longue, et qui nous prouve

la haute importance qu'on a toujours, et avec juste raison, attribuée à la pathologie du premier âge, nous devons encore ajouter plusieurs ouvrages publiés de nos jours, et dont un surtout est devenu dès son apparition un guide sûr et fidèle pour le praticien dans le traitement des maladies des enfants : ceux de nos lecteurs qui se trouvent initiés à la littérature médicale ont déjà nommé *Billard*, enlevé trop tôt à la science, à l'estime et à l'affection de ses nombreux amis.

Depuis *Billard* a paru une Monographie remarquable sur la Pneumonie des Enfants, et il y a deux ans M. *Richard de Nancy* a publié un Traité pratique des Maladies des Enfants, considérées dans leurs rapports avec l'*organogénie* et les développements du jeune âge, etc.

ERRATA.

Page   25, ligne 20, *au lieu de :* préconisée, *lisez :* préconçue.
—   52,   —   20, *au lieu de :* efflux, *lisez :* afflux.
—   96,   —   18, *au lieu de :* à la, *lisez :* à sa.
—   110,   —   9, *au lieu de :* vaisseaux, *lisez :* faisceaux.
—   113,   —   19, *au lieu de :* ou, *lisez :* et.
—   143,   —   8, *au lieu de :* pityriasis, *lisez :* psoriasis.
—   176,   —   9, *au lieu de :* dépourvu, *lisez :* et pourvu.
—   413,   —   23, *au lieu de :* rhumatisme, *lisez :* rachitisme.
—   429,   —   13, *au lieu de :* gestion, *lisez :* gestation.
—   445,   —   14, *au lieu de :* prévenir, *lisez :* produire.
—   458,   —   19, *au lieu de :* trop faibles, *lisez :* trop faible.
—   459,   —   21, *au lieu de :* forts, *lisez :* forte.

TABLE DES MATIÈRES.

FIN DE LA TABLE DES MATIÈRES.